Abnehmen auf Knopfdruck Komplettset
Das große 3 in 1 Buch!

Schnell und einfach schlank werden mit dem Thermomix!

Anja Finke

Inhaltsverzeichnis

Vorwort

Liebe Leserin, lieber Leser,
Du hast eine gute Entscheidung getroffen, dir diesen großen Sammelband zum Abnehmen mit dem Thermomix zuzulegen.

Damit gebe ich dir so ziemlich alle Anleitungen und Rezepte an die Hand, die du benötigst, um deinen Thermomix erfolgreich im Alltag zum Abnehmen anzuwenden.

Das vorliegende Buch ist in verschiedene Abschnitte geordnet:

Abnehmen auf Knopfdruck Band 1
Hier findest du die wichtigsten Tipps und Tricks zum Abnehmen, drei Wochenpläne, eine Anleitung, um eigene Wochenpläne zusammenzustellen, sowie eine große Rezeptesammlung.

Abnehmen auf Knopfdruck Band 2
In diesem Buch stehen sechs weitere Wochenpläne für dich bereit.

Intervallfasten auf Knopfdruck
In diesem Praxisratgeber erhältst du einen kompakten Überblick über das intermittierende Fasten und die Umsetzung mit dem Thermomix.

Bonusheft
Ein zusätzliches Gratisheft mit weiteren Rezepten zum Download für dich.

Worauf wartest du noch? Starte jetzt mit dem „Abnehmen auf Knopfdruck"!

Anja Finke

Abnehmen auf Knopfdruck

Band 1

Schneller, einfacher & langfristiger Gewichtsverlust durch bewährte Abnehm-Methoden & mit gesunden Rezepten für den Thermomix (Mit Punkten & Low Carb Ernährungsplänen)

. . . .

Anja Finke

Inhaltsverzeichnis

Herzlich Willkommen

Herzlich Willkommen

Ich begrüße dich zu meinem Programm rund um das Thema „Abnehmen mit dem Thermomix". Kaum ein anders Haushaltsgerät hat unsere Kocherfahrungen derart auf den Kopf gestellt wie der Thermomix. Seit der Zähmung des Feuers wurde kaum ein praktischeres Kochgerät erfunden als dieser hochmoderne und digitale Kochroboter.

Höchste Zeit, dass wir seine schier unbegrenzten Möglichkeiten dafür nutzen, uns nicht nur abwechslungsreich, gesund und köstlich zu ernähren, sondern auch all seine Vorzüge für ein dauerhaft schlankes Leben einsetzen.

Mein Abnehmratgeber ist in zwei große Teile geteilt:

Wissenswertes zum Abnehmen mit dem Thermomix

Dieser erste Teil des Buches umfasst 30 Kapitel mit wissenswerten Tipps und Tricks zum Thema Abnehmen, inklusive Rezepten.

Ernährungspläne und Rezeptesammlung

Im zweiten Teil gebe ich dir einen beispielhaften Low Carb Ernährungsplan mit gesunden Rezepten an die Hand. Dieser Plan geht über 21 Tage. Ernährungspläne funktionieren am besten, wenn sie individuell erstellt werden, da sie dann Vorlieben, Unverträglichkeiten, sowie individuelle Körpermaße berücksichtigen können.

Mit dem Gelernten aus Teil 1 kannst du die Ernährungspläne individuell anpassen. Dazu werden dir auch die Rezepte aus der Rezeptesammlung helfen, welche sich ganz am Ende des Buches befindet. Außerdem erhältst du auf meiner Website noch ein E-Book gratis mit weiteren Rezepten zum Herunterladen.

Bevor du also loslegst und weiterliest beachte folgendes:

Mit dem Kauf von diesem Buch erhältst du als **Bonus** auf meiner Webseite weitere gratis Rezepte zum Download.

Sichere dir schnell dein kostenloses E-Book!

Und so einfach geht es:

Blättere bis zur **letzten Seite** vor. Dort findest du die einfache Anleitung, um an dein gratis E-Book zu gelangen!

Ansonsten wünsche ich viel Spaß und Erfolg beim Kochen und Abnehmen.

Wissenswertes zum Abnehmen mit dem Thermomix

Einleitung

Es gibt Hunderte von Abnehm-Konzepten, so dass du dir wirklich ein wenig Zeit dafür einräumen solltest, um genau das für dich auszusuchen, was zu deinen Vorlieben und deinem Leben passt. Aber mache dir um die Frage der Umsetzung fortan keine Gedanken mehr! Denn der Thermomix steht dir für dieses Unterfangen hilfsbereit zur Seite.

Um dir die Entscheidung für deine Abnehm-Strategie zu erleichtern, möchte ich dich im ersten Teil dieses Buches über alles informieren, was du zum Thema Abnehmen mit dem Thermomix wissen musst. Dabei beginnen wir zunächst mit einer Übersicht über die Grundlagen des Abnehmens. Erfahre alles Wissenswerte über Nährstoffarten, Kalorien und Co.

Im Anschluss stelle ich dir die wichtigsten Diätformen vor. Dabei erfährst du, auf was du bei Trennkost, Fasten und so weiter beachten musst, um erfolgreich abnehmen zu können.

Sport ist nicht jedermanns Sache, das ist uns schon klar, doch inwieweit ist es wichtig, zum Abnehmen Sport zu treiben? Diese und andere Fragen beschäftigen dich schon lange? Erfahre die Fakten dazu ab dem 14. Kapitel.

Manchmal klappt Abnehmen nur bis zu einem bestimmten Punkt oder auch bis zu einer ganz magischen Zahl auf der Waage. Was es mit solchen Erfolgsbremsen auf sich hat und wie du mit ihnen umgehst, erfährst du ab dem 18. Kapitel.

Damit bei dir nicht nur das Abnehmen klappt, sondern dich dein Thermomix auch dauerhaft in deinem schlanken Leben begleitet, habe ich wichtige Übungen, Psychotricks und Motivationshilfen entwickelt. Du siehst also: Es lohnt sich ganz bestimmt, am Ball zu bleiben. Denn mein Programm bleibt spannend und informativ bis zur letzten Zeile.

Freue dich auf Motivationskarten, 1:1 umsetzbare Checklisten und leckere Rezepte! Jeden Tag eröffnet sich dir eine andere Tür in die faszinierende Welt des Abnehmens mit dem Thermomix.

Viel Spaß und Erfolg dabei wünscht dir deine

Anja Finke

1: Das Varoma Wunder und deine Abnehm-Checkliste

Noch nie haben Menschen mehr materiellen Luxus gelebt als wir Mitteleuropäer heute. Das ganze Jahr über können wir die exotischsten Lebensmittel genießen, denn Supermärkte und Versandhandel machen es möglich: das Leben im Überfluss. Leider hinterlässt dieses allzu oft Spuren auf unseren Hüften, an den Beinen, am Po und an vielen anderen ungeliebten Stellen unseres Körpers. Das ist wirklich manchmal zum Heulen.

Wohl dem oder der, die einen Thermomix hat. Denn mit diesem Alleskönner in der Küche lassen sich Speisen besonders schonend und figurfreundlich zubereiten. Denn darauf kommt es beim Abnehmen an, dass du die richtigen Lebensmittel isst und bei ihrer Zubereitung: darauf achtest, dass sie ihren hohen Nährstoffgehalt behalten.

Mit dem Thermomix kannst du nämlich auf verschiedenen Ebenen gleich mehrere Zutaten und Lebensmittelgruppen garen. Schnell, bequem und ohne negative Folgen für deine Figur. Dem Varoma sei Dank.

Die Formel lautet: Schnippeln, in den Varoma oder den Gareinsatz geben, lecker würzen, garen und genießen.

Doch was bedeutet Varoma überhaupt? Immer wieder werde ich gefragt, was Varoma ist. Deswegen möchte ich dieses Garverfahren einmal ausführlich erklären.

Zunächst einmal ist Varoma ein Dampfaufsatz für deinen Thermomix. Er ermöglicht dir besonders kalorienbewusst und gesund zu garen. Du kannst mit Hilfe dieses Zusatzgefäßes auch gleichzeitig verschiedene Bestandteile einer Mahlzeit kochen. Vielleicht im großen Behälter den Fisch, und Kartoffeln und Gemüse im Varoma. Ein konstanter Dampfstrom macht es möglich, dass du immer das perfekte Ergebnis erhältst.

Um den Varoma-Garprozess zu starten, tippst du zunächst den mittleren Kreis an. Dann drehst du den Drehschalter mit der Temperaturanzeige ganz bis zum Ende nach rechts. Als höchste Temperatur erscheinen 120 °C und im Anschluss erscheint das Wort „Varoma" im Display. Nun noch die Zeit einstellen und los geht es mit dem gesunden Dampfgaren.

Du siehst also: Dein Thermomix ist auch ein vollwertiger Dampfgarer. Mit all seinen Vorteilen: **den kurzen Garzeiten, dem Vitamin-schonenden Garen und dem konsequenten Verzicht auf Fette.** Denn nur du bestimmst, was in deine Gerichte kommt. So hast du jederzeit die volle Kontrolle über deine schlanken Rezepte.

Dem Thermomix ist es dabei egal, für welche Ernährungsform du dich entscheidest. Ob Kaloriendefizit, Low Carb oder Hollywood-Diät: Dein elektrischer Helfer steht dir immer dienstbar zur Seite.

Bevor es mit dem Abnehmen losgeht, möchte ich dir noch meine Abnehmcheckliste an die Hand geben.

Erfahre dann im nächsten Kapitel, welche Nährstoffe dein Körper braucht, um schlank, jung und schön zu sein. Freue dich schon darauf, deine Nährstofftabelle auszudrucken, um einen schnellen Überblick über die wichtigsten Nährstoffarten zu bekommen.

Checkliste zum Start:

1. Führe ein Abnehm-Tagebuch

Beginne am besten schon eine Woche, bevor du mit dem Abnehmen startest damit, ein Abnehm-Tagebuch zu führen. Hier solltest du alles festhalten, was für deine Figur relevant ist. Wann isst du?

Was isst du? Wie fühlst du dich, wenn du isst? Warum isst du? Wann und wie bewegst du dich? Treibst du Sport?

Ist dir das zu aufwändig? Dann kannst du das Tagebuch auch gerne digital führen und dein Essen einfach abfotografieren und in dein digitales Tagebuch kopieren. Welche Möglichkeiten es hierzu gibt, darauf werde ich später, in einem anderen Kapitel, noch ausführlicher eingehen.

2. Definiere deinen Ist- und Sollwert

Wie ist dein Körper aktuell und was soll sich ändern? Notiere alles Wesentliche zu deinem Ist-Wert. Mache ein Foto, wie du in Unterwäsche aussiehst. Wiege dich und nimm deine Körpermaße, also Hüfte, Schenkel, Bauch, Arne etc., und halte alle Daten auf einem Blatt fest.

Mache dir anschließend ein „Bild" davon, wie du aussehen möchtest, wenn du dein Ziel erreicht hast. Notiere auch hier die Daten und zeichne vielleicht ein Bild oder mache eine Collage aus Fotos, die einen Menschen zeigen, der deine Traumfigur schon besitzt. Visualisiere dieses Bild täglich, vielleicht wenn du zu Bett gehst oder bevor du aufstehst.

3. Besprich deine Pläne mit deinem Arzt

Ja, genau. Lass dich zunächst von deinem Arzt untersuchen und besprich mit ihm/ihr, was du vorhast. So kannst du sicher sein, dass deine Gesundheit auf der Höhe ist. Nahrungsmittelunverträglichkeiten und Allergien, die einen erheblichen Einfluss auf deine Ernährungsform haben könnten, werden somit berücksichtigt.

4. Lege den optimalen Startzeitpunkt fest

Eine stressige Lebensphase ist ein denkbar ungünstiger Zeitpunkt, um mit einer Diät zu beginnen. Suche dir einen Zeitpunkt aus, zu dem dein Alltagsleben in ruhigen Bahnen läuft. So lebst du zwar keine Ausnahmesituation, kannst dich aber auf das Wesentlichste konzentrieren: dich selbst und dein Abnehm-Programm!

5. Spreche über deine Pläne

Sprich darüber, dass du vorhast, Gewicht abzubauen. Ganz gleich, ob Familie, Freunde oder Arbeitskollegen: Wissen Menschen, die dir wichtig sind, was du vorhast, wirkt das für dich motivierend. Vielleicht kannst du ja auch den ein oder anderen Verbündeten motivieren, es dir gleichzutun. Außerdem können andere dich positiv unterstützen, wenn sie wissen, dass du abnehmen willst.

Doch Vorsicht: Halte dich, zumindest für die Dauer deiner Diät, von all denjenigen Menschen fern, die dich sabotieren. Gleich, ob sie dich verführen oder dir das Abnehmen ausreden möchten: Sie schaden dir im Moment mehr, als sie dir helfen.

6. Nimm dein Abnehm-Programm richtig ernst

Vor allem wenn du dich für Sport entscheidest, ist es wichtig, dir die Zeit dafür fest zu reservieren. Trage dir alle Termine, die mit dem Abnehmen zu tun haben, fest in deinen Kalender ein und lasse dich gegebenenfalls auch erinnern.

7. Decke dich mit vielen Abnehm-Rezepten ein

Blättere bis zur letzten Seite vor. Dort findest du einen Link zu weiteren gesunden Rezepten für den Thermomix.

2: Diese Nährstoffe braucht dein Körper

Dein Thermomix bewahrt sie – Grundlagen zum Abnehmen mit dem Thermomix

Dein Körper ist ein wahres Wunderwerk. Täglich liefert er Höchstleistung ab. Denkarbeit, Bewegung, Verdauung, Stoffwechsel, Immunabwehr, die Regulation der Körpertemperatur, Auf-, Ab- und Umbau von Körperzellen und viele andere Prozesse laufen parallel und vor allem störungsfrei. Damit er diese Aufgaben alle zuverlässig erledigen kann, braucht er viele gute Nährstoffe. Diese dienen ihm als Energielieferanten und Baustoffe.

Natürlich kann man so komplexe Organismen wie Pflanzen und Tiere, auf die sich unsere Nahrung ja im Wesentlichen zurückführen lässt, nicht auf ein paar Nährstoffe reduzieren. So lassen sich zum Beispiel die Vitamine, die wir aus feldfrischem Gemüse oder Obst zu uns nehmen, nicht mit der Einnahme einer Vitamintablette vergleichen. Denn ein frisches, quasi noch lebendiges Stück Obst, bringt unvergleichlich mehr für unsere Gesundheit als ein Laborprodukt.

Die Haupt-Nährstoffe unserer Lebensmittel lassen sich in drei große Gruppen einteilen: Kohlenhydrate, Eiweiße (Proteine) und Fette. Auch wenn du sicherlich hin und wieder einen anderen Eindruck gewinnen könntest: **Alle drei Nährstoffgruppen sind lebensnotwendig für uns.**

Schnelle Energie bezieht unser Körper zum Beispiel aus Kohlenhydraten. Vor allem so genannte Einfachzucker, können wir über die Mundschleimhaut in Sekundenschnelle in die Blutbahn übernehmen – ein Umstand, der Diabetikern das Leben retten kann. Zucker, genauer gesagt Glykogen, kann unser Körper auch als Notreserve in den Muskeln und der Leber einspeichern, um im Ernstfall für eine schnelle Flucht oder auch einen Kampf gerüstet zu sein.

Lebensmittel wie süße Früchte und Weißmehlprodukte beinhalten dabei besonders viele der schnell ins Blut gehenden Kohlenhydrate. Lebensmittel dieser Art sollten deshalb nicht zu oft auf dem Speiseplan stehen, da sie den Blutzuckerspiegel schnell ansteigen und wieder abfallen lassen. Mögliche Folge sind Heißhungerattacken.

Auch Fette speichern wir für die Not in Körperzellen ein, auch wenn uns das oft gar nicht so recht ist. Sie sind jedoch eher für die andauernde Energiereserve geeignet, da Fette erst einige Stoffwechselvorgänge durchlaufen müssen, bis ihre Energie für die Zellen verwertbar wird.

Doch Fette sind auch sonst sehr wichtig für unseren Körper. Sie setzen sich nämlich aus lebensnotwendigen Fettsäuren zusammen. Diese wiederum benötigen wir zum Beispiel, um Hormone und die Wände unserer Körperzellen herstellen zu können. Zudem wirkt Fett auch wie ein Taxi für die Vitamine A, D, E und K, sodass diese im Körper dorthin gelangen können, wo sie benötigt werden.

Darüber hinaus hat Fett, als Zellverband, auch die Aufgabe, unsere empfindlichen inneren Organe vor Verletzungen zu schützen. Wie eine Schutzschicht legt sich Fett etwa um Leber, Niere, Darm und Co. Gerade bei den Fetten ist es ganz wichtig, die richtigen und vor allem die richtige Menge zu wählen, denn was zu viel ist, ist schnell zu viel.

Auch Eiweiße sind für unsere Gesundheit sehr wichtig. Sie setzen sich aus Aminosäuren zusammen, welche unser Körper direkt als Zellbausteine, aber auch als Transporteiweiße,

Antikörper und vieles mehr verwenden kann. Wir müssen aber nicht immer dafür sorgen, uns alle Aminosäuren ständig zuzuführen, denn durch verschiedene Stoffwechselprozesse können wir viele von ihnen selbst bei Bedarf bereitstellen. Einige wenige Aminosäuren bilden da aber eine Ausnahme, weswegen man sie auch als lebensnotwendige oder essentielle Aminosäuren bezeichnet: Histidin, Isoleucin, Leucin, Lysin, Methionin, Phenylalanin, Threonin, Tryptophan und Valin.

Fehlt unserem Körper eine oder auch mehrere dieser Aminosäuren und damit auch der Stoff, der aus ihm gebildet wird, also zum Beispiel ein Hormon, dann sind wichtige Funktionen nicht mehr gewährleistet und wir werden krank.

Alle diese Nährstoffe haben also wichtige Aufgaben in unserem Körper. Zum Teil helfen sie dabei, die Körperfunktionen anzutreiben und zu ermöglichen und dienen praktisch als Kraftstoff. Zum Teil werden sie aber auch direkt und indirekt in unseren Körper eingebaut. Das alte Sprichwort **„Du bist, was du isst"** trifft also ganz genau zu.

Jeder einzelne von uns hat also ein ganz berechtigtes Interesse, für sich und seine Lieben nur die allerbesten Zutaten für die Mahlzeiten im Thermomix zu verwenden. Das gilt auch und vielleicht ganz besonders dann, wenn wir Gewicht verlieren möchten. Denn auch dann geht es nicht darum, dem Körper lebensnotwendige Stoffe vorzuenthalten, sondern im Gegenteil dafür zu sorgen, dass er alle Nährstoffe in ausreichender Menge zur Verfügung hat.

Da ist es sehr beruhigend zu wissen, dass dein Thermomix, mit seinen Nährstoffschonenden Garmethoden dabei hilft, diese Nährstoffe zu bewahren. Damit du nicht durch lästiges Raspeln, Schnippeln und so weiter die Lust an gesundem Essen verlierst, übernimmt der smarte Helfer dir auch hier einen Großteil der Arbeit.

Wenn du deinen Tag mit der richtigen Portion Schwung und Energie starten möchtest, dann mache dir zum Frühstück doch einmal einen köstlichen und vitaminreichen Smoothie. Mit gefrorenen und portionierten Früchten geht dies wirklich im sprichwörtlichen Handumdrehen:

Einfacher Fruchtsmoothie

Ein wenig Wasser (100 ml) in den Mixtopf deines Thermomix geben. Fülle dann den Mixtopf bis 1,5 Liter mit den Früchten deiner Wahl. Wenn du möchtest, kannst du auch noch Zimtpulver, ein Stück frischen Ingwer, Kurkuma oder auch frisches Blattgemüse wie Salat, Spinat etc. dazu geben. Stelle den Mixtopf in den Thermomix, setze Deckel und Messbecher darauf und mixe auf Stufe 8 für 30 Sekunden. Nun kannst du die Konsistenz deines Smoothies prüfen. Vor allem wenn du keine Fruchtstücke darin haben möchtest, oder dein Obst kleine Kerne enthielt, kannst du gerne noch weitere 30 Sekunden mixen. Fertig! So hast du mit deinem Thermomix mindestens 3 Portionen Smoothie in einer Minute hergestellt. So kannst du der Empfehlung der Deutschen Gesellschaft für Ernährung nachkommen, die meint, dass du täglich 5 Portionen frisches Obst oder Gemüse zu dir nehmen solltest.

Smoothies sind übrigens auch wunderbare Snacks für zwischendurch. Sie schmecken lecker, dämpfen die Lust auf Süßes und sind prall gefüllt mit wichtigen Vitaminen, Mineralien, sekundären Pflanzen- und Ballaststoffen. Besser und natürlicher geht es nicht!

Übrigens hilfst du dir dadurch auch beim Durchhalten! Denn wenn dein Körper alles zur Verfügung hat, was er braucht, ist er nicht darauf angewiesen, sich mit Heißhunger-Attacken Nachschub einzufordern! Beste Voraussetzungen, bis zu deinem Ziel durchzuhalten, schaffst du dir also dadurch, dass du besonders hochwertige, unverarbeitete und frische Lebensmittel in die Küche holst und mit deinem Thermomix besonders schonend verarbeitest.

In dem nächsten Kapitel erfährst du, was es mit dem Kalorienzählen auf sich hat und wie dir dein Thermomix dabei hilft, unnötige Kalorien zu vermeiden.

3: Kalorien sind doof, deswegen spart dein Thermomix, wo er kann

„Kalorien sind kleine Tierchen, die nachts die Kleider enger nähen." Das ist zwar lustig, aber stimmt natürlich nicht. Im Grunde handelt es sich bei Kalorien nur um eine physikalische Maßeinheit. Damit bezeichnet man Energiemengen, meistens Wärmeenergie, deswegen wird bei Lebensmitteln auch der so genannte Brennwert in kcal (also Kilo…, das Tausendfache!) angegeben. Dabei ist eine Kalorie die Energiemenge, die benötigt wird, um im Labor ein Gramm Wasser um 1 Grad Celsius zu erwärmen.

Stimmt, eigentlich wurde tatsächlich schon 1948 die Kalorie durch die Einheit Joule ersetzt. Aber da eine Kalorie in Joule gnadenlose 4,1868 Einheiten ist, hat sie sich im Alltag von uns Normalmenschen immer noch nicht durchsetzen können.

Doch warum dreht sich beim Abnehmen so häufig alles um die Kalorien? Dahinter steckt die Annahme, dass unser Körper, je nach Alter, Geschlecht und dem, was wir an körperlicher Arbeit verrichten, etwa 2000-3000 kcal am Tag verbraucht. Essen wir mehr, lagert er den Überschuss in Körperfett ein – für Notzeiten.

Solche Notzeiten sind dann gegeben, wenn wir ihm deutlich weniger als diese 2000 kcal zuführen, dabei aber weiterhin unseren gewohnten Aktivitäten nachgehen. Doch denke jetzt nicht, dass du dann einfach nur so wenig wie möglich essen müsstest, damit du schnell abnehmen kannst. Denn so einfach ist die Sache nicht.

Denn dein Körper ist schlau: Wenn es ganz dicke kommt und er davon ausgeht, dass eine Lange Notzeit bevorstehen könnte, kann er ein Notprogramm starten. Dann setzt er zuerst seinen Energiebedarf herab, indem er den Stoffwechsel bremst. Erst wenn dies auf Dauer nicht hilft, beginnt er damit, die eigenen Reserven, also die Speckröllchen abzubauen. Doch das Schlimmste am Zu-wenig-Essen ist, dass dein Körper sich quasi sagt; „Oh je, das habe ich ja gerade noch einmal hinbiegen können. Doch was, wenn so eine Notzeit jetzt öfter kommt? Am besten sorge ich da vor und lagere zur Sicherheit ein paar Kilos an zusätzlichen Nahrungsreserven ein."

Kommt dir bekannt vor? Ja, genau, das ist der gefürchtete „Jojo-Effekt"!

Es ist also wichtig, dass du weder zu viel noch zu wenig isst, wenn du eine gute Figur machen möchtest. Als Richtwert kann man sagen, dass du 20% weniger essen solltest, als du an dem entsprechenden Tag verbrauchst. Bewegst du dich viel, wird der Verbrauch höher sein, bewegst du dich wenig, wird er entsprechend niedriger sein.

Kalorienverbrauch: Grundumsatz plus Leistungsumsatz

Lass uns einmal anschauen, wie du deinen Kalorienverbrauch errechnen kannst: Zuerst gibt es einen so genannten **Grundumsatz**. Das wäre also die Kalorienzahl, die dein Körper pro Tag alleine benötigt, um am Leben zu bleiben, ganz ohne dass du irgendeine Tätigkeit verrichtest. Diesen errechnet man nach der folgenden Formelpraxis (Achtung: immer zuerst malnehmen und danach addieren):

Grundumsatz pro Tag = 10 * Gewicht (kg) + 6,25 * Größe (cm) - 5 * Alter (Jahre) + s

Dabei benötigst du die Variable s, um den Unterschied zwischen einem männlichen und weiblichen Körper zu berücksichtigen. Setze also die Zahl 5 ein, wenn du ein Mann bist, und die Zahl -61, wenn du eine Frau bist. Sieht verwirrend aus, deshalb lass uns einfach einmal ein Beispiel betrachten:

Lisa ist 58 Jahre alt und wiegt 82 kg bei einer Größe von 1,63 m. Dann ergibt sich ihr Grundumsatz wie folgt:

Grundumsatz von Lisa pro Tag = 10 * 82 (ihr aktuelles Gewicht in kg) + 6,25 * 163 (cm, also ihre Größe in cm) - 5 * 58 (sie ist 58 Jahre alt) -61 (diesen Wert für s verwenden, da sie eine Frau ist) Daraus folgt:

Grundumsatz von Lisa pro Tag ist = 820 + 1018,75 - 290 - 61 = 1487,75 kcal

Um ihren **Leistungsumsatz** (also den Wert, den sie tatsächlich im Alltag verbrennt) zu ermitteln, kann sie diesen Wert dann noch um den so genannten PAL-Faktor erweitern. Dazu multipliziert sie ihr Ergebnis mit 1,5, wenn sie einen sitzenden Beruf hat. Gemischte Jobs, bei denen man sich immer mal wieder setzen kann, erreichen den Wert 1,7. Als Kellnerin kann sie dann schon 1,9 veranschlagen und ein Leistungssportler oder ein Mensch, der Schwerarbeit leistet, kann den höchsten Faktor, nämlich 2,4 verwenden.

Lass uns also annehmen, dass Lisa in einer professionellen Küche arbeitet. Sie kann deswegen ihren Grundumsatz mal 1,9 nehmen und kommt auf 2827 kcal.

Fährt sie am Abend noch 1 Stunde Fahrrad, kommen noch einmal 768 kcal dazu und ihr Gesamtumsatz steigt auf 3595 kcal. Möchte Lisa nun Gewicht abbauen, sollte ihre tägliche Kalorienmenge 20% unter ihrem errechneten Leistungsumsatz liegen. Somit kommt sie auf einen Wert von 2876 kcal, mit dem sie gesund und erfolgreich abnehmen kann.

Dein Thermomix gibt dir die Möglichkeit, nicht nur ganz exakt und bequem die Menge der Zutaten abzuwiegen, die du auch wirklich pro Portion verwenden möchtest, er gart auch noch so, dass du auf unnötige Fettzugaben wunderbar verzichten kannst. So sparst du Kalorien und kannst dir sicher sein, dass die wertvollen Nährstoffe deines Essens so gut wie möglich erhalten bleiben. Kein Verkochen, keine unnötigen Kalorien.

Hier zum Vergleich die Kalorienaufstellung eines klassischen Fischgerichtes aus der Pfanne und bei der Zubereitung: im Thermomix:

Für das klassische Freitag-Mittag-Gericht Backfisch mit Kartoffelsalat sieht die Bilanz so aus: Nimmst du für den Backfisch einen Bierteig aus 240g Mehl und 75g Hartweizengrieß, einer Flasche hellem Bier und Öl zum Ausbacken, dazu einen selbst gemachten Kartoffelsalat mit einer Schmandsauce, dann kommt jede Person auf etwa 1000kcal – ohne Nachschlag!

Bereitest du stattdessen das folgende leckere Gericht mit frischem oder gefrorenem Lachs zu, dann schlemmst du und nimmst dabei nur etwa 470 kcal zu dir! Das nenne ich einen Unterschied, oder was meinst du?

LACHS MIT KARTOFFEL-BROKKOLI-GEMÜSE UND DILLSOSSE

Zutaten:

- 300g Lachs
- 1 Brokkoli
- 400g Kartoffeln
- 250ml Gemüsebrühe
- Saft von 1 Zitrone
- 50ml saure Sahne, 10%
- 1 TL Dill
- 2 TL Paprika Pulver
- Salz und Pfeffer zum Abschmecken

Zubereitung:

1. Den Brokkoli in Röschen zerteilen und diese in den Varoma geben.
2. Die Gemüsebrühe in den Thermomix geben und den Gareinsatz einhängen.
3. Die Kartoffeln schälen, vierteln und in den Gareinsatz geben.
4. Den Varoma aufsetzen und das Gemüse 12 Minuten lang auf Stufe 1 im Varoma garen.
5. Nun den Zitronensaft mit den Gewürzen vermengen und die Lachsfilets damit marinieren und diese auf den Einlegeboden des Varomas legen.
6. Alles zusammen 15 Minuten lang im Varoma auf Stufe 1 garen und den Varoma zur Seite stellen.
7. Nun den Gareinsatz entnehmen, den Thermomix leeren und die Garflüssigkeit dabei auffangen.
8. Garflüssigkeit zusammen mit den gegarten Kartoffeln und der Sahne zurück in den Thermomix geben und alles 30 Sekunden lang auf der Stufe 6 pürieren und noch einmal entsprechend der Gewürze abschmecken.
9. Den Kartoffelbrei mit dem Fisch und dem Brokkoli servieren.

Eckdaten

Portionen: 2, Punkte: 6

Wenn du dich mit dem Rechnen schwertust, wirst du dich besonders über das nächste Kapitel von mir freuen. Da erfährst du nämlich noch von anderen Möglichkeiten, Gewicht zu verlieren...

P.S.: In meinem 14. Kapitel erhältst du auch eine Liste, aus der du ersehen kannst, welche Sportarten besonders viele Kalorien verbrennen! Freue dich drauf!

Hier im Anhang zu diesem Kapitel habe ich eine Kalorienliste verschiedener Lebensmittel erstellen. So hast du einen Überblick, welche Lebensmittel in etwa welchen Kaloriengehalt haben. Damit kannst du besser beurteilen, welche Lebensmittel eher „Figur-freundlich" sind.

Checkliste zum Vergleich verschiedener Lebensmittel

Obst	pro 100 g	Gemüse	pro 100 g
Apfel	52 kcal	Aubergine	24 kcal
Ananas	55 kcal	Avocado	160 kcal
Aprikose	43 kcal	Blumenkohl	25 kcal
Birne	55 kcal	Brokkoli	35 kcal
Banane	88 kcal	Bohnen	25 kcal
Beeren	45 kcal	Champignons	22 kcal
Honigmelone	54 kcal	Erbsen	82 kcal
Kiwi	51 kcal	Blattsalat	14 kcal
Kirschen	50 kcal	Gurke	15 kcal
Mango	62 kcal	Blattkohl	49 kcal
Maracuja	97 kcal	Karotte	36 kcal
Pflaume	47 kcal	Kartoffel	86 kcal
Pfirsich	41 kcal		
Wassermelone	30 kcal		
Weintraube	70 kcal		
Zitrusfrüchte	35-50 kcal		

Fleisch und Wurstwaren	pro 100 g	Fisch	pro 100 g
Bratwurst	375 kcal	Forelle	50 kcal
Ente	375 kcal	Forelle	50 kcal
Wild	375 kcal	Hecht	50 kcal
Hühnerbrust	75 kcal	Hering	146 kcal
Lamm	178 kcal	Lachs	137 kcal
Salami	507 kcal	Seelachsfilet	83 kcal
Schinken	335 kcal	Thunfisch	144 kcal
Speck	645 kcal		
Rinderfilet	115 kcal		
Schweinefilet	171 kcal		
Schweinefleisch, fett	311 kcal		
Wiener Würstchen	375 kcal		

Milchprodukte & Ei	pro 100 g	Nudeln	pro 100 g
Buttermilch	38 kcal	Pasta weiß, gekocht	142 kcal
Cheddar	403 kcal	Glasnudeln	124 kcal
Emmentaler	382 kcal	Vollkornnudeln, gekocht	152 kcal
Edamer	251 kcal	**Backwaren**	**pro 100 g**
Ei	155 kcal	Brezel	217 kcal
Milch	47 kcal	Ciabatta	333 kcal
Magerquark	67 kcal	Croissant	393 kcal
Naturjoghurt	62 kcal	Pumpernickel	181 kcal
Schlagsahne	204 kcal	Vollkorntoast	244 kcal
Sauerrahm	162 kcal	Zimtschnecke	384 kcal
Saure Sahne	115 kcal		
Schmand	240 kcal		

Fast Food	pro 100 g
Currywurst	288 kcal
Döner	215 kcal
Pizza Salami	245 kcal
Pommes	291 kcal
Hamburger	291 kcal
Nutella	547 kcal

4: Gibt es noch mehr Ess-Varianten, um Gewicht zu verlieren?

Das Kalorienzählen und Rumrechnen ist wahrlich nicht für jeden etwas. Das haben unter anderem auch die Weight Watchers erkannt und deshalb die Lebensmittel in ein Punktesystem gepackt. Bei diesem werden verschiedene Nährwerte der Zutaten berücksichtigt, nicht nur die Kalorien. Bei den, seinerzeit ganz revolutionär gewesenen, Gruppentreffen ermittelt zunächst jeder Abnehm-Willige, wie viele Punkte er täglich beziehungsweise wöchentlich zu sich nehmen darf.

Dazu gibt es Tabellen und auch passende Apps, in denen die Punkte aller Lebensmittel im Handel zu ermitteln sind. Auch für den Thermomix wurden inzwischen sehr viele Rezepte entwickelt, bei denen du genau erfährst, wie viele SmartPoints, wie die Weight Watchers ihre Punkte nennen, enthalten sind. Durch die durchdachte und ganz einfache Anwendung des Thermomix fällt es dir besonders leicht, die Rezepte 1:1 nach zu kochen – praktisch mit Erfolgsgarantie. Auch wenn du kein Kochmeister bist, kannst du so vom ersten Tag an leckere, gesunde und vor allem schlank machende Gerichte zaubern.

Die Weight-Watchers-Ernährung zählt man, genauso wie zum Beispiel die bekannte „Brigitte-Diät" und das Kalorienzählen zu den Mischkost-Diäten. In diesen ist jede Lebensmittelgruppe erlaubt, allerdings soll durch kaloriensparende Garmethoden und kleine Portionen eine dauerhafte Verhaltensänderung beim Anwender erzielt werden.

Da kommt dein Thermomix als smarter Helfer besonders gut zum Einsatz. Denn mit ihm kannst du nicht nur alle Zutaten direkt in Mixtopf und Co. grammgenau abwiegen, sondern Dank der Tara-Funktion nach jeder Zutat die eingebaute Waage wieder auf null stellen. Einfacher geht es nicht. Keine unnötigen Gefäße, kein mühseliges Rechnen – einfach nach und nach alle Zutaten in den entsprechenden Behälter deines Thermomix füllen, kaloriensparendes und Nährstoff schonendes Garprogramm auswählen, und schon geht es los!

Bei anderen Formen von Reduktionsdiäten sind die Kalorien unwichtig. So gibt es zum Beispiel „Eiweißreiche Diäten" wie die „Scarsdale-Diät", die „Hollywood-Diät", die „Mayo-Diät" und die „Max-Planck-Diät". Es gibt aber auch Kohlenhydrat-reiche Diäten wie die Reisdiät, die Kartoffel- oder die Pritikin-Diät. Sogar fettreiche Diäten können Erfolg haben, großen sogar, wie die Atkins-Diät, die in den 1970er Jahren ihren Siegeszug antrat, eindrucksvoll beweist.

Monodiäten, bei denen in erste Linie ein Nahrungsmittel gegessen wird, sind auch bekannt. Sie werden besonders als so genannte Crash-Diäten, bei denen in kürzester Zeit viel Gewicht verloren werden soll, durchgeführt. Die bekanntesten Vertreter sind sicherlich die Ananas- und die Eierdiät.

Auch Trenndiäten, bei denen du innerhalb einer Mahlzeit entweder Eiweiße oder Kohlenhydrate zu dir nehmen kannst, sind durchaus erfolgversprechende Methoden. Hier werden die Lebensmittel danach eingeteilt, welche Nährstoffgruppe bei ihr besonders stark vertreten ist. Während Eiweiß-betonte und Kohlenhydrat-betonte Lebensmittel nicht gleichzeitig gegessen werden sollen, können sie doch mit „neutralen", fettbetonten Dingen kombiniert werden. Auch hier sorgen Tabellen für Durchblick. Die Idee der Trennkost ist erstaunlicherweise schon mehr als hundert Jahre alt und sie stammt aus den USA.

Zu Beginn ist es sicherlich erst einmal ein bisschen schwierig, zu erkennen, bei welchen Lebensmitteln es sich um Eiweiß-reiche, Kohlenhydrat reiche oder „neutrale" handelt, denn manchmal erscheint dies nicht logisch, doch auch hier geben Tabellen mehr Verständnis. Was die Trennkost zu einer Herausforderung machen kann, ist die Tatsache, dass all das, was wir als Sättigungsbeilage kennen, normalerweise nicht mit Fisch, Fleisch oder Eiern kombiniert werden sollte. Das bedeutet, dass unsere traditionell kombinierten Gerichte tabu sind. Das kann die Umstellung zunächst erschweren.

Dafür sorgt die Tatsache, dass Essen für uns viel mehr ist als nur die Befriedigung des Hungergefühls. Hinter Essen steckt sogar noch sehr viel mehr. Genuss zum Beispiel, aber auch Erwartungshaltungen, schließlich will doch fast jeder, dass es schmeckt „wie bei Muttern". Aber oft genug sind es auch Emotionen, die wir mit Essen wecken und oft genug auch ausschalten möchten.

Diese Erkenntnisse nutzen therapeutische Verfahren als Ansatz. Mit Hypnose, Entspannungsverfahren und Verhaltenstherapien wird versucht, diese unglückselige Verknüpfung von Stress, Frust, Ängsten und anderen Emotionen mit dem Essverhalten zu lösen. So kann Essen wieder zu dem werden, was es eigentlich ist: die Versorgung des Körpers mit Energie und Stoffen, die ihm dabei helfen, seine Gesundheit zu erhalten. Dadurch essen die Betroffenen weniger und greifen immer öfter zu Lebensmitteln, die ihre Gesundheit verbessern.

Egal, für welche Diätform du dich entschiedest: Der Thermomix ist immer eine gute Wahl. Vor allem dadurch, dass die große Fangemeinde so fleißig immer neue leckere Rezepte entwickelt, schmeckt jede Kostform, die deine Pfunde purzeln lassen kann. Damit du dich nicht quälen musst, wählst du genau die Diätform, die zu deinem Leben passt.

Trennkost: Seit einigen Jahren ist diese Ernährungsform in aller Munde. Doch was kann sie, wenn es ums Abnehmen geht? Verspricht sie Abnehmen, ohne zu Hungern? Erfahre es in meinem nächsten Kapitel.

5: Trennkost und Co. – funktioniert das im Thermomix?

Klaus sagt in seiner Stammtischrunde: „Zuhause gibt es seit dem letzten Krach Trennkost!" „Wie? Trennkost?" „Ja, meine Frau isst in der Küche und ich in der Garage!" So kann man zwar auch getrennt essen, aber die Trennkost hat eigentlich ein ganz anderes Prinzip.

Bei der Trennkost vermeidet man es, in einer Mahlzeit die beiden wichtigen Nährstoffgruppen Kohlenhydrate und Eiweiße zu mischen. Stattdessen sollten immer einige Stunden vergehen, bevor man zur anderen Nährstoffgruppe wechselt. Es gibt allerdings auch eine neutrale Gruppe von Lebensmitteln, die sowohl mit den Eiweißen kombiniert werden kann als auch mit den Kohlenhydraten.

Ein weiteres Prinzip der Trennkost ist, dass Kohlenhydrate eher am frühen Tag gegessen werden, je später am Tag, desto eiweißhaltiger die Mahlzeiten. Das bedeutet, dass du dich bei der Trennkost durchaus auch satt essen kannst und du brauchst auch eigentlich auf nichts zu verzichten. Dass du versuchen solltest, auch bei der Trennkost möglichst qualitativ hochwertige, gesunde, frische und unverarbeitete Lebensmittel zu verwenden, versteht sich jedoch auch bei dieser Kostform von selbst. Denn auch hier gilt: Du bist, was du isst.

Der Gedanke hinter der Trennkost, die übrigens vom US-amerikanischen Arzt William Howard Hay erfunden wurde, ist, dass unser Körper gar nicht dazu in der Lage sei, gleichzeitig Eiweiße und Kohlenhydrate optimal verdauen zu können. Hay nahm an, dass dadurch die Nahrung zu lange im Verdauungstrakt verweilen würde und es dort dann zu einer vermehrten Fermentation und Säurebildung kommt.

Auch wenn diese Annahme inzwischen als überholt gilt, beweisen Millionen Anhänger dieser Ernährungsform: Sie hilft wunderbar beim Abnehmen, und das nun schon seit etwa einhundert Jahren. Die Trennkost kann sogar als dauerhafte gesunde Ernährungsform dienen, denn prinzipiell sind ja alle Lebensmittel erlaubt, so dass dein Körper auch alle wichtigen Nährstoffe erhält.

Doch was heißt das für dich in der Praxis? Dass zum Beispiel der gegrillte oder gedünstete Fisch mit Salat sehr gut geht, allerdings keine Salzkartoffeln oder Pommes dazu gereicht werden sollten. Spannender wird es beim Klassiker Käsebrot: Während Gouda lieber ohne Brot, dafür aber mit leckeren Rohkoststangen gereicht werden kann, darfst du fettreichen Camembert sehr wohl auf ein Brot packen. Das liegt daran, dass fettreiche Käsesorten, also solche, die mehr als 50 % Fett enthalten, zu den neutralen Lebensmitteln gezählt werden.

Genauso verhält es sich mit rohen und gegarten Fleischprodukten. Speck, Salami und andere Rohwurst-Arten zählen zu den neutralen Lebensmitteln. Gegarte Fleisch- und Wurstsorten jedoch zu den Eiweißen.

Doch keine Angst: In solche Details arbeitet man sich eigentlich ganz schnell ein. Damit auch dir das gelingt, bekommst du in diesem Kapitel eine übersichtliche Trennkost-Checkliste, die du dir an deinen Kühlschrank pinnen kannst. So hast du alles Wichtige immer im Blick.

Die Kehrseite der Medaille bei der Trennkost ist, dass nicht immer jedes Familienmitglied so ganz glücklich damit ist, auf die geliebten Spaghetti zur Bolognese oder andere Sattmacher zu verzichten.

Doch hier kommt dein Thermomix ins Spiel! Denn er verhindert, dass du mehrere verschiedene Essen kochen musst. Lass uns dazu einmal ein Beispiel anschauen: Heute gibt es leckeren Fisch mit knackig frischem Gemüse und einer leckeren Soße. Diese Zutaten bereitest du einfach nach Rezept in deinem Thermomix zu. Der Clou dabei: Reis oder Kartoffeln, die deine Lieben als Beilage dazu schätzen, gibst du einfach in den Gareinsatz oder den Varoma, und fertig. Sie garen gleichzeitig mit und du nimmst dir deinen Fisch, das Gemüse und die Soße und die anderen können zusätzlich noch Reis oder Kartoffeln genießen.

KARPFEN MIT KARTOFFELN UND KOHLRABI

Zutaten:

- 700g Karpfen
- 100g Kohlrabi
- 300g Kartoffeln
- 300ml Gemüsebrühe
- 100ml Kräuterfrischkäse, fettarm
- Saft von 1 Zitrone

- 2 EL Kräuteressig
- 4 EL TK-Kräuter
- 2 TL Curry Pulver
- 2 TL Paprika Pulver
- 1 TL Thymian
- Salz und Pfeffer zum Abschmecken

Zubereitung:

1. Zunächst die Fische säubern, den Kopf entfernen und die Fische vierteln.
2. Die Fische mit etwas Salz und Pfeffer und dem Kräuteressig würzen.
3. Anschließend die Kartoffeln schälen und in mundgerechte Stücke schneiden.
4. Nun die Gemüsebrühe in den Thermomix geben, das Garkörbchen einsetzen und die Kartoffeln einfüllen.
5. Den Kohlrabi schälen, würfeln und in den Varoma geben. Den Varoma anschließend aufsetzen.
6. Nun den Karpfen in Alufolie einpacken und diese auf den Einlegeboden des Varomas verteilen und diesen einsetzen.
7. Den Varoma schließen und alles 40 Minuten lang auf der Stufe 1 garen.
8. 250 ml von der Garflüssigkeit auffangen und diese 2 Minuten lang auf der Stufe 1 und bei 100 °C zusammen mit dem Kräuterfrischkäse und den Gewürzen in den Thermomix geben.
9. Den fertigen Fisch mit dem Gemüse und der Soße servieren.

Eckdaten

Portionen: 2, Punkte: 4, Zubereitung: 55 Minuten

Am Morgen kannst du dir entweder leckere Shakes und Smoothies machen oder am Wochenende auch einmal Trennkost-taugliche Brötchen oder Brot. So versorgst du dich mit gesunden Vitaminen und Mineralien und die darin enthaltenen Kohlenhydrate sorgen für einen vitalen Start in den Tag.

Fürs Büro gehen Salate oder leckere Suppen und Eintöpfe immer. Zubereitet im Thermomix, machen sie fast keine Arbeit. Zum Abend kannst du feine Gemüse oder auch einfach einen Salat zu deiner Eiweißquelle essen. Da darf es dann gerne Fleisch, Fisch oder eine Eierspeise sein. So lässt es sich doch leben, oder?

Am Ende dieses Kapitels möchte ich dir noch eine Checkliste für die Trennkost an die Hand geben. Mit einem Blick siehst du so, welche Lebensmittel in welche Nährstoffgruppe gehören. So fällt es dir leichter, deine Mahlzeiten zu planen.

Eine andere, sehr populäre Trennkost stellt auch die Low Carb Ernährung dar. Was es mit dieser auf sich hat, erfährst du in meinem nächsten Kapitel. Du siehst: **Am Ball bleiben lohnt sich!**

TRENNKOST TABELLE

Eiweiß-Gruppe

<u>Wichtig</u>: Darf mit der neutralen Gruppe kombiniert werden
<u>Gemüse</u>: Tomaten (gekocht)
<u>Früchte</u>: Ananas, Apfel (sauer), Aprikose, Birne, Brombeeren, Clementinen, Erdbeeren, Granatapfel, Grapefruit, Guave, Hagebutte, Himbeeren, Holunderbeeren, Johannisbeeren, Kirsche, Kiwi, Kumquat, Limette, Lychee, Mandarine, Mango, Melone, Mirabelle, Nektarine, Orange, Papaya, Passionsfrucht, Pfirsich, Pflaume, Preiselbeeren, Quitte, Sanddorn, Schlehe, Stachelbeeren, Zitrone, Zwetschge
<u>Milch und Milchprodukte</u>: Käse (unter 50% Fett i. Tr.), teilentrahmte Milch
<u>Fisch und Meeresfrüchte</u>: Austern, Garnelen, Hummer, Krebsfleisch, Krabben, Langusten, Muscheln, Scampi, Tintenfisch, Fischfilets, gegarte und gebratene Fische (z.B. Brasse, Forelle, Heilbutt, Hering, Kabeljau, Karpfen, Lachs, Rotbarsch, Seelachs, Seezunge, Scholle, Thunfisch, Zander)
<u>Fleisch und Wurst</u>: Gebratenes oder gekochtes Fleisch wie Braten, Gulasch, Hack, Roulade Schnitzel, Steak (Geflügel, Kalb, Lamm, Rind, Schwein, Wild), gekochte Wurstwaren (z. B. Geflügelwurst, Kochschinken)
<u>Sonstige Lebensmittel</u>: Balsamicoessig, Eier (gekocht, Rührei, Omelette, Spiegelei), Eiweiß, Essig, Sojaprodukte (z.B. Sojajoghurt, Sojamehl, Sojamilch, Sojaschnetzel, Sojawurst, Tofu)
<u>Getränke</u>: Fruchtsäfte (außer Bananensaft), Früchtetee, Rotwein (trocken), Sekt, Weißwein

Neutrale Gruppe

<u>Wichtig</u>: Darf mit der Eiweiß- oder der Kohlenhydrate-Gruppe kombiniert werden
<u>Gemüse</u>: Artischocke, Aubergine, Avocado, Blattsalat, Blumenkohl, Grüne Bohne, Brokkoli, Chicoree, Chinakohl, Chili, Erbse, Fenchel, Frühlingszwiebel, Gurke, Keimlinge, Knoblauch, Kohlrabi, Kürbis, Lauch, Mangold, Möhre, Paprika, Rettich, Rosenkohl, Rote Bete, Rotkohl, Sauerkraut, Schalotte, Sellerie, Spargel, Spinat, Tomate (roh), Weißkohl, Wirsing, Zucchini, Zwiebel
<u>Früchte</u>: Avocado, Heidelbeeren, Olive, Rosine
<u>Milch und Milchprodukte</u>: Brie, Butter, Buttermilch, Camembert, Crème double, Crème fraiche, Dickmilch, Feta, Frischkäse, Hüttenkäse, Joghurt, Käse (über 50% Fett i. Tr.), Kefir, Mascarpone, Mozzarella, Parmesan, Ricotta, Rohmilchkäse, Quark, saure Sahne, Schafskäse, Schlagsahne (ungesüßt), Schmand, Vollmilch, Ziegenkäse, Ziegenmilch
<u>Fisch und Meeresfrüchte</u>: Roher und geräucherter Fisch (gerächerter Aal, Bismarckhering. geräucherte Forelle, Matjes, Räucherlachs, Sardellen, Schillerlocken)
<u>Fleisch und Wurst</u>: Roh oder luftgetrocknet wie Bündnerfleisch, Carpaccio, Cervelatwurst, Landjäger, Salami, Schinken (luftgetrocknet oder geräuchert), Speck (durchwachsen), Tatar, Teewurst
<u>Nüsse</u>: Cashewkerne, Haselnüsse, Kokosnuss, Kürbiskerne, Mandeln, Mohn, Paranüsse, Pekannüsse, Pinienkerne, Sesam, Sonnenblumenkerne, Walnüsse
<u>Pilze</u>: z.B. Austernpilze, Champignons, Morchel, Shitake, Pfifferling, Steinpilz, Trüffel
<u>Keimlinge und Sprossen</u>: Alfalfa, Kressesprossen, Linsensprossen, Mungobohnensprossen, Radieschensprossen, Rettichsprossen, Sesamsamen, Sojasprossen, Weizenkeime
<u>Tierische und pflanzliche Fette</u>: Butter, Margarine, Mayonnaise Pflanzenöle, Schmalz

Sonstiges: Eigelb, Gelatine, Gemüsebrühe, Gewürze, Hefe, Kräuter (frisch und getrocknet), Obstessig, Meerrettich, Pfeffer, Senf

Getränke: Kaffee (ungesüßt), Mineralwasser, Tee (grüner Tee, Kräutertee, schwarzer Tee)

Kohlenhydrate-Gruppe

Wichtig: Darf mit der neutralen Gruppe kombiniert werden!

Gemüse: Grünkohl, Kartoffeln, Schwarzwurzeln, Süßkartoffeln

Früchte: Apfel (süß), Banane, Dattel, Feige, Trockenfrüchte (außer Rosinen)

Getreide und Getreideprodukte: Brot, Brötchen, Couscous, Getreide (Buchweizen, Dinkel, Gerste, Hafer, Hirse, Roggen, Weizen), Gebäck, Glasnudeln, Grieß, Haferflocken, Kuchen, Mais, Nudeln (ohne Ei), Reis, Vollkornbrot, Wildreis

Sonstige Lebensmittel: Ahornsirup, getrocknete Pilze, getrocknete Tomaten, Honig, Zucker

Getränke: Apfeldicksaft, Bananensaft, Bier, Birnendicksaft, Malzbier, Rotwein

6: Low Carb – Nur eine Modewelle?

Fast schon könnte man meinen, dass Kohlenhydrate die Figurfeinde Nr.1 wären. Doch wie kann es dann sein, dass unser Körper scheinbar gerade diese schnellen Energielieferanten vehement einfordert und damit immer wieder Heißhungerattacken auslöst? Wahrscheinlich, weil das mit den Kohlenhydraten gar nicht so einfach ist.

Sicher, die falschen und zu viele Kohlenhydrate auch noch zur falschen Zeit können der Figur mächtig schaden. **Doch die richtigen Zucker zur richtigen Zeit können für den Körper auch ein Segen sein.**

Die meisten Menschen sind davon überzeugt, dass Kohlenhydrate folgende Mechanismen auslösen. Man könnte vom „Teufelskreis der Kohlenhydrate" sprechen:

- Du isst Kohlenhydrate
- Dein Blutzucker steigt
- Es gelangt vermehrt Insulin in dein Blut
- Dein Körper lagert mehr Fett ein
- Dein Blutzucker sinkt rapide ab
- Du spürst Stimmungsschwankungen und dein Energielevel sinkt
- Du hast Verlangen nach den Seelentröstern („Kohlenhydrate")

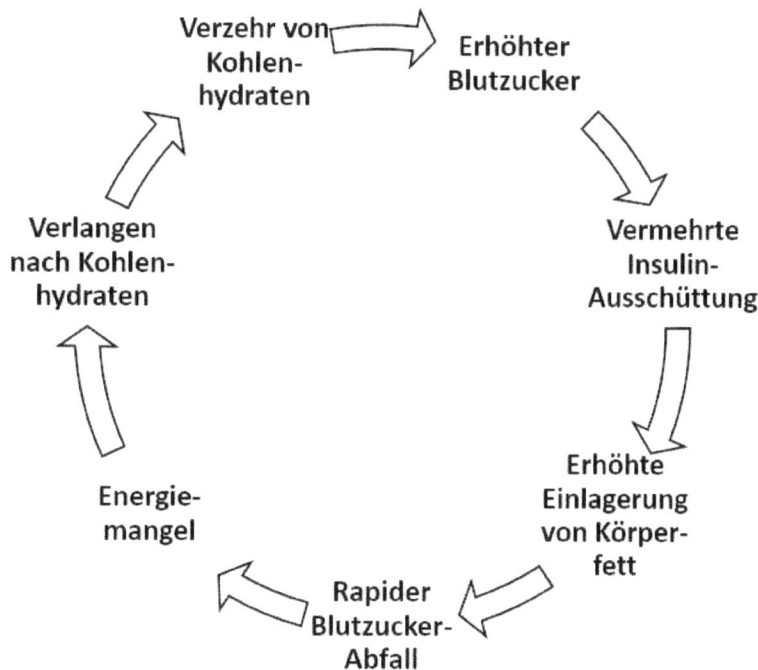

Tatsächlich ist es so, dass Kohlenhydrate den Blutzuckerspiegel erhöhen. Dieser führt auch tatsächlich zu einer Ausschüttung des Hormons Insulin. Doch nun kommt es, denn nimmst du die richtigen Kohlenhydrate zu dir und sorgst du dafür, dass dein Körper diese auch wieder verbraucht, kannst du durchaus trotz Kohlenhydraten abnehmen und schlank bleiben.

Wie kommt es denn dann, dass Low Carb Diäten dauerhaft funktionieren und vor allem: Wie sieht so eine Diät aus?

Eine Low Carb Diät kann, außer zur Gewichtsreduktion, auch eingesetzt werden, um Stoffwechselerkrankungen (z. B. Diabetes) zu therapieren. Viele Menschen ernähren sich nach den Low Carb Prinzipien, um die Gesundheit zu bewahren, also vorbeugend. Außerdem hat diese Ernährungsform eine große Fangemeinde, vor allem unter Fitnessliebhabern. Die berühmtesten Low Carb Diäten sind sicherlich die Atkinsdiät, die Logi-Methode und die ketogene Diät.

Dabei ist die Idee eigentlich gar nicht neu. Im Gegenteil, kennt man fleisch- und fettbetonte Ernährungsformen schon seit dem 19. Jahrhundert. So hat etwa der aus England stammende William Banting im Jahr 1863 sein Buch „Letter on Corpulance" veröffentlich, in dem er die später nach ihm benannte Banting-Diät empfahl.

Man spricht von „Low Carb" und nicht von „No Carb", da einige Kohlenhydratlieferanten durchaus gewollt sind und auch regelmäßig verzehrt werden sollen. So basieren Low Carb Konzepte im Wesentlichen auf Gemüse, Fruktose-arme Obstsorten (Beeren, Melone, Grapefruit, Orange, Pfirsich und Avocado) und tierischen Produkten wie Fisch und Meeresfrüchte, Fleisch, Eier und Milchprodukte. Neuerdings haben findige Vegetarier und Veganer auch sehr viele leckere Low Carb Rezepte entwickelt, in denen als Eiweißquellen Milchprodukte (wenn erwünscht), Hülsenfrüchte, Nüsse und pflanzliche Eiweißpulver (wenn erwünscht) zum Einsatz kommen.

Zum Beispiel folgendes Rezept:

VEGANE LINSENBÄLLCHEN

Zutaten:

- 300g eingeweichte rote Linsen
- 1 Zwiebel
- 1 Knoblauchzehe
- 2 Stangen Zitronengrass
- 2 EL Kichererbsenmehl
- 1 TL Backpulver
- 1 EL Olivenöl
- Salz und Pfeffer zum Abschmecken

Zubereitung:

1. Die Zwiebel und die Knoblauchzehe schälen und beides grob zerkleinern. Nun die Enden des Zitronengras entfernen und einmal durchschneiden.
2. Mit den übrigen Zutaten in den Thermomix geben und auf Stufe 8 zerkleinern. Die Masse mit Salz und Pfeffer abschmecken.
3. Aus der Masse Bällchen formen und diese in einer heißen Pfanne mit etwas Olivenöl von allen Seiten anbraten.

Eckdaten

Portionen: 4, Punkte: 2, Zubereitung: 25 Minuten

Gerade für die verschiedenen Low Carb Diäten gibt es eine wunderbar große und kreative Auswahl an Thermomix-Rezepten, immerhin erleben diese Diätformen gerade einen richtigen Hype. Kein Wunder, darf man sich doch bei diesen Diäten an den „erlaubten" Gerichten nach Herzenslust satt essen. Selbst Brote und Brötchen, bei deren Zubereitung: weitestgehend auf Kohlenhydrate verzichtet werden, sind mit dem Thermomix schnell und einfach zuzubereiten.

Das Ziel bei diesen Diäten ist es, den Kohlenhydrat-Gehalt aller Mahlzeiten am Tag auf unter 100 Gramm zu halten. Vor allem abends solltest du streng darauf achten, dich besonders kohlenhydratarm zu ernähren, um die Fettverbrennung über Nacht in Schwung zu bringen.

Die Lebensmittel, die du während einer Low Carb Diät unbedingt vermeiden solltest sind Mehlprodukte wie Kuchen und Teilchen, normale Brotwaren, Nudeln, Haferflocken, Kartoffeln, Reis, Zucker und Honig, Süßigkeiten und Alkohol.

Wenn du es zum Frühstück gerne süß hast, könntest du deinen Tag mit einer Quarkspeise mit Beeren beginnen:

HIMBEER-BANANEN QUARK

Zutaten:

- 100g Himbeeren (gefroren)
- 150g Magerquark, 0,5%
- 15g Leinöl
- 70g Banane (in Scheiben)
- 50g griechischer Joghurt, 0,2%
- 3 EL Chiasamen

Zubereitung:

1. Die gefrorenen Himbeeren 5 Sekunden lang auf der Stufe 10 in den Mixtopf geben.
2. Alles mit dem Spatel herunterschieben.
3. Anschließend die Bananen für weitere 3 Sekunden auf der Stufe 5 hinzugeben und alles erneut runterschieben.
4. Nun die restlichen Zutaten, bis auf die Chiasamen, für 15 Sekunden auf der Stufe 5 mit hinzugeben.
5. Die Quarkspeiße in Schälchen füllen und vor dem Verzehr mit den Chiasamen garnieren.

Eckdaten

Portionen: 2, Punkte: 3, Zubereitung: 15 Minuten

Oder steht dir der Sinn vielleicht eher nach einem leckeren Rührei mit Gemüse? Kein Problem:

BUNTES RÜHREI

Zutaten:

- 8 Eier
- 1 Bund Bärlauch
- 50 g getrocknete Tomaten, ohne Öl
- 1 EL Olivenöl
- Salz und Pfeffer zum Abschmecken

Zubereitung:

1. Vier Eier und den Bärlauch in den Thermomix geben und dort auf Stufe 6 für 60 Sekunden vermengen. Die Masse dann in eine Schüssel füllen und mit Salz und Pfeffer würzen.
2. Als nächstes die letzten vier Eier und die getrockneten Tomaten in den Thermomix füllen und wiederum für 60 Sekunden auf der Stufe 6 mischen. Nun ebenfalls mit Salz und Pfeffer würzen.
3. Nacheinander die beiden Eiermassen in eine Pfanne mit etwas Olivenöl zu Rühreiern anbraten.
4. Auf vier Teller verteilen und noch warm servieren.

Eckdaten

Portionen: 4, Punkte: 1, Zubereitung: 20 Minuten

Auch leckere Low Carb Muffinrezepte sind im Thermomix schnell zubereitet und lassen sich noch wunderbar mit auf die Arbeit nehmen:

EIER MUFFIN

Zutaten:

- 6 Scheiben Bacon
- 7 Eier
- 1 EL Kichererbsenmehl
- 1 EL gemahlene Mandeln
- 1/3 Bund Petersilie
- Salz und Pfeffer zum Abschmecken

Zubereitung:

1. Zunächst die Petersilie waschen, klein zupfen und 5 Sekunden lang auf Stufe 5 in den Thermomix geben.
2. Die Baconscheiben einmal teilen und jeweils 2 auf den Boden der Muffinformen verkreuzen.
3. Den Backhofen auf 160°C Umluft vorheizen.
4. Folgend die Eier 20 Sekunden auf der Stufe 4 in den Thermomix geben.
5. Anschließend 1 EL Kichererbsenmehl, 1 EL gemahlene Mandeln, die Petersilie hinzufügen, alles mit Salz und Pfeffer abschmecken und 20 Sekunden auf der Stufe 4 in den Thermomix geben.
6. Die Eiermasse auf die Muffinformen verteilen und 20 Minuten im Backofen backen.

Eckdaten

Portionen: 6 Stück, Punkte: 3, Zubereitung: 30 Minuten

Zum Mittag kann es ein leckeres Gulasch, Curry oder auch eine feine Gemüsesuppe sein, aber ein saftiges Steak mit Salat ist natürlich auch nicht zu verachten. Zum Mittag kannst du auch gerne Hülsenfrüchte in deinen Speiseplan aufnehmen. Sie machen lange satt, schmecken lecker und enthalten viel sättigendes Eiweiß.

Wenn du den Tag dann noch mit einem Lachsfilet auf Gemüsebett oder einem leckeren Salat mit Käse oder Schinken abschließt, kann sich dein Körper in der Nacht in aller Ruhe an die eigenen Fettreserven machen. **So wirst du schon schnell die ersten Erfolge bei deinem morgendlichen Blick in den Spiegel erkennen können.**

Du kennst die Eier Diät und andere Monodiäten schon seit deiner Kindheit? Klar, denn als schnelle Schlankmacher sind sie schon seit vielen Jahrzehnten beliebt! Doch warum du bei solchen Monodiäten einiges beachten solltest und vor allem was, das erkläre ich dir in dem nächsten Kapitel. Bleib also dabei!

7: Monotonie pur: Mit dem Thermomix weg von Eier Diät und Ananaskur

Die Hochzeit der Tochter steht an oder in vierzehn Tagen geht der Flieger in den Traumurlaub? Monodiäten sind für viele Menschen das Mittel der Wahl, wenn sie zu einem bestimmten Termin in Topform sein möchten. Sie versprechen sagenhaften Gewichtsverlust in kürzester Zeit.

Das müssen sie jedoch auch, denn als dauerhafte Ernährungsform sind Monodiäten definitiv nicht geeignet. Denn unser Körper benötigt eine gesunde, ausgewogene Ernährung, um mit allen Nährstoffen ausreichend versorgt zu werden. Aus diesem Grund solltest du Monodiäten nie länger als zwei Wochen durchführen.

Doch wie sieht eine solche Mono Diät aus? Im Grunde funktionieren sie ähnlich wie eine Low Carb Diät. Viele der Monodiäten setzen zusätzlich noch darauf, die tägliche Kalorienzufuhr auf ein Minimum von etwa 800 kcal zu senken.

Lass uns das einfach mal am Beispiel einer Eier Diät betrachten:

Eier gehören zu den gehaltvollen Lebensmitteln, was ja auch nicht verwundert, immerhin soll ihr Inhalt, vor allem das Dotter, ja dafür sorgen, dass sich ein Küken in kurzer Zeit optimal entwickelt. In ihm stecken die wichtigen fettlöslichen Vitamine der Gruppen, A, D, E, K und auch einige der lebensnotwendigen „Nervenvitamine" aus der Gruppe der B-Vitamine. Darüber hinaus liefern sie essentielle Aminosäuren und Mineralien. Dadurch, dass du Eier in der Diät noch mit Obst, Gemüse und auch etwas Fleisch ergänzen kannst, kommen einige gesunde Nährstoffe zusammen.

An Obst kannst du Grapefruit, Orange, Mandarine, einige Beeren und auch täglich einen Apfel essen. Diese Früchte kannst du zu den Mahlzeiten kombinieren oder auch als Zwischenmahlzeiten zu dir nehmen.

Als Gemüse kommen die typischen Salatgemüse wie Gurken, Tomaten, Paprika, Oliven, Blattsalate, aber auch Spargel, Spinat, Champignons und Karotten in Frage. Frische Kräuter und Gewürze machen das Essen nicht nur schmackhafter, sie liefern auch noch wichtige Nährstoffe und dürfen großzügig eingesetzt werden.

Bei der Zubereitung: deiner Eier kannst du deiner Fantasie komplett freien Lauf lassen. Der Klassiker gekochtes Ei ist auf die Schnelle sicherlich der Renner, doch kommt da schnell Langeweile auf. Da du aber Kräuter und auch einige Gemüsesorten verwenden darfst, kannst du dir Omelettes, pochierte Eier, Eiermuffins, Eiersalat und viele andere Leckereien zubereiten. Probiere zum Beispiel man ein Schaum-Omelett aus:

SCHAUM-OMELETT MIT CHAMPIGNONS UND KRÄUTERN

Zutaten:

- 6 Eier
- 6 Champignons
- ½ Bund Petersilie
- etwas Schnittlauch
- 100ml Wasser
- Salz und Pfeffer zum Abschmecken

Zubereitung:

1. Zunächst den Varoma Einlegeboden mit feuchtem Backpapier auslegen.
2. Anschließend die Champignons würfeln und die Kräuter kleinschneiden. Beides zusammen in den Varoma geben.
3. Nun die Eier und das Wasser 10 Sekunden lang auf der Stufe 4 in den Thermomix geben und mit Salz und Pfeffer abschmecken (bei Bedarf können auch noch andere Gewürze verwendet werden).
4. Die Eiermasse im Varoma und über dem Gemüse und den Kräutern verteilen und den Thermomix ausspülen.
5. 500 ml Wasser in den Thermomix geben, mit dem Deckel schließen und den Varoma mit Einlegeboden 20 Minuten lang auf der Stufe 1 aufsetzen.

Eckdaten

Zubereitung: 30 Minuten, Punkte: 0

Für welche Zubereitungsform deiner Eier du dich auch entscheidest, der Thermomix steht dir immer hilfreich zur Seite. So kannst du in deinem Thermomix z. B. ganz einfach pochierte Eier herstellen. Die gelingen immer perfekt, da du mit der Varoma-Funktion das Wasser immer gleichmäßig auf einer Temperatur hältst:

Pochierte Eier

Nimm ein ausreichend großes Stück Haushalts Frischhaltefolie und lege es in den großen Messbehälter deines Thermomix. Drücke die Folie vorsichtig so in den Messbecher hinein, dass das Ei auch gut darin Platz hat und nicht daneben läuft. Der Spatel kann dir dabei gut helfen. Schlage das Ei auf und gib es in die Folie. Nun kannst du dein Ei prima mit Salz und Kräutern würzen. In Frage kommen süßer Paprika, provenzalische Kräuter, Majoran, aber auch Chili, Curry und alles, was dir schmeckt. Schließe die Folie dann oben, indem du sie ein wenig ineinander drehst. So entsteht ein kleines Päckchen. Das kannst du natürlich auch gleichzeitig mit mehreren Eiern machen. So können deine Lieben auch mitessen.

Nun gibst du einen halben Liter Wasser in den Gartopf deines Thermomix und setzt den Gareinsatz hinein. Jetzt ist es an der Zeit, ganz vorsichtig dein oder deine Eierpäckchen in den Gareinsatz zu setzen. Dann nur noch den Deckel und den Messbecher aufsetzen. Stelle die Temperatur auf Varoma und Rührfunktion auf Stufe 1. Je nachdem, wie weich du dein Ei haben möchtest, kannst du zwischen 11 und 13 Minuten Garzeit einstellen. Probiere es vielleicht einmal zunächst mit deinen Eiern aus. Sind sie sehr kalt oder sehr groß, brauchst du eher eine längere Garzeit, als wenn sie kleiner und wärmer wären. Nun kannst du dich einer anderen Tätigkeit widmen, denn dein Thermomix kümmert sich um den Rest.

Wenn du dein pochiertes Ei auf Vollkornbrot anrichten möchtest, kannst du dieses vielleicht schon mit ein wenig Blattgemüse belegen. Auch eine Tomatenscheibe oder eine Essiggurke geben deinem Mittagessen eine leckere Note.

Die Regeln einer Eier Diät sind einfach:
Das Frühstück kannst du dir jeweils aus 1-2 Eiern, einer Zitrusfrucht und dem Getränk deiner Wahl (Wasser, Kaffee, Tee) zusammenstellen. Übrigens solltest du bei allen Abnehmdiäten unbedingt darauf achten, genug zu trinken. **Auf 2 Liter Flüssigkeit solltest du pro Tag schon kommen.** Dabei kannst du wählen, ob du Tees (Vorsicht bei Teemischungen und Früchtetee, die enthalten zum Teil eine ganze Menge Zucker! Schaue also lieber genau auf das Etikett.), Mineralwasser oder Wasser mit etwas frischem Zitronensaft trinkst. Das füllt den Magen und stillt so manches Magenknurren. Dazu hilft es deinem Stoffwechsel bei seiner schweren Arbeit und dir dabei, dich fit und frisch zu fühlen. Achte darauf, dass du die Flüssigkeit über den Tag verteilt und am besten vor 17 Uhr trinkst. So musst du nicht nachts ungewollt auf die Toilette, sondern kannst in Ruhe deinen Schönheitsschlaf genießen.

Als zweites Frühstück kannst du eine Handvoll Beeren oder auch einen Apfel knabbern. Zum Mittag gibt es dann die verschiedensten durchaus auch Arbeitsplatz-tauglichen Kombinationen. Das kann eine Scheibe Vollkorntoast mit 2 Eiern (auch hier darfst du dir auswählen, wie du sie dir zubereiten magst) und eine Zitrusfrucht sein. Aber auch 2 Eier und gekochter Spinat „all you can eat" sind drin. Im Sommer wird dir sicher gefallen, dass du dir auch einen schönen gemischten Salat mit 2 Eiern zubereiten darfst. Für Süßmäulchen darf es aber auch einmal ein Obstsalat sein, der dir die Mittagspause verschönert.

Zum Abend, wenn du etwas mehr Zeit für die Zubereitung: deiner Mahlzeit hast, kann ein Hühnerbein mit Ei kombiniert, ein Steak mit gemischtem Salat geschlemmt oder auch ein lecker gedünstetes Stück Fisch auf Gemüsebeet genussvoll verzehrt werden. Mit dem Thermomix sind solche Mahlzeiten nicht nur einfach, sondern auch schnell zubereitet:

LACHS UND GRÜNE BOHNEN

Zutaten:

- 4 Lachsfilets
- 400 g grüne Bohnen
- 40 g Kräuterfrischkäse, fettarm
- Salz und Pfeffer zum Abschmecken

Zubereitung:

1. Den Lachs mit Salz und Pfeffer würzen und anschließend auf dem Einlegeboden verteilen. Dabei den Lachs mit der Hautseite nach unten platzieren.
2. Nun die Bohnen in den Thermomix geben und beides für 25 Minuten auf Stufe 1 dünsten.
3. Beim Anrichten die Bohnen mit dem Kräuterfrischkäse anrichten und den Lachs oben drauf verteilen.

Eckdaten

Portionen: 4, Punkte: 0, Zubereitung: 30 Minuten

Bist du manchmal total gefrustet wegen deiner Figur und würdest am liebsten gar nichts mehr essen? Dann geht es dir wie vielen anderen auch. Doch gar nichts zu essen, ist definitiv keine gute Lösung. Warum du überhaupt keine Nulldiäten machen solltest, erfährst du in dem nächsten Kapitel. Das wird wieder sehr interessant!

8: Warum du mit dem Thermomix keine Nulldiät machen musst

Junkies hilft nur der konsequente Entzug. Auch bei Alkoholsucht kann man auf Dauer nur wieder gesund werden, wenn man keinen Tropfen Alkohol mehr anrührt. Da braucht man sich nicht zu wundern, wenn einem beim frustrierten Blick auf die Waage der Gedanke kommt: *„Am liebsten würde ich gar nichts mehr essen."*

Doch lass dich nicht beirren: Mit dem Thermomix musst du gar keine Nulldiät machen, um schnell wieder in Form zu kommen und die Pfunde purzeln zu sehen.

Sicher, früher hat man tatsächlich häufig in spezialisierten Kliniken für stark übergewichtige Patienten eine Nulldiät durchgeführt. Dabei durften die Betroffenen keine feste Nahrung mehr zu sich nehmen. Das Einzige, was man diesen Menschen zur Verfügung stellte, waren kalorienfreie Getränke wie Tees und Wasser. Dabei wurden die Patienten allerdings sehr engmaschig medizinisch kontrolliert, da diese Radikalkur für den Körper nicht ungefährlich ist.

Inzwischen werden allerdings praktisch keine Nulldiäten mehr durchgeführt, stattdessen setzt man in solchen Kurkliniken heute eher darauf, die Betroffenen in ihren Essgewohnheiten „umzuerziehen". Während ihres Aufenthaltes essen die Patienten nicht nur Mahlzeiten, die kalorienreduziert sind, sie nehmen auch an Kursen teil, in denen sie Schritt für Schritt an eine neue Art sich zu ernähren, herangeführt werden. Warenkunde, gemeinschaftliches Zubereiten und Kochen von Mahlzeiten soll zeigen, dass gesundes und schlankes Essen Spaß macht und leidenschaftlich sein kann.

Auch eine **Umstellung der Lebensgewohnheiten** wie ein aktives Gestalten des Alltags mit Hobbys, Sport und dergleichen mehr gehören zu solchen Kuren für Menschen mit hohem Übergewicht.

Wenn du also nicht aus religiösen oder spirituellen Gründen komplett auf Nahrung verzichten oder eine ärztlich begleitete Fastenkur durchführen möchtest, nutze doch lieber die Vorteile, die dir dein Thermomix bietet, um clever und mit Spaß abzunehmen.

Auf Dauer kannst du ja sowieso nicht auf Essen verzichten. Da ist es doch viel sinnvoller, deinen Frieden mit dem Essen zu schließen. Kein anderer Küchenhelfer macht es dir so leicht, lecker und gesund zu kochen, wie der Thermomix. Du kannst verschiedene Lebensmittelarten gleichzeitig garen, musst dabei nicht am Herd stehen und rühren und auch das Schnippeln, Raspeln und viele sonstige ungeliebte Tätigkeiten nimmt dir der clevere Küchenroboter bereitwillig ab.

Unerwünschte Nebenwirkungen der Nulldiät wie Wasserverlust und Schwund der Muskelmasse musst du dann auch nicht fürchten. Stattdessen kannst du gesunde und frische Kost genießen, die du auch noch selbst zubereitet hast. Du ernährst deinen Körper mit allem, was er braucht, um schlank, gesund und jugendlich zu sein. Denn ein Körper, der alles hat, was er braucht, hat es auch nicht nötig, durch Heißhungerattacken um Nachschub zu betteln. Du wirst dich viel besser fühlen und vor allem: Du siehst auch noch so aus!

Starte deinen Tag doch einfach mit einem köstlichen Smoothie aus frischen Früchten und einigen Blättern grünen Blattgemüses.

GREEN SMOOTHIE

Zutaten:
- 1 kleiner Apfel
- 1 kleine Birne
- 1 Blatt Grünkohl
- 1 Handvoll Spinat
- 100ml Wasser
- 1 EL Zitronensaft

Zubereitung:
1. Apfel und Birne entkernen und in groben Stücken, zusammen mit dem Grünkohl und dem Spinat in den Thermomix geben. Alles 1 Minuten lang auf Stufe 10 zerkleinern.
2. Wasser und Zitronensaft zufügen und erneut für 30 Sekunden auf Stufe 10 laufen lassen.

Eckdaten
0 Punkte, 1 Portion

Der spendet dir viel Flüssigkeit, die deiner Haut zugutekommt, und er füllt dir den Magen, so dass du dich lange satt fühlst. Die Vitamine und Mineralstoffe, die im Smoothie enthalten sind, machen dich gesund und vital und verhindern, dass du nach Schokolade und Co. greifst.

Zum Mittag ein köstliches Gemüsecurry, so lecker wie vom Thai um die Ecke? Kein Problem, mit diesem Rezept!

GEMÜSE-KOKOS-CURRY MIT SPINAT

Zutaten:

- 100g Reis
- 300g TK-Blattspinat, aufgetaut
- 2 mittelgroße Möhren
- 2 mittelgroße Kartoffeln
- 200g Champignons
- 1 mittelgroße Zwiebel
- 2 Knoblauchzehen
- 100ml Gemüsebrühe
- 200ml Kokosmilch, fettreduziert
- 1 EL Olivenöl
- 1 TL Paprika Pulver
- 2 TL Curry Pulver
- Salz und Pfeffer zum Abschmecken

Zubereitung:

1. Anfangs den Reis nach Packungsanweisung kochen und in der Zwischenzeit das Gemüse und die Soße zubereiten.
2. Hierfür die Zwiebel und den Knoblauch schälen und beides 5 Sekunden lang auf der Stufe 5 in den Thermomix geben.
3. Das Olivenöl hinzugeben und alles 3 Minuten lang auf der Stufe 1 im Varoma andünsten.
4. Nun die Möhren und die Kartoffeln schälen und diese in groben Stücken 5 Sekunden lang auf der Stufe 7 mit in den Thermomix geben.
5. Folgend die Gemüsebrühe, die Kokosmilch und die Gewürze hinzugeben und alles 10 Minuten lang bei 100°C auf der Stufe 1 und im Linkslauf garen.
6. Zwischenzeitlich die Champignons schälen und in Scheiben schneiden.
7. Nun den Spinat ausdrücken und zusammen mit den Champignons mit in den Thermomix geben. Die Soße abschließend 8 Minuten lang bei 90°C auf der Stufe 1 und im Linkslauf garen.
8. Die Soße nun noch einmal entsprechend der Gewürze abschmecken und zusammen mit dem Reis servieren.

Eckdaten

2 Portionen, Zubereitung: 45 Minuten, Punkte: 15

Oder doch lieber ein leckerer Rohkostsalat, der so richtig satt macht? Vielleicht auch als ganz trendige Variante im Mason Jar? Gerne, dein Thermomix raspelt und zerkleinert für dich im Handumdrehen. So kannst du alles ganz bequem mit auf die Arbeit nehmen und brauchst nur noch zu schlemmen.

ROHKOSTSALAT MIT KICHERERBSEN

Zutaten:

- 300g Möhren
- 300g Kohlrabi
- 200g Sellerie
- 100g geröstete Erdnüsse
- 200g Kichererbsen, aus der Dose

- 1 rote Zwiebel
- 200ml Orangensaft, frischgepresst
- 1 EL Olivenöl
- Salz und Pfeffer zum Abschmecken

Zubereitung:

1. Die Möhren, den Kohlrabi und den Sellerie schälen und in grobe Stücke schneiden.
2. Das Gemüse anschließend in den Thermomix geben und dort auf Stufe 6 zerkleinern.
3. Die vermischten Gemüsestücke mit den gerösteten Erdnüssen und den Kichererbsen in eine Schüssel geben und miteinander vermengen.
4. Nun die Zwiebel schälen und im Thermomix 10 Sekunden lang auf der Stufe 5 zerkleinern.
5. Den Orangensaft, das Olivenöl und etwas Salz und Pfeffer mit hinzugeben und auf Stufe 5 mit der Zwiebel vermischen.
6. Das Dressing mit in die Schüssel geben, mit den restlichen Zutaten vermengen und auf die Mason Jar verteilen.

Eckdaten

Portionen: 4, Punkte: 7, Zubereitung: 30 Minuten

Du fällst nachmittags in ein Leistungsloch? Kein Problem. Dann schlemme einen leckeren Nachtisch aus einer Quarkspeise mit frischen Beeren, um schnell wieder Schwung für den Rest des Tages zu bekommen.

LIEBLINGSBEEREN-QUARK

Zutaten:

- 200g Beeren nach Wahl (gefroren)
- 150g Magerquark, 0,5%

- 15g Leinöl
- 50g griechischer Joghurt, 0,5%

Zubereitung:

1. Die gefrorenen Beeren 8 Sekunden lang auf der Stufe 10 in den Mixtopf geben.
2. Alles mit dem Spatel herunterschieben.
3. Nun die restlichen Zutaten für 15 Sekunden auf der Stufe 5 mit hinzugeben.
4. Die Quarkspeise in Schälchen füllen und als Muntermacher genießen.

Eckdaten

Portionen: 2, Punkte: 3, Zubereitung: 15 Minuten

Und am Abend darf es ein leckeres Gemüsesüppchen aus dem Thermomix sein? Gerne. Guten Appetit!

LEICHTE GEMÜSESUPPE

Zutaten:

- 1,25 Liter Gemüsebrühe
- 1 Zwiebel
- 1 Zucchini
- 1 Paprika
- 1 Möhre
- ½ Bund Schnittlauch
- ½ Bund Petersilie
- 1 EL Olivenöl
- Salz und Pfeffer zum Abschmecken

Zubereitung:

1. Zunächst die Möhre schälen und dann mit der Zucchini und der Paprika in grobe Stücke schneiden. Das Gemüse für 5 Sekunden auf der Stufe 6 in den Thermomix geben, um es zu zerkleinern (nicht pürieren).
2. Das zerkleinerte Gemüse in eine Schüssel umfüllen.
3. Folgend die Zwiebel schälen und 3 Sekunden auf der Stufe 6 zerkleinern.
4. Das Olivenöl hinzugeben und die Zwiebeln auf der Stufe 3 und bei 100°C andünsten bis sie glasig werden.
5. Nun die Gemüsebrühe hinzugeben, erwärmen und folgend das zerkleinerte Gemüse mit in den Thermomix geben.
6. Die Suppe 15 Minuten lang auf der Stufe 2 und bei 80°C leicht köcheln lassen.
7. Zwischenzeitlich die Kräuter kleinhacken, diese mit in die fertige Suppe geben und abschließend alles mit etwas Salz und Pfeffer abschmecken.

Eckdaten

Portionen: 4, Punkte: 1, Zubereitung: 25 Minuten

Du siehst also, du musst gar nicht völlig auf das Essen verzichten. Es ist sehr viel besser, wenn dich die leckeren und einfachen Thermomix-Rezepte dazu verführen, dich Figur-freundlicher zu ernähren. Denn dadurch wird dein Essen zu deinem Verbündeten im Kampf um deine Traumfigur! Wenn du jedoch, aus welchen Gründen auch immer, einmal eine Fastenkur machen möchtest, erfährst du alles Wissenswerte hierzu in dem nächsten Kapitel! Freue dich drauf!

9: Wie viel bringt Fasten für die Figur?

„*M*it vollem Magen lässt es sich leicht vom Fasten reden.*"* Wie Recht hatte doch der Kirchenvater Hieronymus, als er diesen Spruch im 4. Jahrhundert prägte. Wie leicht fällt es einem doch immer wieder, sich vorzunehmen, ab Morgen weniger zu essen und am besten ganz zu fasten. Stets zur gleichen Zeit, nämlich nach dem Essen.

Jeder nimmt es in den Mund, doch weißt du, was Fasten tatsächlich ist? Vor allem: **Bringt Fasten etwas für die Figur? Oder muss man da eher damit rechnen, dass man sich einen Jojo-Effekt einhandelt?** Mit diesen und ähnlichen Fragen möchten wir uns in diesem Kapitel einmal beschäftigen.

Das „Fasten" zu sagen, ist eigentlich nicht richtig, denn es gibt heutzutage eine ganze Menge an Fastenformen, die nebeneinander existieren und auch sehr aktuell sind. In vielen spirituellen Lehren und Religionen ist das Fasten eine bekannte und beliebte Methode, um Körper und Geist zu stärken und sich dem Göttlichen näher zu bringen. Dabei gibt es selbst in den einzelnen Religionen die unterschiedlichsten Fastenformen.

Denke nur einmal an die christlichen Fastenzeiten vor den wichtigen Festen Weihnachten und Ostern. Aber auch Hinduisten, Muslime und Juden haben ihre Fastenzeiten ganz fest im jährlichen religiösen Kalender verankert. Und Buddhisten fasten meist auf eine gemäßigte Art und Weise, wenn sie meditieren möchten.

Medizinischen Nutzen verspricht das Heilfasten, bei dem nach ein bis zwei Entlastungstagen, an denen nur leichte Gerichte wie gedünstetes Gemüse, Gemüsesuppen, Müsli, Rohkost oder Reis gegessen werden, das eigentliche Fasten beginnt.

Da eines der Ziele des Heilfastens eine Entgiftung und Reinigung des Körpers ist, sollte jeder Teilnehmer nicht nur mindestens 2,5 Liter Wasser und Kräutertee trinken, sondern auch mit geeigneten Maßnahmen den Darm reinigen.

Um die Vitamin- und Nährstoffversorgung zu gewährleisten, dürfen pro Tag 1-2 Gläser frischer Obstsaft, sowie klare, frisch gekochte Gemüsebrühe getrunken werden. Das ergibt eine tägliche Kalorienmenge von etwa 250 kcal.

Anleitung zum Entsaften von Obst:

1. Fülle zunächst Wasser in den Thermomix und beachte dabei, dass der Füllstand ein paar Zentimeter unterhalb des Garkorbes liegt.
2. Nun setzt du den Garkorb und ein hitzebeständiges Gefäß in den Thermomix ein.
3. Setze den Deckel auf und den stelle den Varoma, mit den gewünschten Früchten, oben drauf. Der Varoma kann bis zum Rand gefüllt werden, solange sich der Deckel noch schließen lässt.
4. Den Thermomix schaltest du an und stellst den Varoma auf Stufe 2. Prüfe nun alle 15 Minuten nach dem Saft.
5. Folgend nimmst du eine große Schüssel, setzt den Varoma kurz ab, um den Garkorb zu entnehmen. Fülle den Saft nun in die Schüssel.

6. Je nach Art der Frucht und nach Menge wirst du zwei bis drei Durchgänge benötigen, bis der Saft fertig ist.

7. Achtung: Die Gefäße und der Saft sind sehr heiß und zusätzlich sollte der Saft abschließend noch einmal gefiltert werden.

Für einen solchen Obstsaft kannst du in deinem Thermomix zum Beispiel sonnengereifte Beeren entsaften. Dazu setzt du den Mixbehälter in deinen Thermomix ein und befühlst diesen mit 500 g normalem Wasser.

Gib den Gareinsatz darauf und in diesen eine metallene oder gläserne Schüssel, die groß genug ist, um den Saft der Früchte aufzunehmen. Schließe den Deckel, ohne den Messbecher aufzusetzen.

Darauf kommt der Varoma-Behälter, in den du die Beeren im Ring anordnest. So bleibt in der Mitte der Bereich frei, aus dem der Dampf aufsteigt und später der Saft in die kleine Schüssel tropft.

Stelle nun den Temperaturknopf auf die höchste Stufe, die Varoma heißt, und das Rührwerk auf Stufe eins. Die Zeitschaltuhr auf 20-30 Minuten einstellen, und nun hast du frei.

Hast du viel Obst im Varoma-Behälter oder ist deine Schüssel sehr klein, solltest du 2-3 Mal nachschauen und gegebenenfalls die Schüssel in ein anderes Gefäß leeren. Danach einfach wieder alles auseinandernehmen und wieder in Gang setzen.

Wenn du deinen Saft ohnehin verdünnen möchtest, kannst du dir die zusätzliche Schüssel auch sparen und stattdessen den Obstsaft direkt in den Mixtopf mit dem Wasser tropfen lassen.

Wenn du besonders säurehaltige Obstsorten verwendest, solltest du den Saft unbedingt verdünnen, da du ja keine Süßungsmittel verwenden darfst. Die Säure könnte sonst deinen leeren Magen über Gebühr belasten. Auf die gleiche Weise kannst du im Grunde alle stark wasserhaltigen Obstsorten entsaften, allerdings solltest du größere Sorten wie Äpfel und Quitten zunächst in Achtel schneiden.

Zum Abschluss des Heilfastens, normalerweise am 7. Tag legt man das Fastenbrechen ein. Dadurch wird der Körper langsam wieder an die Aufnahme fester Nahrung gewöhnt. Zum Frühstück gibt es, wie an den vorangegangenen Tagen, einen viertel Liter Kräutertee nach Wahl. Zum Mittag dann einen Apfel. Als Nachmittagssnack dann etwas Obst sowie einen Kräutertee, der mit Honig und Zitrone gewürzt ist. Zum Abend gibt es dann eine leichte Kartoffelsuppe, die du einfach im Thermomix zubereiten kannst.

KARTOFFELSUPPE

Zutaten:

- 1 mittelgroße Kartoffel
- 160g Gemüse nach Wahl
- 1 TL Butter
- 300ml Wasser
- 1 Prise Muskat
- Salz und Pfeffer zum Abschmecken

Zubereitung:

1. Zunächst die Kartoffel und das restliche Gemüse schälen. Das Gemüse in grobe Stücke schneiden und 5 Sekunden auf der Stufe 6 in den Thermomix geben, um es zu zerkleinern (nicht pürieren).
2. Das zerkleinerte Gemüse in eine Schüssel umfüllen.
3. Die Butter in den Thermomix geben, das Gemüse hinzugeben und alles auf der Stufe 3 und bei 100 °C andünsten.
4. Folgend das Wasser mit in den Thermomix geben und die Suppe auf der Stufe 2 und bei 80 °C 30 Minuten lang köcheln lassen.
5. Abschließend die Suppe pürieren und mit dem Muskat, dem Salz und dem Pfeffer abschmecken. Bei Bedarf gerne noch mit frischen Kräutern garnieren.

Eckdaten

Portionen: 1, Punkte: 4, Zubereitung: 35 Minuten

Bitte besprich zunächst mit deinem Arzt oder Heilpraktiker, dass du vorhast, eine Heilfastenkur zu machen. Du solltest nämlich nur damit starten, wenn du absolut gesund und auch nicht schwanger bist. Auch für Kinder ist das Heilfasten nicht geeignet, da sie sich im Wachstum befinden.

Bitte beachte, dass das Fasten seinen Ursprung nicht als Abnehmdiät hat. Sicher kannst du durch das Fasten erfolgreich und schnell einige Kilos verlieren. Da du damit jedoch keine dauerhafte Ernährungsumstellung erreichst, wird es sicher nichts mit einem schlanken Leben. Im Gegenteil, besteht die Möglichkeit, dass das Heilfasten sogar den gefürchteten Jojo-Effekt auslöst, da sich dein Körper darauf einrichtet, in Zukunft erneut in eine Situation zu geraten, in der Nahrung fehlt.

Wenn du dir nicht vorstellen kannst, einen oder gar mehrere Tage lang nichts zu essen, könnte das Intervallfasten etwas für dich sein. **Das Intervallfasten ist übrigens, im Gegensatz zum Heilfasten durchaus als Dauerkostform geeignet.** Auch wenn du deine Nahrung in erster Linie aus organischen, frischen und selbst zubereiteten Lebensmitteln zusammenstellen solltest, besteht ansonsten eigentlich keine Einschränkung, was die Art des Essens betrifft.

Was das Intervall- oder auch intermittierendes Fasten ausmacht, ist vielmehr die Frage, wann du isst. Die bekannteste Form ist sicherlich das 16:8-Fasten. Dabei verfügst du über ein frei wählbares Zeitfenster von 8 Stunden, indem du ganz normal isst. In den anschließenden 16 Stunden, nimmst du außer Wasser keine anderen Lebensmittel zu dir. Wann du die Nahrungs-freien 16 Stunden begehst, ist völlig gleich. Wichtig ist nur, dass diese Zeitspanne zusammenhängend sein muss.

Du kannst Intervallfasten also auch gerne mit deinem Arbeitsleben und deinen sonstigen Lebensgewohnheiten kombinieren. So fällt es dir leichter, die Nahrungsfreie Zeit zu überstehen.

Um auf Nummer sicher zu gehen und deinem Körper nicht zu schaden, ist es wichtig zu wissen, wer überhaupt gefahrlos eine Abnehm-Kur durchführen darf. Dieses wichtige Thema werden wir in dem nächsten Kapitel genau betrachten. Du wirst so nun schon langsam zu einem richtigen Abnehmprofi!

10: Darf eigentlich jeder abnehmen? – Für wen Abnehmen möglich und gesund ist

„*Eine Studie hat herausgefunden, dass Frauen, die leicht übergewichtig sind, eine höhere Lebenserwartung haben, als Männer, die das erwähnen!*"

So lustig das zunächst ist, es gibt tatsächlich kein anderes Themengebiet, das so mit Gefühlen besetzt ist wie Essen und Abnehmen. Kaum kommt das Gespräch in einer Runde darauf, geht es ganz schnell sehr hitzig zu.

Ein unübersichtlicher Wust an Informationen, die sich häufig auch noch widersprechen, Vorurteile und sich immer wieder ändernde Normen und Lehrmeinungen tragen auch nicht gerade dazu bei, dass wir uns bei diesen Themen wohler fühlen.

Die Massenmedien tun ihr Übriges, indem sie den Menschen einen Spiegel vorhalten. Doch sind die aktuellen Schönheitsideale für alle erreichbar? Nein. Doch mit Models à la Heidi Klum und Kate Moss sowie Mode in Size 0, in die sich noch nicht einmal jedes sich im Wachstum befindliche Kind hineinzwängen kann, sorgen dafür, dass die meisten von uns ein negatives Selbstbild von sich und vor allem ihrem Körper entwickeln.

Heute gibt es schon Kinder im Grundschulalter, die mit ihrem Gewicht und ihrem Körper allgemein hadern. Da sind spätere Ess-Störungen fast schon vorprogrammiert. Lebenslange Unzufriedenheit und Gefühle von Unzulänglichkeit jedoch auf alle Fälle.

Haben sich bei dir solche Gefühle eingenistet und drehen sich deine Gedanken im Wesentlichen nur noch um Essen und Dünn sein oder geht es einem Freund/einer Freundin von dir so, dann kannst du dich anonym und vertrauensvoll an folgende Telefonnummer wenden:

BZgA-Infotelefon zu Essstörungen
Tel.: 0221-89 20 31
Montag – Donnerstag: 10:00 – 22:00 Uhr
Freitag – Sonntag: 10:00 – 18:00 Uhr

<u>**Bitte denke daran:**</u> Essstörungen sind keine Bagatelle, sondern eine ernst zu nehmende Krankheit. Bist du betroffen, solltest du keine Diät machen, weil sich dadurch deine Situation nicht verbessern lässt.

Reduktionsdiäten, wie Abnehmdiäten auch heißen, solltest du auch nicht alleine durchführen, wenn du noch im Wachstum bist, denn der wachsende Körper braucht sehr viele hochwertige Nährstoffe, um sich gesund entwickeln zu können. Es besteht die Gefahr, dass du diesem Bedarf mit einer Diät nicht gerecht wirst. Das Gleiche gilt, wenn ein Leben in deinem Körper heranwächst. Schwangere und stillende Mütter sollten sich unbedingt mit ihrem behandelnden Arzt absprechen, bevor sie eine Ernährungsumstellung vornehmen.

Da einige Reduktionsdiäten erheblich in das Stoffwechselgeschehen des Körpers eingreifen können, solltest du, wenn du zum Beispiel an Diabetes, einer Nierenkrankheit oder Gicht leidest, zunächst mit deinem Arzt über dein Vorhaben sprechen. Er kann dir weiterhelfen, damit du während des Abnehmens keine akuten Krisen auslöst.

Ganz allgemein kann man jedoch sagen, dass es sinnvoll ist, vor einer Diät den Hausarzt aufzusuchen. Normalerweise kann er nicht nur hilfreiche Tipps geben, er untersucht dich auch und gibt dir, wenn du kerngesund bist, gerne grünes Licht für deine Diät.

Bevor du eine Diät beginnst, solltest du dir darüber im Klaren sein, dass du nur dann dauerhaft schlanker sein kannst, wenn du deine Lebens- und Essgewohnheiten veränderst, und zwar bestenfalls für den Rest deines Lebens. Denn deine bisherigen haben ja gerade dazu geführt, dass du heute zu viele Kilos mit dir herumschleppst.

Dass das nicht immer leicht ist, weiß jeder, doch du kannst es dir deutlich leichter machen als andere Menschen. Indem du nämlich deinen Thermomix dazu nutzt, dass er dich bei der Umstellung deiner Essgewohnheiten unterstützt. Mit seinen vielfältigen Möglichkeiten rund um die Zubereitung: deiner Speisen, macht Kochen nämlich Spaß. Es wird ganz einfach und geht schnell.

Vom Frühstück bis zum Abendessen ist der nützliche Küchenroboter für dich da, geht es ums Entsaften frischer Früchte, das schnelle Zubereiten von Porridge oder Smoothies oder willst du schnell Getreide für deinen Frischkornbrei schroten? Mit dem Thermomix alles kein Problem.

Versuche doch einfach mal dieses Porridge Rezept zum Frühstück:

FITNESS PORRIDGE MIT DINKELFLOCKEN

Zutaten:

- 1 Apfel
- 1 Banane
- 50g Dinkelflocken
- 200g Mandelmilch
- 2 TL Zimt
- 10g Rosinen
- 10g Walnüsse

Zubereitung:

1. Die Mandelmilch in den Thermomix geben und 7 Minuten lang auf der Stufe 1 und bei 100 °C aufkochen lassen.
2. Die Dinkelflocken dazugeben und 7 Minuten lang auf der Stufe 1 und bei 90°C weichkochen.
3. Nun den Apfel in Stücke schneiden und zusammen mit den Rosinen, den Nüssen und dem Zimt mit in den Thermomix geben.
4. Alles zusammen für weitere 3 Minuten auf der Stufe 1 und im Linkslauf bei 90°C leicht köcheln lassen.
5. Nach der Kochzeit das Porridge in eine Schüssel geben.
6. Die Bananen in Scheiben schneiden und auf dem Porridge verteilen.

Eckdaten

Portionen: 1, Punkte: 11, Zubereitung: 35 Minuten

Mit selbst gemachten frischen und wertvollen Zutaten schmecken deine Diätrezepte nicht nur besonders intensiv und lecker, sie verbessern auch deine Gesundheit und dein Aussehen. Denn schlank alleine genügt ja nicht, du willst doch auch durch deinen jugendlich-sportlichen Körper die schönsten Komplimente hören. Gibt es einen besseren Ansporn? Wohl kaum!

Denn Komplimente tun der Seele gut und motivieren. So fällt es dir leichter, dran zu bleiben und dich für die vor dir liegende Aufgabe zu begeistern. Ist doch tausendmal besser, als sich mit Schokolade, Keksen und Co. Seelentrost zu verschaffen, oder?

Komplimente helfen dir dabei, motiviert zu bleiben. Das ist wichtig, damit du dich jeden Tag an deinen Diätplan und deine Workouts halten kannst. Welche Motivationshilfen es gibt und wie du sie für deine schlanken Pläne wirkungsvoll einsetzen kannst, erfährst du in dem nächsten Kapitel. Bis dahin, schöne Grüße!

11: Was hat Abnehmen mit Motivation zu tun?

Alle Jahre wieder: Spätestens zum Jahresbeginn sind sie wieder da, die guten Vorsätze. Nach den vergangenen Wochen mit Gänsebraten, Weihnachtsgebäck und Konsorten bist du nun voll motiviert und weißt es ganz genau: Diesmal wird es klappen. Das Abo für das Fitness-Studio ist unterschrieben, die Funktionskleidung hängt im Schrank und die Laufschuhe stehen brav vor der Tür.

Dieses Szenario kennen Millionen Deutsche. Doch damit deine Motivation diesmal auch wirklich bis zu deiner Traumfigur führt, möchte ich dir heute die 6 ultimativen Motivationstipps mit auf den Weg geben! Hier die Checkliste, die dich richtig motiviert:

1. Realistische Ziele setzen
Viele Fotos von Models, die du siehst, stammen entweder von jungen Frauen, deren Body Mass Index schon als krankhaft bezeichnet werden kann, oder sie wurden stundenlang am Computer nachbearbeitet.

Wenn alle Menschen in deiner Familie eine breite Hüfte haben, du mehreren Kindern das Leben geschenkt hast und außerdem nur 1,63 m misst, wirst du auch mit der extremsten Diät nicht den Körper von Kate Moss erhungern können. Das wäre ein unrealistisches Ziel.

Was du jedoch sehr wohl kannst, ist, pro Monat 2 Kilos abzunehmen. Diesen Wert sieht auch Professor Ingo Froböse, der Leiter des Zentrums für Gesundheit an der Deutschen Sporthochschule in Köln, für realistisch an. Doch verzage nicht, wenn auch einmal der ein oder andere Monat dabei ist, an dem du das nicht geschafft hast. Immerhin ist dein Körper ein hochkomplizierter lebender Organismus und keine Maschine.

2. Stärke dein Ich
Glaube an dich und an deinen Traum. Sage dir Sätze wie: *„Ich will das erreichen und ich werde das erreichen!"*. Damit stärkst du dein Ego enorm und gibst dir einen Power-Schub, wenn deine Stimmung einmal im Keller sein sollte.

3. Übe dich in positivem Denken
Dabei geht es nicht darum, leeren Träumen hinterherzuhängen. Doch freue dich über jeden kleinen Fortschritt. Feiere ihn und fühle den Stolz in dir.

Hast du dich an einem Tag nicht an den vorgegebenen Plan gehalten, dann mach dir keine Vorwürfe. Genieße lieber, was du genascht hast, und hake das Thema dann ab. Danach kannst du dich wieder auf dein Ziel konzentrieren und nach vorne schauen.

4. Hab Spaß an deiner „Operation Traumkörper"
Sicher, ein Ziel zu erreichen, kann auch mal schwer werden, auch wenn dieses Ziel heißt „dich leichter fühlen". Damit du Erfolg haben kannst, musst du Geduld und Freude an dem haben, was du tust. Lass deiner Seele und deinem Körper Zeit, sich an die neue Situation zu gewöhnen. Abnehmen ist kein Leistungssport.

5. Iss lieber seltener als weniger

Die neuesten Erkenntnisse auf dem Gebiet des Abnehmens deuten darauf hin, dass es sinnvoller ist, zwischen den Mahlzeiten mindestens 4 Stunden verstreichen zu lassen. Ab dieser Zeitspanne beginnt der Körper mit der Fettverbrennung.

Sollte dich der kleine Hunger zwischendurch kalt erwischen, versuche ihn, mit ein oder zwei großen Gläsern kaltes Wasser wieder zu beruhigen. Auch ein Tee oder Kaffee kann dich über die Zeit retten, dazu vertreiben sie auch noch die geschmackliche Langeweile.

6. Mach, was zu dir passt

Ernährungskonzepte gibt es zuhauf. Wähle für dich genau das, was in dein Leben und zu deinen Vorlieben passt. Auch wenn du auf Bewegung und Sport setzen möchtest, ist es wichtig, das zu tun, was dir Spaß macht. Nur so schaffst du es auf Dauer durchzuhalten.

7. Nutze Motivationskarten

Bereite dir gleich deine Motivationskarten vor und hänge sie dir so auf, dass du sie gut im Blick hast. In deiner Handtasche kannst du auch deine Lieblings-Motivationskarte verwahren, so kannst du sie immer dann zur Hand nehmen, wenn du ein paar gute Worte brauchen kannst. Einige Sprüche findest du am Ende dieses Kapitels.

Du greifst im Supermarkt oft zu Light-Produkten in der Hoffnung deiner Figur etwas Gutes zu tun? Dass diese Taktik nicht aufgeht, erfährst du in dem nächsten Kapitel.

MOTIVATIONSKARTEN ERSTELLEN

Schreibe dir deinen Lieblingsspruch auf ein Blatt Papier und bewahre das Papier so auf, dass du es immer dann zur Hand nehmen kannst, wenn du ein paar gute Worte brauchen kannst.

„Dein Erfolg beginnt in dem Moment, in dem du startest."

„Chancen sind wie Sonnenaufgänge: Wer zu lang wartet, verpasst sie."

„Wer etwas will, findet Wege. Wer etwas nicht will, findet Ausreden."

„Der eine Tag, der alles in deinem Leben verändern kann, beginnt jeden Morgen neu."

„Das Leben ist wie Fahrradfahren: Um die Balance zu halten, musst du in Bewegung bleiben."

„Was auch immer dein Problem ist, du wirst die Lösung nicht in deinem Kühlschrank finden."

„Es wird nicht leichter. Du wirst besser."

„Wenn du an etwas zweifeln möchtest, dann an deinen Grenzen!"

„Gewinner tun, was Verlierer nicht tun wollten."

„Es ist egal, wie langsam du vorankommst. Du überrundest noch immer jeden auf dem Sofa."

12: Machen Zero-Produkte fett?

Wie du den Dickmachern mit dem Thermomix ein Schnäppchen schlägst

Schon im ausgehenden 19. Jahrhundert wurde mit dem Saccharin der erste künstliche Süßstoff entwickelt. Da damals Zucker noch als Luxusartikel galt, den sich nur besser Gestellte leisten konnten, galt Saccharin schon bald als Zuckerersatz für Arme.

Warum man irgendwann auf die Idee kam, diese Süßmittel als Zusatzstoffe für Fertiglebensmittel und Limonaden zu verwenden, liegt daran, dass diese Stoffe teilweise nicht vom Körper verstoffwechselt werden können und somit aus der Kalorienbilanz fallen. Auch die extreme Süßkraft dieser Stoffe machte sie schnell für die Industrie attraktiv. Sehr wenige, der verhältnismäßig billig herzustellenden Stoffe, genügen schon, um die Süßkraft von Zucker zu ersetzen.

Mit den einsetzenden Abnehmwellen, nach dem Ende der Wirtschaftswunderzeit, begannen findige Werbeagenten damit, die mit künstlichen Süßungsmitteln versetzten Produkte als teure Diät- und Light-Produkte zu verkaufen.

Ein absoluter Geniestreich: ein Produkt, das billiger herzustellen ist als das Original und sehr viel intensiver süßt, so dass teilweise ein Tausendstel der Zuckermenge schon genügt, um einen deutlich süßeren Geschmack zu erzeugen, als er mit Zucker erreicht werden würde.

Kein Wunder, dass schon bald damit begonnen wurde, die Produktpalette kräftig auszubauen und auch dort Süßungsmittel einzusetzen, wo sie kaum ein Mensch vermuten würde. Die wenigsten Verbraucher machen sich eine Vorstellung davon, wo und wie viel der künstlich hergestellten und zulassungspflichtigen Stoffe in ihren Lebensmitteln wie Wurst-, Käse und Backwaren, Süßspeisen und Getränken enthalten sind.

Welch ein Glück für die Hersteller von Fertignahrung, dass schon in den 70er Jahren des vergangenen Jahrhunderts in den USA eine weitere Ernährungslawine losgetreten wurde: die Low Fat Bewegung. Kaum in aller Munde, begann man auch schon in den Labors damit, Fettersatzstoffe und Fettaustauschstoffe zu entwickeln, damit die armen, fettverwöhnten Menschen weiterhin den geliebten Eindruck erleben durften, sie würden große Menge Fette zu sich nehmen.

Eiscreme, Backwaren, Riegel und selbst Käsepizzas kann man in den USA heute mit Fettersatzstoffen kaufen, in Europa sind diese übrigens verboten. Bei uns kann die Industrie allerdings in ihren Light-Produkten Fettaustauschstoffe verwenden. Diese sind keine künstlichen Fette, sondern aus Kohlenhydraten oder Eiweißen hergestellte Ersatzstoffe. Sie findet man in Eiscreme, Mayonnaisen und anderen Saucen und Süßspeisen.

Doch ist dir an dieser Aufstellung etwas aufgefallen? Seit der Einführung dieser Stoffe, steigt der Anteil an übergewichtigen Menschen in der Bevölkerung immer mehr. In den USA, dem Land, in dem die Light- und später die Zero-Welle besonders lange und hoch schwappten, sind inzwischen 27,7 % der Bevölkerung mit einem BMI von über 30 fettleibig. Dazu muss man noch weitere 35% der Bewohner zählen, die als übergewichtig gelten, da sie einen BMI von 25-30 vorweisen können. Das bedeutet, dass dort mit mehr als 60% die Mehrheit der Menschen zu viel wiegt. Dick ist dort das neue Normale.

Das kann kein Zufall sein. Das dachten sich auch die Forscher um Richard Hoden vom Massachusetts General Hospital in den USA. In dem Fachjournal „Applied Physiologe, Nutrition and Metabolismus" haben sie 2017 ihre Forschungsergebnisse zu dem Thema bekanntgegeben. An Mäusen konnten die Wissenschaftler nachweisen, dass der Süßstoff Aspartam, einer der weltweit am häufigsten verwendeten Süßstoffe, ein Enzym im Magen blockiert, das sich „Intestinale Alkalische Phosphatase" (IAP) nennt. Dieses Enzym wird im Dünndarm gebildet.

Es war schon länger bekannt, dass IAP erfolgreich Fettleibigkeit, Diabetes und das Metabolische Syndrom verhindern kann. Es ist also wichtig, damit wir schlank und gesund bleiben können!

Das Aspartam zerstört das IAP zwar nicht direkt. Es zersetzt sich aber im Magen, wodurch Phenylalanin entsteht. Dieses schaltet dann allerdings das wichtige IAP aus.

Doch was heißt das für dich?

Am besten verzichtest du auf alle Light- und Zero-Produkte! Stelle dir stattdessen lieber im Thermomix schnell und einfach leckere Säfte, Smoothies, Müslis und andere Mahlzeiten her. Denn hier kannst du selbst bestimmen, was in dein Essen kommt.

Denn eins ist sicher: **Geschmack braucht keine künstlichen Stoffe!**

Einige Beispiele für natürliche Geschmacks-explosionen:

BANANEN-SPINAT SMOOTHIE

Zutaten:

- 2 Bananen
- 1 Handvoll Spinat
- 100g Buttermilch

Zubereitung:

1. Die Bananen schälen und in groben Stücken für 8 Sekunden auf der Stufe 5 in den Thermomix geben.
2. Nun den Spinat und die Buttermilch hinzugeben und alles 1 Minute lang auf der Stufe 10 pürieren.

Eckdaten

Portionen: 1, Punkte: 1, Zubereitung: 5 Minuten

HAFERFLOCKEN-BANANEN SHAKE

Zutaten:

- 2 Bananen
- 50g Haferflocken

- 350ml Milch, fettarm
- 1 TL Zimt

Zubereitung:

1. Schäle zunächst die Bananen und gib diese, in groben Stücken, in den Thermomix.
2. Gib nun die restlichen Zutaten hinzu und mix alles 6 Sekunden lang auf der Stufe 4 zu einem Shake.

Eckdaten

Portionen: 1, Punkte: 12, Zubereitung: 5 Minuten

Wenn du einmal eine Mayonnaise im Thermomix herstellen möchtest, bei der du komplett auf Öl verzichten kannst, dann versuche es mit folgendem Rezept:

Natürliche Mayonnaise

Zerkleinere zunächst ein hart gekochtes Ei auf Stufe 8. Ist dies erledigt, gibst du 250 g Magerquark dazu. Lasse weiter rühren und gib durch die Öffnung des Deckels die Würze zu. Das sind 2 EL Dijon Senf, eine gute Prise Salz, eine Prise Pfeffer, nach Belieben etwas Curry (vor allem, wenn du die Sauce später zu einer Rosa Sauce weiterverarbeiten möchtest, schmeckt das sehr lecker), sowie einige Spritzer Zitronensaft. Lass das Ganze auf Stufe 6 weiter rühren, bis es die gewünschte Konsistenz hat, und schmecke noch einmal alles ab. Guten Appetit.

Damit du einen Vergleich hast: Eine handelsübliche Mayonnaise enthält pro 100 g etwa 75 g reines Fett. Mit den Zutaten aus dem Rezept erhältst du etwas mehr als 300 g Mayonnaise, die auf die Menge nur etwa 30 g Fett enthält. Diesen stehen bei der gleichen Menge „normaler" Mayo immerhin 225 g Fett gegenüber. Wenn das kein Grund ist, deinen Thermomix in Gang zu setzen!

Wenn du immer auf dem Sprung bist und dir deshalb bisher kaum Zeit zum Kochen genommen hast, wird dich das nächste Kapitel interessieren. Denn dort erfährst du, warum gerade die schnellen und bequemen Fertiggerichte deine Figur ruinieren.

13: Warum Du auf Fertigprodukte verzichten solltest und es mit dem Thermomix auch kannst

Convenience heißt das Schlagwort, mit dem sich wunderbar Geschäfte machen lassen. Convenience kommt aus dem Englischen und heißt so viel wie Bequemlichkeit – und der Name ist hier Programm. Bequem soll es sein. Das Einkaufen, das Zubereiten, das Essen. Dass es dann dafür deutlich mehr kostet, nun gut, das nimmt man eben in Kauf. So konnten Pizza, Mikrowellenmenü, Burger, Currywurst, Riegel und Co. ihren Siegeszug über den Planeten antreten.

Doch leider ist das meiste, was sehr bequem ist, nicht gerade gesund, und genauso verhält es sich auch mit den schnellen Happen für zwischendurch. Denn die meisten Fertigprodukte haben es ganz schön in sich. Zucker zum Beispiel, Salz, Konservierungsstoffe, künstliche Geschmacksverstärker, tierische Fette und noch viele andere Feinde einer guten Figur und unserer Gesundheit. Sie sind für viele Menschen dadurch ein erster Schritt in ein Leben mit schlechten Ernährungsgewohnheiten.

Denn Vitamine, Ballaststoffe und wertvolle Vitalstoffe? Fehlanzeige! Die suchst du in Fertigprodukten vergeblich. Doch um deine Verdauung und deinen Stoffwechsel in Schwung zu halten und deinen Körper sinnvoll zu ernähren, brauchst du gerade all das, was dir frische, traditionelle Lebensmittel bieten können, Fertigprodukte allerdings nicht. Dafür trumpfen sie auf mit einer hohen Energiedichte, sprich vielen Kalorien, und der Versuchung, sie eben schnell im Vorbeigehen in sich hineinzuschlingen. Doch lange vorhalten tun solche Gerichte nicht, das können sie auch gar nicht bei ihren Inhaltsstoffen - der Heißhunger ist praktisch vorprogrammiert.

Damit schließt sich der Teufelskreis und du zahlst für deine Bequemlichkeit mit sehr teurer Münze. Einmal im übertragenen Sinne, weil deine Figur und deine Gesundheit mit großer Wahrscheinlichkeit in kürzester Zeit darunter leiden werden, aber auch wortwörtlich, denn selber kochen ist in jedem Falle günstiger.

Als Dickmacher ist auch der in vielen Fertigprodukten enthaltene Geschmacksverstärker Glutamat verschrien. Denn dieses Salz und auch andere Zusatzstoffe und Aromen werden Fertiggerichten häufig zugesetzt, um den Geschmack und die Qualität der Produkte auf einem Niveau zu halten. So sind diese Stoffe in Tütensuppen, Brühwürfeln, Knabberzeugs und vielen anderen Produkten enthalten. Glutamat regt unseren Appetit an und verleitet uns dazu, viel mehr zu essen, als wir eigentlich möchten. Oder fällt es dir leicht, eine Tüte Chips nach wenigen Happen wieder wegzulegen?

Doch was passiert noch durch intensive Aromen und Geschmacksverstärker? Unser Geschmackssinn verändert sich und wir verlieren das Gefühl für Geschmacksnuancen. Echter, frisch gepresster Orangensaft scheint plötzlich zu sauer oder irgendwie „nicht richtig" zu schmecken, so dass die lieben Kleinen lieber zu dem stark gesüßten Nektar aus dem Supermarkt greifen.

Doch echte, gute Ernährung kann man lernen und Gerichte selbst zuzubereiten macht sogar noch Spaß. Dazu kommt, dass du mit deinem Thermomix auch auf Vorrat zubereiten kannst, so dass du immer deine eigene „gekörnte Gemüsebrühe", den Tomatenketchup, die Mayonnaise oder sonstige Leckereien im Haus haben kannst.

Probiere es doch selbst einmal aus! Schneller und müheloser als mit dem Thermomix geht es nicht. Du kannst in dem Küchenhelfer mit ein paar Handgriffen die herrlichsten Saucen, Eiscremes, Dressings, Suppen, Salate, Backwaren und Aufstriche zaubern und nur du bestimmst, was da hineinkommt. Du kannst dabei hochwertige Fette, langkettige und damit wertvolle Kohlenhydrate und beste Eiweiße verwenden – du bestimmst.

Hier einige Beispiele:

NATÜRLICHES BANANENEIS

Zutaten:

- 2 Bananen, gefroren
- 50ml Mandelmilch
- Toppings, nach Wahl

Zubereitung:

1. Gib zunächst die Bananen, welche du zuvor in Stücke geschnitten und eingefroren hast, in den Thermomix.
2. Gib nun die Mandelmilch hinzu und mix alles 10 Sekunden lang auf der Stufe 10, um die Bananen zu pürieren.
3. Gib das cremige, aber dennoch feste, Bananeneis in ein Schälchen und gib nach Bedarf Nüsse, Rosinen, Trockenobst, etc. oben drüber.

Eckdaten

Portionen: 1, Punkte: 1, Zubereitung: 5 Minuten

AVOCADO-DATTEL DIPP

Zutaten:

- 2 Datteln, ohne Kern
- 1 Avocado
- ½ Sharon
- 1 TL Curry
- ½ TL Kräutersalz

Zubereitung:

1. Gib die Datteln 8 Sekunden lang auf der Stufe 8 in den Thermomix.
2. Nun gibst du die restlichen Zutaten mit hinzu und mixt alles 10 Sekunden lang auf der Stufe 5.

Eckdaten

Portionen: 1, Punkte: 14, Zubereitung: 5 Minuten

ERDBEER-MINZE SHAKE

Zutaten:

- 150g gefrorene Erdbeeren
- 600ml Milch, fettarm
- 12 Blätter frische Minze

Zubereitung:

1. Gib die gefrorenen Erdbeeren in den Thermomix und pürier sie 30 Sekunden lang auf der Stufe 10.
2. Anschließend schiebst du die Erdbeermasse mit dem Spatel nach unten und gibst die restlichen Zutaten hinzu.
3. Mix nun alles nochmal 20 Sekunden lang auf der Stufe 10.

Eckdaten

Portionen: 2, Punkte: 12, Zubereitung: 5 Minuten

Die 12 Funktionen des Thermomix sorgen dafür, dass alle frischen Zutaten Figur-freundlich verarbeitet werden. Dazu kann er wiegen, schlagen, rühren, vermischen, emulgieren, kneten, zerkleinern, mahlen/schroten, kontrolliert erhitzen, dampfgaren und kochen. Ein wahres Allround-Talent also, das dir vom ersten Tag an Freude macht, selbst wenn du bisher noch gar nicht kochen konntest!

Und es gibt wirklich ganz schnelle Gerichte, die auf alle Fälle schneller als jeder Lieferservice sind. Meist brauchen sie auch kaum länger als ein Fertigprodukt aus dem Supermarkt. Du hast aber die Genugtuung, dein eigenes Essen selbst zubereitet zu haben und zu wissen, dass alle Zutaten figurfreundlich, gesund und frisch sind.

Der Thermomix macht es dir einfach, genau den Ernährungsstil umzusetzen, für den du dich entschieden hast. Eine riesengroße Auswahl an Rezepten, die speziell auf den Thermomix zugeschnitten ist, macht es möglich. Ganz gleich, ob kalorienreduziert, Low Fat, Low Carb, Vegetarisch, Vegan, Leicht und Lecker, Monodiät oder sonst eine andere Ernährungsform. Mit dem Multitalent aus deiner Küche ist dass alles fix und leicht umgesetzt. Auch wenn du bisher kein Held in der Küche warst.

Abnehmen besteht jedoch nicht nur aus essen und schlemmen. Sorge zusätzlich dafür, dass du dich ausreichend und vor allem richtig bewegst. Warum Abnehmen und Sport zusammen gehören wie Tag und Nacht, erfährst du in meinem nächsten Kapitel.

14: Abnehmen und Sport - ein gutes Team

Crashdiäten bringen in ganz kurzer Zeit einen verhältnismäßig großen Gewichtsverlust. Doch ist es auch die Zeit, die der Knackpunkt dieser Diäten à la Monodiät und Konsorten ist. Denn sie reduzieren die Nahrungsaufnahme derart, dass du sie nur höchstens für 14 Tage durchführen kannst, da du sonst Gefahr läufst, deinen Körper zu schädigen.

Hast du ein großes Ziel, willst du also viele Kilos verlieren und vor allem: **willst du das erreichte Gewicht auf Dauer halten**, dann sind deine Aussichten am besten, wenn du regelmäßig Sport treibst und gleichzeitig kalorienreduziert isst.

Das dauert dann zwar länger als eine Blitzdiät, ist aber deutlich gesünder und die Gefahr, dass ein Jojo-Effekt eintritt, ist erheblich geringer.

Wissenschaftler haben herausgefunden, dass ein Kilogramm Körperfett einem Energiegehalt von 7000 kcal entspricht. Schaffst du es, einen Monat lang täglich auf 200 kcal beim Essen zu verzichten, und treibst zusätzlich dreimal die Woche so viel Sport, dass du weitere 300 kcal verbrennst, dann kannst du, rein rechnerisch, in diesem. Monat 1,4 kg Körpergewicht verlieren. Rechnest du dies auf ein Jahr hoch, kommst du auf mögliche 16,8 kg Gewichtsverlust. Das ist doch eine ganze Menge, oder? Und das bei lediglich 200 kcal täglich, das in etwa einem Schokoriegel entspricht.

Doch was gibt es beim Sport zu beachten? In erster Linie, dass du ihn regelmäßig und dauerhaft betreibst. Dazu musst du Spaß am Sport haben. Es bringt dir nämlich nichts, wenn du jedes Mal einen regelrechten Kampf mit deinem inneren Schweinehund ausfechten musst, bevor du zum Sport gehst. Da ist es besser, du wählst dir den Sport nach deinen Neigungen aus. Sicher, Joggen und laufbetonte Sportarten wie Squash lassen dich schnell schwitzen und die Pfunde purzeln, aber wenn du am Laufen keinen Spaß hast, dann sind diese Sportarten nicht das Richtige für dich.

Vielleicht hast du stattdessen Spaß am Tanzen? Heißer Rockabilliy, Samba, Chacha, Zumba und viele andere rhythmische Sportarten bringen deinen Stoffwechsel auch schnell in Schwung. Salsa kann mit etwa 150 kcal pro 1/2 Stunde aufwarten, während es Zumba schon auf rund 200 kcal schafft.

Vielleicht möchtest du auch mit Judo eine „sanfte" Kampfkunst erlernen, die bei ihrem Kalorienverbrauch allzu sanft nicht sein kann. Denn genau wie Karate und andere Kampfkünste schlägt Judo mit beachtlichen 390 kcal in der halben Stunde zu Buche. Dies verwundert nicht, wenn man den Athleten bei ihrem Ganzkörper-Sport zuschaut.

Das Schöne am Sport ist, dass nicht nur im Training selbst, sondern dank des so genannten „Nachbrenn-Effekts" auch noch mehrere Stunden nach dem Training der Körper deutlich mehr Energie verbraucht als an sportfreien Tagen. Da formt der Körper neue Zellen, repariert alte und verletzte und hält den Stoffwechsel in den Zellen hoch.

Damit der Verbrenn-Effekt möglichst groß ist und vor allem lange genug anhält, lässt du dich bei der Intensität am besten von deiner Atmung leiten. Wenn du dich beim Sport nicht mehr unterhalten kannst, weil dir die Luft dazu fehlt, wirst du das Tempo nicht über den gewünschten Zeitraum durchhalten können. Dementsprechend solltest du die Intensität besser etwas drosseln.

Im Anschluss an deine Sporteinheit solltest du deinem Körper eine Mahlzeit gönnen, die Protein-lastig ist.

Dazu benötigst du 170 g Magerquark, eine Banane, 400 ml Milch, einen Esslöffel Honig sowie 3 Esslöffel geraspelte Mandeln. Gib zunächst die Mandeln in den Mixtopf und stelle sie für 10

Sekunden auf die Stufe zehn, so werden sie schnell und gleichmäßig zerkleinert. Danach einfach den Magerquark in den Topf füllen. Hier hilft dir die Wiegefunktion. Die Milch, die Banane und den Honig hinterher und alles erneut für 10 Sekunden auf Stufe 10 mixen.

Dieser Shake enthält stolze 23 g Eiweiß, was deinem Körper nicht nur beim Abbau von Fett hilft, sondern ihm vor allem hochwertige Aminosäuren bietet, die dieser zum Aufbau von Muskeln benötigt. Lass es dir schmecken!

Wenn Sport so viele Kalorien verbrennt, müsste es doch ausreichen, wenn man isst wie bisher und dabei einfach jeden Tag Sport macht. Stimmt das? Erfahre es in meinem nächsten Kapitel.

Checkliste der besten Sportarten zum Abnehmen:

Bitte beachte, dass dir die Werte in der Tabelle nur als Richtlinie dienen können. Denn die genaue Kalorienzahl, die du mit der Sportart verbrennen kannst, hängt auch von deinem Alter, deiner Kondition, deiner Muskelmasse und deinem Geschlecht ab.

In 30 intensiven Minuten dieser Sportart:	bei 60 kg Körper-gewicht	bei 80 kg Körper-gewicht
Basketball/Handball/Fußball	400 kcal	460 kcal
Seilspringen	400 kcal	460 kcal
Judo/Karate	390 kcal	455 kcal
Squash/Paddel	382 kcal	509 kcal
Joggen	304 kcal	405 kcal
Schwimmen	292 kcal	389 kcal
Ski-Langlauf	257 kcal	343 kcal
Rad fahren	250 kcal	321 kcal
Fußball	238 kcal	317 kcal
Inline-Skaten	216 kcal	288 kcal
Rudern	198 kcal	264 kcal
Tennis	196 kcal	262 kcal
Zumba	189 kcal	252 kcal
Nordic Walking	182 kcal	242 kcal
Ski Alpin	176 kcal	235 kcal
Badminton	175 kcal	233 kcal
Krafttraining / Fitnessstudio	167 kcal	222 kcal
Wandern	166 kcal	221 kcal
Golf	153 kcal	204 kcal
Tischtennis	112 kcal	149 kcal
Bowling	85 kcal	113 kcal
Yoga	74 kcal	98 kcal
Pilates	72 kcal	96 kcal

15: Sport statt Diät – kann das klappen?

Du bewegst dich gerne, hast aber keine Lust und keine Zeit, deine Essgewohnheiten zu verändern? **Kannst du durch Sport alleine auch abnehmen?** Die Vermutung liegt nahe, dass es genügen sollte, einfach den Leistungsumsatz zu erhöhen, also mehr Kalorien zu verbrennen, um dann fleißig abnehmen zu können.

Überraschenderweise haben amerikanische Wissenschaftler jüngst eine Studie durchgeführt, die zu anderen Ergebnissen gekommen ist. Forscher der Arizona University in Phoenix untersuchten an 81 freiwilligen übergewichtigen Frauen, ob diese allein durch drei wöchentliche Trainingseinheiten zu 30 Minuten auf dem Laufband abnehmen würden.

Die Wissenschaftler erhoben zu Beginn der Studie alle wesentlichen Werte der Damen und erklärten ihnen, die Studie bezöge sich nur auf ihre Ausdauer. Sie bräuchten ihre Essgewohnheiten also nicht zu verändern. Jeweils nach einem Monat ermittelten sie die körperlichen Werte wie Gewicht, BMI-Wert, Maße, Körperfett- und Muskelmasseanteil. Nach 3 Monaten kamen sie zu überraschenden Ergebnissen.

Bei einem Teil der Probandinnen hatte sich nicht nur die körperliche Leistungsfähigkeit deutlich verbessert, sie hatten auch bis zu 11,8 kg an Körpergewicht verloren. Doch leider waren diese Frauen ganz klar deutlich in der Minderheit. Denn die meisten getesteten Frauen nahmen deutlich zu, bis zu 5 kg! Erstaunlicherweise nahmen sie dieses Gewicht auch nicht als Muskelmasse zu, sondern tatsächlich als Fettmasse.

Es war ganz klar zu erkennen, dass jede der Frauen sehr individuell auf das Training reagierte. Dabei waren auch keine Regelmäßigkeiten zu erkennen, was einen gemeinsamen Ausgangswert betroffen hätte. Man konnte also auch nicht sagen, dass Frauen mit mehr oder weniger körperlicher Ausgangsfitness oder Übergewicht sich gleich verhalten hätten. Deshalb nahmen die Forscher an, dass die Frauen, die zugenommen hatten, sich außerhalb des Studios weniger bewegt und sich auch mehr Essen „gegönnt" hatten. Frei nach dem Motto: „Jetzt, da ich Sport mache, kann ich kräftiger zulangen!"

Deshalb empfehlen die Wissenschaftler Sportanfängern, die abnehmen möchten, sich spätestens nach den ersten vier Wochen auf die Waage zu stellen. So kannst du erkennen, wie du selbst auf den Sport reagierst. Hast du bis dahin noch nicht abgenommen oder gar zugenommen, solltest du jetzt mit einer Ernährungsumstellung beginnen. Dann ist es auch sinnvoll, dir Gedanken darüber zu machen, was aus deinen sonstigen Bewegungseinheiten außerhalb des Trainings geworden ist.

Auch hierbei kann dir wieder ein Abnehm-Tagebuch helfen. Am besten beginnst du schon etwa zwei Wochen vor deinem Trainingsstart damit, alles dorthin einzutragen, was im Bezug zu deinem Körpergewicht steht:

- Dein Ausgangsgewicht
- Deine Körpermaße (Brust, Taille, Hüfte/Po. Oberschenkel)
- Deinen Körperfettanteil
- Deine Ziele
- Den Zeitraum, über den du diese Ziele erreichen möchtest
- Eventuell zwei oder mehrere Fotos von dir, die den Vorher-Nachher Effekt belegen

- Für jeden Tag eine Aufstellung, was du genau gegessen und getrunken hast
- Wenn deine Emotionen bestimmen, wie und vor allem wie viel du isst, solltest du auch über den Tag notieren, wie du dich wann gefühlt hast. Vor allem, wenn große Emotionen deine Mahlzeiten mitbestimmt haben.
- Auch dein Bewegungspensum solltest du in deinem Abnehmtagebuch festhalten. Treppen zur Arbeit hochgestiegen/Fahrstuhl genommen, mit dem Rad zum Einkaufen gefahren, Spaziergang mit dem Hund, etc.
- Wenn du eine Kalorien-reduzierte Diät machen möchtest, kannst du auch die zu dir genommenen Kalorien und deinen Leistungsumsatz notieren.
- Wasser-/Trinkmenge
- Dazu Aufsteh- und Schlafenszeit

Wichtig ist, dass du die ersten vierzehn Tage noch überhaupt nichts an deinen Gewohnheiten und deinem Essverhalten änderst. Auch Ehrlichkeit ist unbedingte Voraussetzung, dass das Ganze klappt. Nur so, hast du eine realistische Übersicht, was sich seit deinem Sportprogramm verändert hat.

HIIT-Workout

Eine besonders effektive Trainingsmethode, mit der du mit sehr wenig Zeitaufwand viel für Fitness und schlanke Linie tun kannst, ist das so genannte HIIT-Workout (High Intensity Intervall Training). Es besteht aus eigentlich einfachen Übungen, die du überall ausführen kannst. Du brauchst dazu weder Geräte noch ein Studio. Dabei reihen sich hochintensive Belastungsphasen aneinander, die von kurzen Erholungsphasen unterbrochen sind. So regst du deinen Stoffwechsel sehr intensiv an und dein Körper verbrennt noch Energie, auch wenn das kurze Training schon lange vorbei ist. Einige Übungen habe ich am Ende dieses Kapitels aufgelistet.

Um die Fettverbrennung nach dem Training und vor allem über Nacht zu optimieren, solltest du **nach dem Training eine proteinreiche Mahlzeit** zu dir nehmen. Das kann zum Beispiel so aussehen:

Fischsouvlé zum fit werden

Dazu benötigst du 500 g Kabeljau, 150 g Magerquark, 3 Eiklar und 2 Eigelb, 1 Esslöffel Naturjoghurt, Salz und Pfeffer zum Abschmecken. Zunächst kannst du deinen Backofen auf 200 °C vorheizen (Keine Umluftfunktion nutzen, da es durch den Windzug zusammenfallen würde). Setze in deinen Mixtopf den Schmetterlingsrührer ein. Nun die Eiklar in den Mixtopf geben und auf Stufe 4 für 2 Minuten steif schlagen. Gib den Eischnee in eine separate Schüssel. Nun den Fisch, die Eigelb, den Quark, den Joghurt und die Gewürze in den Mixtopf füllen. Vermische die Zutaten für 15 Sekunden auf Stufe 4. Fülle nun die Fischmasse in eine Auflaufform und hebe vorsichtig den Eischnee unter. Anschließend alles ca. 35-40 Minuten goldbraun backen. Dazu passt ein frischer Salat. Wenn du keinen Backofen hast, kannst du die Masse auch nach und nach in der Pfanne bei geschlossenem Deckel, wie ein Omelett, ausbraten. Achte darauf, nur geringe Mengen Öl hierfür zu verwenden.

Sport kann also helfen, um deine Figur schöner und auch schlanker zu machen. Doch leider tappen viel zu viele Menschen immer wieder in die Sportfalle. Damit dir das nicht passiert, zeige ich dir im nächsten Kapitel die größten Irrtümer zum Abnehmen mit Sport auf. Reinschauen lohnt sich also wieder!

DEIN 7 MINUTEN HIIT WORKOUT

Mache jede Übung 30 Sekunden lang mit einer sehr hohen Intensität. Danach ruhst du dich 10 Sekunden lang aus. Das komplette Programm wiederholst du insgesamt dann 3 Mal.

1. **Übung: Hampelmänner** (den kennst du sicher noch aus deiner Schulzeit, Beine öffnen und Arme hoch, springe und schließe dabei die Beine und nimm die Arme gleichzeitig herunter)

2. **Übung: Wandsitz** (beim Wandsitz lehnst du dich mit geradem Rücken gegen eine Wand und gehst so lange nach unten, bis deine Oberschenkel waagerecht stehen. Halte diese Position über die 30 Sekunden) in die Liegeposition, mit dem Gesicht nach unten. Nun stützt du dich mit den Händen oder Fäusten direkt neben dem Körper in Höhe deiner Ellenbogen auf dem Boden ab und drückst deinen geraden Körper nach oben, bis die Arme gestreckt sind. Anschließend beugst du die Arme wieder, bis der Körper, immer noch waagerecht, wenige Zentimeter über dem Boden ist, Ohne dich abzulegen, drückst du dich immer wieder nach oben)

3. **Übung: Crunches (**Eine Abwandlung der klassischen Sit-Ups, die stärker den Bauchmuskel trainiert. Dazu legst du dich auf den Rücken, nimmst die Hände neben den Kopf und nimmst deinen Kopf so hoch, bis du mit deinem Körper eine C-Kurve erkennen kannst. Halte einen Augenblick die Position, bevor du wieder in die Ausgangssituation zurückgehst. Ohne ganz abzulegen, beginnst du gleich wieder mit dem Crunch.)

4. **Übung: Chair Step-Ups** (Für diese Übung benötigst du ein Podest oder einen Stuhl. Stelle dich vor diesen und nehme die Hände in die Hüfte. Drücke dich nun mit dem Bein in die Höhe, das auf der Sitzfläche aufsteht. Bringe dich in die komplette Standposition auf dem Stuhl, bevor du wieder eines nach dem anderen, die Beine hinunter bringst. Stehst du mit dem rechten Bein auf dem Stuhl, geht auch dieses zuerst wieder herunter. Der nächste Stepup beginnt dann mit dem anderen Bein.)

5. **Übung: Squats** (Auch diese Übung ist für die Beine gedacht. Dazu stellst du dich schulterbreit hin. Senke den Körper ab, indem du die Knie beugst. Achte darauf, dass dein Körper nach hinten geht und nicht die Knie nach vorne.)

6. **Übung: Triceps Dips** (Da der Stuhl schon einmal da ist, wird er auch für diese Übung verwendet. Stütze dich mit beiden Händen ganz vorne an der Sitzfläche ab, dabei sind deine Hände hinter dem Körper. Du schiebst deinen Körper zunächst so nach vorne, dass er den Stuhl nur noch mit den Händen berührt. Beuge nun deine Ellenbogen, indem du den Körper nach unten bringst und drücke dich danach wieder nach oben.)

7. **Übung: Planks** (gehe in die Bauchlage und setze deine Unterarme direkt neben deinem Körper auf den Boden ab, so dass die Ellenbogen genau unter den Schultern stehen. Schiebe deinen Körper nach oben, so dass er ganz gerade in der Luft steht. Halte die Position die 30 Sekunden in dieser Position.)

8. **Übung: High Knees** (bei dieser Übung läufst du auf der Stelle und bringst dabei die Knie schön in die Höhe)

9. **Übung: Lunges** (Gehe zunächst in einen Ausfallschritt, achte darauf, dass die Füße beider Beine direkt nach vorne schauen. Gehe nun in die Beuge, bis das hintere Knie etwa 5 cm über dem Boden steht. Nach der Hälfte der Zeit kannst du die Beine schnell wechseln. Alternativ kannst du die Lunge abwechselnd mit dem einen und dann dem anderen Bein machen.)

10. **Übung: Push-Up Rotations** (Diese Übung ist eine Abwandlung der Standart Push-Ups. Dazu startest du in der Bauchposition. Drücke dich mit den Armen in die Höhe, bis sie gestreckt sind.

Nun nimmst du einen Arm gestreckt in die Höhe, bis er senkrecht steht. Dabei drehst du aus der Hüfte den kompletten Körper in die gleiche Richtung.)

11. **Übung: Side Plank** (Für diese Abwandlung der Standard Planks begibst du dich in die Seitenlage und stützt dich auf dem unteren Unterarm ab. Drücke nun deinen Körper so in die Höhe, dass dein kompletter Körper eine harmonische Schräglage einnimmt. Der Körper ist dabei ganz gerade. Halte diese Position über die 30 Sekunden.)

16: Die 10 größten Irrtümer zum Thema Abnehmen mit Sport:

Tappe nicht in die Sportfalle!

Sport kann ein wunderbarer Verbündeter auf dem Weg zu einer schlanken Figur sein. Doch gibt es allerhand falsche Informationen und Halbwissen zu diesem wichtigen Thema. Damit du nicht in die Sportfalle tappst, möchte ich für dich heute die wichtigsten Irrtümer klären. So kannst du nicht nur deine Fettverbrennung wunderbar auf Touren bringen, sondern auch deine Fitness und deine Gesundheit dauerhaft verbessern.

Irrtum Nr. 1: Je schneller mein Puls, desto schneller arbeitet die Fettverbrennung

Diese Annahme ist falsch! Denn um die Fettverbrennung zu optimieren, solltest du darauf achten, dass dein Puls dauerhaft bei etwa 130 Schlägen pro Minute bleibt. Das kannst du zum Beispiel mit einem leichten Ausdauertraining erreichen, je nach deinem persönlichen Fitnesszustand. Je trainierter du nämlich bist, desto niedriger ist auch dein Ruhepuls.

Schaffst du es, deine Belastung ca. 30 Minuten auf diesem Level zu halten, dann beginnt dein Körper damit, sich bis zu 80% der benötigten Energie aus deinen Fettreserven zu holen.

Den Vorteil, den eine höhere Belastung bringt, kannst du allerdings wiederum nutzen, wenn du ein langfristiges Abnehm-Ziel hast. Du verbrauchst mit einem hochintensiven Training, wie etwa dem HIIT-Workout, zwar mehr Kohlenhydrate für die schnelle Energiebereitstellung, aber langfristig und anhaltend auch jede Menge Fett als Energielieferant.

Irrtum Nr. 2: Schlank kann man nur bleiben, wenn man dauerhaft Diät macht

Das ist falsch! Hast du erst einmal dein Wunschgewicht erreicht, wird sich dein Körper an dieses gewöhnen. Du solltest zwar nicht in deine alten, „dicken" Gewohnheiten zurückfallen, aber durchaus ohne Diät dein Gewicht halten können. Regelmäßiger Sport hilft dir dabei, in Form zu bleiben und genügend Muskelmasse im Körper aufzubauen und zu erhalten.

Die ist sehr wichtig, denn Muskelmasse ist das Gewebe, das mit Abstand am meisten Energie verbraucht.

So haben Forscher herausgefunden, dass ein Kilo zusätzliche Muskelmasse in der Woche für einen zusätzlichen Grundumsatz von bis zu 700 kcal sorgt.

Irrtum Nr. 3: Bewegung kann jede Diät ersetzen

Diesen Irrtum haben wir uns ja in dem letzten Kapitel genauer betrachtet: Es reicht nicht, einfach nur ein wenig mehr Bewegung in das Leben zu bringen und zu meinen, damit würde automatisch das Gewicht weniger werden. Denn leider neigen wir dazu, den Kalorienbedarf unserer Bewegung schnell zu überschätzen. Außerdem sorgt die Gewohnheit, sich mit einer Extraportion Essen für unseren Fleiß zu belohnen, nicht selten dazu, dass der Schuss nach hinten losgeht.

Um alleine mit Sport abnehmen zu können, darfst du es erstens nicht eilig haben und zweitens, solltest du deine Essgewohnheiten genau im Blick behalten.

Irrtum Nr. 4: Fitness beschleunigt den Stoffwechsel

Das ist nicht immer richtig! Die richtige und vor allem ausreichende Bewegung kurbelt den Stoffwechsel während der Anstrengung an! Dazu kommt, dass der aktivierte Stoffwechsel auch noch eine Zeit lang nach dem Training mehr Kalorien verbrennt als üblich. Das hilft auch tatsächlich noch zusätzlich beim Abnehmen, zumindest, wenn du in der Zeit nichts isst. Aber nach etwa einer Stunde ist dann damit Schluss.

Schaffst du es aber, dauerhaft dabei zu bleiben und deine Fitness zu steigern, wird dein Körper die verfügbare Energie immer effizienter nutzen. Das bedeutet, dass ein trainierter Körper sowohl während des Sports als auch in den Ruhephasen weniger Kalorien verbraucht!

Fazit: Wenn du an deiner Ernährung nichts verändern, sondern nur mit Sport deine Figur verbessern möchtest, solltest du unbedingt darauf achten, nicht in die Sportfalle zu tappen. Sorge dafür, dass deinem Körper hochwertige Lebensmittel zur Verfügung stehen und dass du nicht Fertigprodukte, Fastfood und andere Lieferanten „leerer" Kalorien zu dir nimmst.

Der Thermomix kann dich bei deinen Bemühungen sehr gut unterstützen, da er bei wenig Zeitaufwand mühelos gute Lebensmittel in leckere und gesunde Mahlzeiten verwandelt. Ganz gleich, ob Bowls, Salate, gedünstetes oder gedämpftes Gemüse mit Fisch, feine Suppen und Cremes, fruchtige Smoothies oder sättigende Eintöpfe, die Möglichkeiten dieses Küchenhelfers sind schier unendlich. Abnehmen mit Sport und ohne zu Hungern ist heutzutage also so einfach wie nie.

Heute möchte ich dir ein Rezept vorstellen, das unglaublich viele Vitalstoffe enthält. Mit dieser Vitaminbombe aus dem Thermomix versorgst du deinen Körper mit einer Extraportion Nährstoffen. Das Rezept hilft dir, gesund durch den Winter zu kommen, es ist aber auch eine wundervolle Maßnahme, um Heißhungerattacken deines Körpers zu verhindern.

Vitaminbomben-Rezept

Nimm zuerst eine Birne, die du gut säuberst. Schneide sie in Viertel und entferne das Kerngehäuse. Danach eine ganze Fenchelknolle waschen, oben und unten etwas wegschneiden, vierteln und alles zusammen in den Mixtopf deines Thermomix geben. Als Flüssigkeit kannst du Cranberrysaft, frischen Orangensaft, Ananassaft oder auch naturtrüben Apfelsaft verwenden. Gib 400 ml deines Saftes in den Mixtopf. Dazu brauchst du, dank der Wiegefunktion deines Thermomix, keinen Messbecher. Drücke einfach die Wiegetaste und gib 400 g der Flüssigkeit dazu. Einen gehäuften Teelöffel Kurkumapulver und einen Teelöffel eines hochwertigen, Biohonigs (z. B. Manuka Honig) kannst du jetzt dazugeben. Ergänze alles durch 200 ml Wasser. Mixe alle Zutaten auf Stufe 8 für 90 Sekunden und verteile es auf zwei große Gläser! Auf dein Wohl!

Sport treiben ist dann doch eher nichts für dich? Dann wirst du dich sicher auf das nächste Kapitel freuen, denn dann kommen Sportmuffel zum Zug. Unter dem Thema **„Geht Abnehmen auch ohne Sport?"** erfährst du alles, was du dazu wissen musst.

17: Geht Abnehmen auch ohne Sport?

„**Couch Potatoes**" werden in der englischen Sprache die Menschen genannt, die ihre Zeit lieber auf dem Sofa genießen und eher Sport schauen als Sport treiben. Wenn auch du zu den Menschen zählst, die sich nur ungern von ihrem liebsten Sitzgerät entfernen, wird dir bestimmt auch schon mulmig ums Herz, wenn jemand nur den Vorschlag macht, dich sportlich zu betätigen.

Klar, dass du dich dann fragst, ob Abnehmen nicht auch ohne Sport möglich ist. Die Antwort lautet: „Jein", denn alles hängt von dir, deinem Körper, deiner Gesundheit und deinen Lebensumständen ab. Aber natürlich auch von deinem Ziel. Willst du nur bis zum nächsten Wochenende mal eben 2 kg abnehmen, um wieder in das sexy Kleid zu passen, kannst du dieses Vorhaben natürlich auch eben mit einer Crash-Diät angehen. Sie hilft dir dabei, ganz schnell eine schlankere Silhouette zu bekommen, damit der Reißverschluss wieder zugeht. Du musst dir dann aber im Klaren darüber sein, dass spätestens beim Hochzeitsbankett die Reise wieder in die umgekehrte Richtung geht.

Denn durch solch eine Crash Diät nimmst du in erster Linie Wasser und vielleicht ein wenig Muskelmasse ab. Sobald du wieder zu einer normalen Ernährung zurückkehrst, gleicht sich alles wieder aus.

Doch genau die Muskelmasse ist es, die wir bei einer längerfristigen Diät erhalten und besser noch ausbauen möchten. Sie ist nicht nur wichtig für den Körper, um eine gute Haltung und einen starken und widerstandsfähigen Körper zu haben. **Ein Mehr an Muskelmasse sorgt auch für einen höheren Energie-Grundumsatz.**

Wenn du jedoch so gar keine Lust zum Sport hast, habe ich hier die ultimative Checkliste, wie es mit dem Abnehmen trotzdem klappen kann:

Checkliste: Abnehmen ohne Sport

1. Verzichte auf Zucker, Alkohol und chemische Zusatzstoffe
Wenn du ohne Sport abnehmen willst, solltest du ganz konsequent darauf achten, die schlimmsten Ernährungssünden zu vermeiden. Vermeide also alle Lebensmittel, denen Zucker, chemische Zusatzstoffe und Geschmacksverstärker beigegeben wurden. Auch Alkohol solltest du von deiner Liste streichen.

Stattdessen kannst du die meisten Dinge schnell, gesund und preisgünstig selbst machen. Müsliriegel zum Beispiel oder auch Backwaren, ohne chemische Zusatzstoffe. Gerade Müsliriegel kannst du sehr schön auf Vorrat herstellen und hast so immer und überall einen schnellen und guten Energiespender, der nicht nur günstig ist, sondern auch noch verhindert, dass du dir auf die Schnelle figur-schädigendes Fast Food einwirfst. Mit dem Thermomix kannst du zum Beispiel diese leckeren Müsliriegel selbst machen.

Rezept Müsliriegel:

Röste zunächst in einer Pfanne 100 g Quinoa und 50 g Dinkelflocken trocken an, bis sie goldgelb sind. Dabei ist es wichtig, dass du nur mäßige Hitze verwendest. Während das Getreide abkühlt, kannst du jeweils 10 g Cranberrys, Datteln und Rosinen in den Mixtopf deines Thermomix füllen. Setze Deckel und Messbecher auf und lasse die Früchte auf Stufe 8 für acht Sekunden hacken. Vermische die Früchte nun mit dem Getreide. Jetzt geht es daran, im Mixtopf 50 g Nussmischung und 40 g Mandeln zu hacken. Dies geht am besten für 4 Sekunden auf Stufe 5. Nachdem du nun den Mixtopf wieder geöffnet hast, gibst du die Früchte-Getreide-Mischung in den Behälter und dazu 40 g Kokosraspeln, 10 g Chia-Samen und 30 Gramm Leinsaat. Verrühre alles 10 Sekunden lang mit Linkslauf auf Stufe 3 und fülle alles in eine gesonderte Schüssel.

Nun geht es an die Zutaten, die dem späteren Riegel den nötigen Halt geben. Fülle hierzu 30 g Wasser in den Mixtopf, 25 g Kokosöl, 25 g Mandelmus, 25 g Ahornsirup und 25 g Honig. Lasse alles auf 100 °C und Stufe zwei für 2 Minuten aufkochen, so dass sich alle Zutaten gut auflösen. Ist der Thermomix wieder geöffnet, kannst du die trockenen Bestandteile wieder dazu geben. Alles mit Linkslauf auf Stufe 3 für 15 Sekunden verrühren.

Anschließend legst du eine Auflaufform mit Backpapier aus und streichst die Müslimasse darin aus. Drücke die Masse ruhig gleichmäßig fest, so dass alles gut zusammenhält und die Masse etwa 1 cm dick ist. Im auf 180 °C vorgeheizten Backofen, stellst du die Riegel bei Ober- und Unterhitze für etwa 25 Minuten in den Ofen.

Nimm das Gefäß aus dem Ofen und schneide sie sofort mit einem scharfen Messer in die gewünschte Größe. Lasse sie dann auskühlen und damit aushärten, bevor du sie dir in einem verschließbaren Gefäß aufbewahrst.

2. Sei aktiv im Alltag

Fahre Rad oder gehe kürzere Strecken zu Fuß und versuche auch sonst einen aktiven Alltag zu gestalten. Dazu gehören Spaziergänge genauso wie das Treppensteigen und der eine oder andere Gang, den du sonst versuchen würdest zu vermeiden. So verhinderst du, deinen Körper komplett in den Ruhemodus zu schicken. Auch Aufgaben im Haushalt wie Müll rausbringen, putzen und aufräumen solltest du lieber einmal öfter als zu selten machen. Das gibt dir Schwung und hält dich ein wenig auf Trab.

3. Viel sonnengereiftes Obst und Gemüse

Dass du ohne Sport besonders auf deine Ernährung achten solltest, versteht sich von selbst. Sonnengereifte Früchte und Gemüse versorgen deinen Körper mit vielen wertvollen Inhaltsstoffen, wie Vitaminen, Mineralien und Ballaststoffen. Sie bringen auch deine Verdauung und letztendlich den Stoffwechsel in Schwung, so dass du dich wohler fühlst und toll aussiehst - trotz Diät. Ganz gleich ob roh, geschnippelt, geraspelt, püriert, gekocht, gedünstet oder im Dampf gegart: dein Thermomix macht gerade bei Obst und Gemüse immer eine gute Figur!

4. Bewegung auf der Arbeit

Gerade wenn du eine sitzende Tätigkeit hast, oder auch sonst auf der Arbeit zu wenig Bewegung, solltest du versuchen, in deinen Pausen für eine Mini-Erholung deines Bewegungsapparats zu sorgen. Aktiviere kurz deine Muskeln und dehne Partien, die sonst im wahrsten Sinne des Wortes „zu kurz" kommen. Dein Körper wird diese Auszeiten aus der Routine dankbar entgegennehmen.

5. Trinke viel und regelmäßig

Wusstest du, dass ein Hungergefühlt auch eigentlich Durst als Ursache haben kann? Versuche es am besten immer zuerst mit einem Glas frischen, kalten Wassers, am besten mit einem

Schuss Zitronensaft, wenn dein Magen knurrt. Meistens kannst du damit verhindern, dass du zu ungeplanten Zeiten etwas isst.

6. Führe ein Abnehm-Tagebuch

Kaum eine Maßnahme ist so sehr dazu geeignet, dir dein Essverhalten bewusst zu machen, wie ein Abnehm-Tagebuch. Wenn du es gewissenhaft und regelmäßig führst und immer alles genau dann einträgst, wenn du es auch wirklich isst, kann dir alleine schon diese Maßnahme viele unnötige Kalorien ersparen.

Solange du mit dem Abnehmen Erfolg hast, fällt es dir leicht, dich bei der Stange zu halten und deine selbst auferlegten Regeln zu befolgen. Doch was passiert, wenn du trotz Bewegung und schlanken Essens kein Gewicht verlierst? Das erfährst du in dem nächsten Kapitel. Bleib also dran!

18: 4 Gründe, warum Du nicht abnimmst

Du versuchst immer wieder abzunehmen, kommst aber keinen Schritt weiter? Egal, mit welcher Ernährungsform du es versuchst, nichts bringt was? Vielleicht liegen die Gründe dafür nicht alleine an deiner Ernährung...

1. Dein Umfeld bremst dich aus

Man sollte meinen, dass Menschen, die dich lieben, auch daran interessiert sind, dass du gesund bist und dass es dir gutgeht. Auch Unterstützung von den Menschen, die man liebt, sollte selbstverständlich sein.

Ist sie aber nicht. Denn oft genug kommt es vor, dass gerade das eigene Umfeld eine richtige Hemmschwelle auf dem Weg zu einem schlanken und gesunden Körper darstellt. Familie, Freunde, Kollegen sind mürrisch, wenn du deine Ernährung und damit vielleicht auch deren eigene umstellst. Schnippische Kommentare von Kolleginnen über die gesunde, kalorienarme Kost, die du dir fertig vorbereitet von zu Hause mitnimmst, zeugen von Neid und Eifersucht oder scheinbar gut gemeinte Kommentare à la: *„Meinst du nicht, du übertreibst mit deiner Abnehmerei!"* machen dich mürbe.

Sprich die Menschen um dich herum gezielt an. Erkläre ihnen genau, was dein Plan ist, und lasse sie wissen, dass Sie dich dabei unterstützen können und sollen.

Vergeude keine Kraft damit, mit anderen darüber zu diskutieren. Gehe stattdessen lieber konsequent deinen Weg.

Suche dir Gleichgesinnte. Gleiche Interessen und Pläne verbinden. Gemeinsam könnt Ihr Euch inspirieren und motivieren. So schafft Ihr alle es, Eure Vorhaben umzusetzen.

Bleibe bei deinem Plan. Nur du selbst kannst dein Leben verändern.

Damit du dich und deine Lieben mit köstlichem und trotzdem Figur-freundlichem Zaziki verwöhnen kannst, habe ich dir hier ein ganz schnelles Thermomix-Rezept für 6 Personen aufgeschrieben. Wäre doch gelacht, wenn du damit nicht auch noch die kritischsten Leckermäuler für deine Abnehm-Kur gewinnen könntest:

<u>Figur-freundliches Zaziki</u>

<u>Du brauchst hierfür:</u>

3 geschälte Knoblauchzehen, 1 Salatgurke, 150 g Frischkäse, 500 g Magerquark, 150 g Naturjoghurt, 200 g Schmand, 2 Tl Salz, 3 Teelöffel Dill.

Zerkleinere zunächst die Knoblauchzehen im Mixtopf für 3 Sekunden auf Stufe 5, entkerne die Gurke und gebe auch die grob zerkleinerten Gurkenstücke in den Mixtopf. Lasse wieder auf Stufe 5 für 3 Sekunden klein hacken. Nun kannst du alle anderen Zutaten in den Mixtopf geben und die Masse für 30 Sekunden auf Stufe 3 verrühren.

Während du Rohkost-Sticks in das Zaziki dippst, können es die anderen auf frischem Weißbrot essen.

2. Du schläfst nicht ausreichend

Die wenigsten Menschen sind sich dessen bewusst, wie wichtig ein guter und vor allem ausreichender Nachtschlaf für unsere Gesundheit und unsere schlanke Linie ist. Denn tatsächlich ist es so, dass dein Körper in der Nacht alles andere als auf der faulen Haut liegt. Er startet in der

Nacht wichtige Regenerations- und Reparaturprozesse. Diese sind für jede Körperzelle wichtig, ganz besonders aber auch für dein Nervensystem. Deswegen heißt die Formel auch:

Ohne ausreichenden und qualitativ hochwertigen Schlaf keine Leistung, keine Energie und keine Konzentrationsfähigkeit. Aber auch: kein erfolgreiches Abnehmen. Denn **Schlafmangel erzeugt Stress in deinem Körper.** Auch körperliche, emotionale und psychische Folgen von Stress, denen du tagsüber ausgesetzt warst, können in einer schlafarmen Nacht nicht erfolgreich ausgeglichen werden.

Im Schlaf nimmst du zudem keine Nahrung zu dir, so dass dein Stoffwechsel nun vermehrt Fett verbrennt - vor allem dann, wenn du am Abend auf Kohlenhydrate verzichtet hast. Versuche möglichst vor 23 Uhr einzuschlafen und spätestens um 7.00 Uhr wieder aufzustehen. Dies ist ein optimaler Schlafrhythmus für die Fettverbrennung. Sorge für eine gute Schlafqualität, indem du alle elektronischen Geräte aus deinem Schlafzimmer verbannst und zusätzlich ausschaltest. Ausreichendes Lüften vor dem Schlafengehen, eine gute Abdunkelung und Ruhe helfen dir zusätzlich, eine optimale Schlafatmosphäre zu schaffen.

3. Stress bremst die Fettverbrennung

Stress ist wichtig für uns Menschen, denn er schützt uns vor Bedrohung von außen und sorgt dafür, dass wir lebensgefährlichen Situationen erfolgreich entkommen oder uns ihnen entgegenstellen können. Doch, was zu viel ist, ist zu viel. Denn unser modernes Leben lässt uns vor lauter Stress, Ablenkungen und Ängsten kaum noch zur Ruhe kommen.

Stress löst im Körper eine Vielzahl an Reaktionen aus. Unter anderem schütten wir vermehrt Cortisol aus. Doch bleibt dein Cortisol-Spiegel im Blut dauerhaft hoch, führt dies zu einer Insulinresistenz. Diese fördert die Einspeicherung von überflüssiger Energie in Fettdepots.

Außerdem verhindert Cortisol, dass du eine verbesserte Fettverbrennung zum Laufen bekommst, womit sich dieser verhängnisvolle Kreis wieder schließt. Kümmere dich mit Bewegung darum, dass der Hormoncocktail in deinem Körper wieder abgebaut wird, und versuche Stress schon zu vermeiden, bevor er entsteht.

4. Dein „Innerer Schweinehund" sabotiert dich

„Drei-Tage-Menschen", nennen die Asiaten ein Phänomen, dem wir alle leider viel zu oft zum Opfer fallen: Während wir hochmotiviert in neue Projekte und Vorhaben starten, lässt die erste Euphorie meist sehr schnell nach und mit ihr auch unsere Konsequenz. Nur zu schnell fallen wir zurück in alte Denk- und vor allem Verhaltensmuster. Spätestens wenn die Waage zum ersten Mal nicht das erhoffte Gewicht zeigt, ist es damit meist komplett vorbei.

Doch gerade wenn du ein großes Ziel hast und viele Kilos verlieren möchtest, musst du sehr viel Geduld mit dir haben. Denn nur, wenn du es schaffst, dein Programm dauerhaft und konsequent durchzuhalten, kannst du auf den ganz großen Erfolg hoffen.

Sorge also dafür, dass du immer genügend Motivation hast. Dabei helfen dir zum Beispiel die Motivationskarten von Tag 11.

Sie geben dir Ansporn, wenn du einen lauen Tag hast. Aber auch ein Foto von dir aus einer Zeit, in der du das ersehnte Gewicht hattest, kann dabei helfen, dass der innere Schweinehund nicht schon wieder an der Kette zieht. **Bleibe konsequent und habe Spaß am Abnehmen!**

Ein gemäßigtes Kaloriendefizit kann dir dabei helfen, dauerhaft abzunehmen. Das klappt im Allgemeinen sehr gut.

19: Hungern für die Katz:

Warum Dein Gewicht trotz Kaloriendefizits stagnieren kann

Du hast an der Kalorienschraube gedreht und nimmst trotzdem nicht ab? Hier erfährst du, woran es liegen kann, dass du trotz Nahrungsumstellung nicht oder zu wenig abnimmst.

1. Was ich nebenbei esse, trainiere ich wieder ab

Gerade wer seine Ernährung ändert und zusätzlich mit einer neuen Sportart beginnt, überschätzt allzu oft den Kalorienmehrbedarf, den der Sport bringt. Ein Anfänger im Kampfsport, beim Tanz oder im Studio kann naturgemäß noch nicht so viel Energie verbrennen wie ein Profi. Zunächst fehlt ihm die Puste, so dass er öfter eine Pause einlegen muss, dann fehlt es auch oft noch an der richtigen Technik, so dass Bewegungen nicht optimal ausgeführt werden und damit nicht den vollen Effekt haben.

Dazu kommt, dass der Körper noch einen deutlich niedrigeren Muskelanteil hat als der von Kollegen, die schon jahrelang trainieren. Nimm sicherheitshalber also besser einen deutlich niedrigeren Kalorienwert an, wenn du deinen Energiebedarf berechnest.

2. Dein Stoffwechsel sabotiert dich

Unser Körper ist ein sehr komplexer Organismus, der über viele Möglichkeiten verfügt, sich an veränderte Situationen anzupassen. Über tausende von Generationen waren Menschen immer wieder Hungersnöten ausgesetzt. Da diese auf lange Zeit fortbestehen konnten, mussten ihre Körper schnell damit beginnen, Notprogramme zu fahren. Programme, die verhinderten, dass der Körper zu viel Substanz verliert und der Hunger zu Krankheit und Tod führt.

Eine der ersten Maßnahmen ist es, den Stoffwechsel auf Zellebene zu verlangsamen. Der Körper verbrennt weniger Kalorien, bis das Gleichgewicht zwischen Energiezufuhr und -verbrauch wieder ausgeglichen ist. So kommt es, dass du viel weniger isst, aber trotzdem nicht weiter abnimmst.

Das ist der Grund, warum bei vielen Diätformen immer wieder Tage eingelegt werden, an denen nach Herzenslust geschlemmt werden darf.

Dazu solltest du deine Energiezufuhr dynamisch an die Veränderungen anpassen. Etwa alle 4 Wochen kannst du die Kalorienzufuhr an dein Gewicht, dein Training usw. anpassen. Denke auch daran, deine Mahlzeiten abwechslungsreich zu gestalten. So sorgst du für eine vielfältige Nährstoffzufuhr und vertreibst geschmackliche Langeweile. Gute Helfer im Kampf gegen Heißhungerattacken und Sündigen! Der Thermomix und eine fast unendliche Anzahl an leckeren Rezepten helfen dir gerne dabei!

Hier einfach mal ein paar Beispiele für leckere, abwechslungsreiche Gerichte:

GRIESSSCHAUM MIT ZIMT

Zutaten:
- 30g Grieß
- 250ml Milch, fettarm
- 2 TL Zimt
- 1 TL Backpulver

Zubereitung:
1. Zunächst setzt du den Schmetterling in den Thermomix ein.
2. Danach gibst du den Grieß und die Milch in den Mixtopf und lässt beides 3 Minuten lang bei 100°C auf der Stufe 2 aufkochen.
3. Nun schaltest du die Temperatur aus, gibst das Backpulver und das Zimt hinzu und vermengst alles für weitere 4 Minuten lang auf der Stufe 3.

Eckdaten
Portionen: 1, Punkte: 6, Zubereitung: 10 Minuten

ANTIPASTI

Zutaten:

- 2 rote Paprika
- 2 grüne Paprika
- 400g Champignons
- 1 Knoblauchzehe
- 500ml Wasser
- 3 EL Olivenöl
- 3 EL Balsamicoessig
- Basilikum zum Dekorieren
- Salz und Pfeffer zum Abschmecken

Zubereitung:
1. Schneide zunächst das Gemüse in mundgerechte Stücke und lege es anschließend in den Garkorb.
2. Gib nun das Wasser in den Thermomix und lass das Gemüse 20 Minuten lang auf der Stufe 1 garen. Danach gibst du das Gemüse in eine Schüssel.
3. Nun schälst du den Knoblauch und gibst ihn zusammen mit dem Essig, dem Olivenöl und den Gewürzen 10 Sekunden lang auf der Stufe 6 in den Thermomix.
4. Schmecke das Dressing nun noch mit etwas Salz und Pfeffer ab, gib es über das gegarte Gemüse und vermeng alles miteinander.
5. Zum Anrichten kannst du nun noch ein paar Basilikumblätter auf dem angerichteten Gemüse verteilen.

Eckdaten
Portionen: 4, Punkte: 3, Zubereitung: 25 Minuten

Zu dem Antipasti kannst du noch etwas Baguette dazu reichen. Als figurfreundliche Variante eignet sich auch eine Rohkostplatte mit selbstgemachten Dips.

Du liebst vielleicht **würzige Streichwurst**, traust dich aber nicht, weil die gekaufte so kalorienhaltig ist? Kein Problem mit diesem kalorienoptimierten Rezept für Teewurst kannst auch du dir diese Spezialität gönnen und trotzdem abnehmen. Durch einen Anteil an fettarmem Frischkäse erhöhst du den Proteingehalt und reduzierst gleichzeitig die Fettmasse, dabei braucht der Brotaufstrich im Thermomix nur 3 Minuten!

Was du dafür benötigst: 150 g Lachsschinken, 2 Scheiben Kochschinken, 1 kleine Zwiebel, 80 g fettreduzierten Frischkäse, Paprikapulver zum Abschmecken.

Gib einfach alle Zutaten zusammen in den Mixtopf und lasse die Masse auf Stufe 5 für 10 Sekunden mischen. Wenn nötig, kannst du mit dem Spatel ein wenig nachhelfen, damit auch alle Zutaten gut vermischt werden und schon ist alles fertig.

Willst du zu diesem Snack auch noch deinen Stoffwechsel so richtig auf Touren bringen, bereite dir einfach schnell im Thermomix den **Zitronen-Apfel-Brennnessel Smoothie** zu.

Dazu brauchst du nur einen säuerlichen Apfel, 40 g Zitronenfruchtfleisch, 60 g frische Brennnesselblätter und 150 g Wasser.

Schäle zunächst deine Zitrone und gib dann das Fruchtfleisch, den Apfel und den Rest in den Mixtopf deines Thermomix. Danach lässt du alles auf Stufe 5 für 10 Sekunden zerkleinern. Schiebe die festen Bestandteile mit dem Schaber wieder nach unten und lasse alles für weitere 60 Sekunden auf Stufe 10 mixen.

3. Dein Körper lässt Muskeln wachsen

Wenn du während deines Abnehmprogramms viel Sport machst, spürst du schnell körperliche Veränderungen. Unabhängig, ob du Kraftsport oder Ausdauertraining betreibst, es kommt zu Fettabbau und Muskelwachstum. Diese Umstellung in der Zusammensetzung deiner Gewebearten führen jedoch zunächst dazu, dass du nicht weiter abnimmst oder vielleicht sogar zunimmst. Dies erklärt sich, da Muskelgewebe um etwa 10% schwerer ist als Fettgewebe, denn es hat eine größere Dichte und besteht zu etwa 80% aus Wasser.

Nimm also die Waage nicht als einziges Kontrollmittel für deinen Erfolg. Auch das Maßband und der Spiegel geben dir Rückmeldung darüber, wie du vorankommst.

Sieht dein Körper straffer aus, ist deine Haltung aufrechter und sind deine Muskeln definierter, wirst nicht nur du den Unterschied sehen. Auch von deinen Mitmenschen wirst du Komplimente ernten.

4. Falsches oder unregelmäßiges Training

Abnehmen gelingt viel besser mit Sport. Doch Sport ist nicht gleich Sport. Damit auch tatsächlich kontinuierlich und dauerhaft Pfunde purzeln können, kommt es auf die richtige Planung an. Du solltest dich im Zweifel von einem ausgebildeten Trainer beraten lassen, damit er dir dabei hilft, dein Training regelmäßig an deine Ziele anzupassen.

Denn, wenn du abnehmen möchtest, können dich sportliche Höchstleistungen, unregelmäßiges Training und zu hohe Gewichte extrem sabotieren. Das Zauberwort heißt „**Ausgewogenheit**". Gehe regelmäßig zum Training, am besten 2-3 Mal wöchentlich. Mache dort sinnvolle Übungen in mittlerer Intensität und variiere die Übungen auch immer wieder. Etwa alle 4-6 Wochen kannst du das Training verändern.

5. Stress verhindert das Abnehmen

Stress ist ein echter Figur-Killer! **Abnehmen ist nicht alles.** Gehe dein Projekt gelassen an. Achte darauf, dass du deine Trainingszeiten einhältst und auch für genügend Ruhepausen und Schlaf in deinem Alltag sorgst. Auch psychisch solltest du dich nicht zu sehr unter Druck setzen. Denke daran: Du hast noch den ganzen Rest deines Lebens dazu Zeit schlank zu sein. Gehe immer einen Schritt nach dem anderen und genieße dein Leben.

Wenn sich Abnehmen alleine über Essen und Sport steuern lassen könnte, würden sicher sehr viel mehr Menschen dünn sein. Unsere Psyche hat auch einen Einfluss auf unsere Figur. Wie groß der ist, erfährst du im nächsten Kapitel.

20: Ist Abnehmen auch Kopfsache?

Welchen Einfluss deine Psyche auf dein Gewicht hat

Du bist schon ein wahrer Diät-Experte? Hast schon so einiges ausprobiert, aber irgendwie noch nicht die richtige Abnehm-Methode für dich gefunden, denn am Ende hattest du immer wieder das alte Gewicht, oder konntest zumindest nicht auf Dauer dein Traumgewicht halten? **Dir geht es nicht alleine so.** Ganz im Gegenteil. Nach Untersuchungen, die an Diätwilligen durchgeführt wurden, schafft es tatsächlich nur etwa eine von 200 Personen mit Hilfe einer Diät ihre Ziele zu erreichen. Die anderen 199 schaffen es nicht!

Wow, das muss man erst einmal auf sich wirken lassen, was? Das heißt im Umkehrschluss ja auch, dass die alleinige Annahme, nach der sich Diäten richten, nicht ausreicht. Es ist also nicht genug, die richtige Menge oder die richtige Art von Lebensmitteln zu essen, um dauerhaft Gewicht verlieren zu können. Du kannst also nicht alleine dem Essen die Schuld für dein Übergewicht geben.

Denn auch wenn du schon eine Menge über Lebensmittel weißt, die dich schlank machen können, kann dein Kopf dir trotzdem noch einen Strich durch die Rechnung machen.

Mit den folgenden Psycho Tricks schaffst du es trotzdem schlank zu werden.

1. Mache dein Gewicht nicht von anderen abhängig

Du nimmst *für dich* ab. Um gesund zu sein, um dünn zu sein, um glücklich zu sein oder warum auch immer. Mach dir deine Motivation unbedingt klar, bevor du mit dem Abnehmen beginnst. Und vor allem sorge dafür, dass diese **Motivation immer präsent** für dich ist.

Im Grunde ist es völlig unwichtig, was andere von dir und deiner Figur halten. Du bist wichtig und sonst niemand. Lass dich nicht entmutigen, wenn anderen nicht auffällt, dass du abgenommen hast. Vielleicht passiert es dir zu Beginn auch noch, dass der eine oder andere, der dich nicht kennt, dich wegen deiner Figur kritisiert. Ganz gleich, du weißt, was du schon geleistet hast, und du darfst darauf ernsthaft und ehrlich stolz sein.

2. Sorge dafür, dass du Freude an deiner schlanken Kost hast

Nur wenn du es schaffst, Genuss und Lust an deinen neuen Rezepten und auch am Zubereiten deiner Mahlzeiten zu entwickeln, kannst du es schaffen, deine Ernährungsgewohnheiten dauerhaft zu verändern. Das Kochen deiner Mahlzeiten muss dir Spaß machen und darf dich nicht überfordern, selbst, wenn du bisher noch nie gekocht hast.

Da kommt der Thermomix gerade richtig. Denn der Thermomix TM5 erlaubt dir das so genannte „Guided Cooking" Das bedeutet, dass du dir dein Rezept aussuchst und dir dein Thermomix Schritt für Schritt genau anzeigt, was du als nächstes tun musst. So musst du keine komplizierten Kochtechniken lernen und mit ein wenig Gemüseschälen und grobem Schneiden ist es schon getan. All den Rest kannst du getrost vergessen, denn darum kümmert sich dein Thermomix.

3. Setze dir bewusst Ziele und behalte sie im Auge

Um Anzukommen, musst du ein Ziel haben. Nur mal eben so ein bisschen abnehmen, das geht nicht. Du kannst nur etwas erreichen, wenn du konzentriert darauf hinarbeitest. Doch dazu musst du dir **klare Ziele setzen.** Diese können naheliegende, also kurzfristige Ziele sein. Etwa: *„Zum Ende* *des Monats werde ich 85 kg wiegen."* Vielleicht ist dein endgültiges Ziel aber 63 kg zu wiegen. Dann solltest du auch dieses Ziel schriftlich formulieren. *"Am xx.xx.xxxx wiege ich 63 kg."* Damit können dein Kopf und vor allem dein Unterbewusstsein etwas anfangen. Das ist konkret und greifbar. Trage solche Ziele bitte in dein Abnehm-Tagebuch ein.

4. Sei aktiv

Jeder hat mal einen Tag, an dem er nicht so recht in die Gänge kommt. Das ist absolut in Ordnung und sogar notwendig. Denn Körper und Geist brauchen ein Maß an Ruhe, um Kräfte wieder zu mobilisieren und wichtige Speicher zu füllen. Doch sollten sich Ruhephasen unbedingt ständig mit aktiven Phasen abwechseln. Versuche hierzu einen schwungvollen, aktiven Lebensstil zu führen. Jede Bewegung, die du zusätzlich in deinen Alltag einbaust, dreht an den Abnehm-Schrauben und führt dich deinem Ziel ein Stück näher.

Suche dir eine Bewegungsform, die dir Spaß macht, mit Menschen, die du magst. So wirst du dich schon den ganzen Tag darauf freuen dich endlich bewegen zu dürfen. Dein Körper wird es dir danken.

5. Sei konsequent, zu 80%

Abnehmen ist genauso wie das Schlankbleiben ein wahres Psychospiel, wenn auch oft ein anstrengendes. Denke daran, du sollst dich die meiste Zeit im Monat strikt an deinen Abnehm-Plan halten. Wenn du immer schön konsequent warst, darfst du auch einmal mit Genuss ein wenig über die Stränge schlagen. Das macht dich glücklich und zufrieden und hilft dir dabei, im seelischen Gleichgewicht zu bleiben. Doch bitte achte darauf, nicht der Versuchung zu verfallen, in alte Gewohnheiten zurückzukehren. Denke daran, die haben dich dick werden lassen. Doch das möchtest du jetzt nicht mehr.

Du hast dich über deinen Chef geärgert oder bist die letzte Zeit ständig nur im Stress? Dann sei auf der Hut, denn deine Emotionen können deine Versuche, abzunehmen, gehörig sabotieren! Dem Thema Emotionen und Abnehmen widmen wir uns im nächsten Kapitel! Es lohnt sich also, dran zu bleiben!

21: Die große Bedeutung deiner Emotionen:

Warum auch Deine Gefühle ein Wort mitzureden haben

Schon in dem letzten Kapitel haben wir gesehen, dass das Essen nicht alleine für unser Körpergewicht zuständig ist. Ganz im Gegenteil: unser Kopf hat auch ein Wort mit zu reden. Doch er ist nicht der einzige Saboteur, der uns das schlanke Leben schwermachen kann.

Das Essen dient für uns nicht allein der Nahrungsaufnahme, sondern auch der Befriedigung körperlicher Bedürfnisse. Aus Eigenbeobachtung kann dies ja eigentlich auch jeder Mensch bestätigen, naja, zumindest jeder „Genussmensch" oder besser gesagt, jeder „Genussesser".

Denn Essen erzeugt einen angenehmen Zustand. Einen Zustand, in dem wir uns körperlich, aber auch emotional gut fühlen. Einen erstrebenswerten Zustand, den wir so oft wie möglich wiederherstellen möchten. Dabei geschieht Essen, vor allem außerhalb der Mahlzeiten, meist überhaupt nicht bewusst. Anstatt sich vorzunehmen, nun an den Kühlschrank zu gehen, sich die Nuss-Nougat-Creme zu schnappen, einen Löffel aus der Schublade zu nehmen und das Glas leer zu machen, geschieht es einfach. Wie beim Traumwandeln.

Das kann zu einem großen Problem werden, vor allem, wenn sich starke Emotionen und Essen vermischen. Denn dann nimmt das Essen eine Stellung im Leben ein, die es besser nicht haben sollte. Nämlich die des „Trösters", des „Retters", des „Beruhigers", des „Entstressers", des „Freundes", des „Beistands" oder wonach uns im Grunde auch immer gerade zumute sein mag.

Doch auf solche Aspekte des Essens nehmen Diäten natürlich keinen Einfluss. Das können sie natürlich auch gar nicht.

Die Sache sieht praktisch so aus: Du hast dir, meist schleichend, angewöhnt, auf Gefühle wie Wut, Trauer, Anspannung, Stress und Anspannung mit Essen zu reagieren. So kommen jeden Tag eine große Menge Situationen zusammen, in denen dir nach Essen ist, auch wenn du gerade keinen körperlichen Hunger hast. Du isst vielmehr, weil du dich schlecht fühlst. Klar, dass auf die Weise eine größere Menge an Energie in deinen Körper gelangt, als du eigentlich zu dir nehmen solltest. Du hast keine Kontrolle über das, was mit dir geschieht. Es „isst dich" geradezu - die Folge ist, dass du dich erneut schlecht fühlst und so beginnt der Teufelskreis.

Zu diesem emotionalen Essen, aus der Situation heraus, kommt aber noch ein weiterer Aspekt, nämlich, dass Lebensmittel in uns auch eine wahre Kaskade an Hormonen freisetzen können. Doch genau diese Hormone benötigt unser Gehirn immer dann, wenn es unter Dauerbelastung leidet. Denn durch diese hat es schon die im Körper gespeicherten Reserven dieser Stoffe aufgebraucht. So löst es Heißhungerattacken aus.

Forscher der medizinischen Klinik in Lübeck haben an schlanken und übergewichtigen Menschen untersucht, wie ihr Gehirn auf Stress reagiert. Dabei haben sie festgestellt, dass alle zunächst nervös, gereizt und unruhig wurden. Während sich die schlanken Menschen darauf konzentrierten, die Situation schnell zu lösen, um wieder zur Ruhe zu kommen, genügte dies den übergewichtigen Menschen nicht. Ihr Gehirn schüttete zusätzlich Hungerhormone aus, um den Appetit anzuregen und die Unterversorgung des Gehirns auszugleichen. Ihre Gehirne waren nicht dazu in der Lage, das Energiedefizit aus den körperlichen Reserven zu decken. So lernen diese Menschen über die Jahre, dass Essen und Stress zusammengehören.

Glücklicherweise kann man etwas, das man einmal gelernt hat, aber auch wieder umlernen. Dazu musst du dir eine „Handlungsalternative" suchen. Doch dazu musst du erst einmal erkennen, welche Lebenssituationen bei dir Hungerattacken auslösen.

Dies erfährst du am einfachsten, indem du ein Abnehm-Tagebuch führst. Wichtig ist, dass du zu dem, was du isst, auch immer einträgst, wie es dir in dem Moment gerade geht beziehungsweise was dich gerade dazu gebracht hat, gerade jetzt das zu essen, was du isst. Du kannst dir auch in speziellen Kursen oder mit Hilfe eines Psychotherapeuten dabei helfen lassen, deine emotionalen Auslöser ausfindig zu machen und Alternativen für das Essen zu finden. Mit Genuss und bewusst gesunde und leichte Kost zu essen gehört dazu. Dein Thermomix hilft dir dabei, denn mit ihm kannst du einfach und schnell die köstlichsten Gerichte zubereiten.

Einige leckere Gerichte möchte ich dir hier nennen:

LACHS MIT BROKKOLI PÜREE

Zutaten:
- 1 Brokkoli
- 2 Lachsfilet
- 50g Schmand, 24%
- 1 Liter Gemüsebrühe
- 1 Prise Muskat
- Salz und Pfeffer zum Abschmecken

Zubereitung:
1. Zunächst die Gemüsebrühe in den Thermomix geben.
2. Den Brokkoli in einzelne Röschen zerteilen, in den Gareinsatz geben und den Gareinsatz einhängen.
3. Den Varoma mit Backpapier auslegen, die Lachsfilets darauf verteilen und mit Salz und Pfeffer würzen.
4. Alles für 25 Minuten im Varoma auf der Stufe 1 garen lassen.
5. Danach den Varoma abnehmen, das Sieb herausnehmen du die Gemüsebrühe wegschütten.
6. Den Brokkoli zusammen mit dem Schmand und den Gewürzen in den Thermomix geben und den Brokkoli 10 Sekunden lang auf der Stufe 8 pürieren.
7. Zum Anrichten das Brokkoli Püree auf zwei Tellern verteilen und jeweils ein Stück fertigen Lachs darauf verteilen.

Eckdaten
Portionen: 2, Punkte: 3, Zubereitung: 30 Minuten

ASIATISCHE HÜHNCHENPFANNE MIT GEMÜSE

Zutaten:

- 800g Hühnerbrustfilet
- 250g Brokkoli
- 2 Möhren
- 2 rote Paprika
- 1 Glas Bambussprossen
- 100ml Hühnerbrühe
- 4 EL Sojasause
- Salz und Chili zum Abschmecken
- Öl zum Anbraten

Zubereitung:

1. Zunächst das Fleisch waschen, trocken tupfen, würfeln und anschließend mit dem Öl in einer Pfanne anbraten.
2. Danach die Möhren schälen und in Scheiben schneiden, den Brokkoli in einzelne Röschen teilen und die Paprika in mundgerechte Stücke schneiden.
3. Die Bambussprossen abtropfen lassen.
4. Nun das ganze Gemüse in den Thermomix geben und 10 Minuten lang auf Stufe 3 und bei 100 °C andünsten.
5. Anschließend das Gemüse mit der Gemüsebrühe ablöschen und die Sojasause mit hinzugeben.
6. Das Hühnerfleisch mit in den Thermomix geben, alles zusammen 5 Minuten lang auf der Stufe 2 und bei 80°C leicht köcheln lassen und abschließend alles entsprechend der Gewürze abschmecken.

Eckdaten

Portionen: 4, Punkte: 0, Zubereitung: 35 Minuten

Oder wie wäre es mit diesem leichten Eiersalat, der auch für die Low Carb Ernährung geeignet ist:

Dazu brauchst du für 2 Portionen 4 abgekühlte, geschälte, hartgekochte Eier (die kannst du in der Varoma Stufe deines Thermomix im Mixtopf mit Gareinsatz 14 Minuten kochen), 110 g gekochten Schinken, 100 g Creme fraîche, 1 El Senf, Petersilie, Schnittlauch, sowie Salz und Pfeffer zum Abschmecken.

Gib die Eier zusammen mit dem Schinken in den Mixtopf und lasse sie auf Stufe 2 für 2-3 Sekunden zerkleinern, gib die Creme fraîche und den Senf dazu und vermenge alles noch einmal kurz auf Stufe 2. Gib die klein geschnittenen Kräuter dazu und schmecke mit Salz und Pfeffer ab. Guten Appetit!

Frisch Verliebte nehmen leichter ab. Das ist keine reine Binsenweisheit, denn Glücksgefühle reden ein paar Takte mit, wenn es um unsere Figur geht. Ein guter Grund, einmal wieder auf die Pirsch zu gehen und sich Hals über Kopf zu verlieben? Erfahre es im nächsten Kapitel!

22: Nimmst Du schneller ab, wenn Du glücklich bist?

„Wenn ich endlich abgenommen habe, werde ich glücklich sein!"

Geht es dir genauso? Denkst du, dass du nur oder erst glücklich sein kannst, wenn du dein Wunschgewicht hast? Dann lass mich dir einmal die Frage stellen (für den Fall, dass es für dich zutrifft):

„Wie glücklich warst du, als du schon einmal dieses Traumgewicht hattest?"

Meist ist es doch so, dass wir von Glücksmomenten sprechen. Augenblicke, in denen wir uns rundum glücklich fühlen, die aber fast immer nur kurz währen. Wahres Glück bedeutet eben doch nicht, den ganzen Tag blauäugig, strahlend und kichernd durch die Gegend zu laufen und niemals Probleme oder Sorgen zu haben. Trotzdem sieht man dir Glück an. Es macht dich strahlend schön. Zum Beispiel dann, wenn du frisch verliebt bist. Aber auch manche Schwangere haben diesen Ausdruck tiefen Glücks in sich. Sie schimmern, schweben, haben ein inneres Leuchten und strahlen eine Grundzufriedenheit aus, die ansteckend ist.

Dabei ist Glück doch so wichtig für uns und unser körperliches und seelische Wohlbefinden. Es baut Stress ab, sorgt dafür, dass wir uns besser entspannen können und dass die Produktion gesundmachender Stoffe in unserem Körper auf Hochtouren läuft. Doch meist stellt sich sehr schnell wieder die Alltagsroutine ein und mit ihr der Stress. **Doch Stress ist der größte Feind einer guten Figur.** Er bremst nicht nur deine Abnahme, er kann sie sogar komplett unmöglich machen.

Gestatte mir noch eine weitere Frage: *„Was bist du, wenn du nicht glücklich bist?"* Unzufrieden, empört, unglücklich, gestresst, genervt, wütend, einsam, traurig, verletzt?

Tatsächlich ist es häufig so, dass in den Momenten, in denen wir nicht glücklich sind, negative Gedanken und Gefühle die Oberhand haben. Selbstzweifel, Unzufriedenheit, Schwarzsehen, Druck, Ängste, Leistungsdruck und allen voran Stress sind es, die uns in diesen Zeiten sehr oft dauerhaft in den Fängen haben. Doch solche negative Gefühlslagen, die dauerhaft fortbestehen, sind der Nährboden, auf dem chronischer Stress gedeiht.

Doch welche Auswirkungen auf Gesundheit und Figur hat chronischer Stress?

Du schläfst schlechter, wodurch der Stress noch schlimmer wird
Du hast öfter Appetit
Du hast mehr Hunger
Du fühlst dich weniger schnell satt
Dein Körper signalisiert Heißhunger auf Süßes

Für diese Missstände gibt es vor allem einen Verantwortlichen: das Stresshormon Cortisol. Es sorgt unter anderem dafür, dass ein erhöhter Insulinspiegel im Blut besteht. Doch Insulin, das haben wir ja schon einmal angesprochen, verhindert, dass unser Körper eigene Fettzellen zur Energiegewinnung heranziehen kann. Du kannst also hungern, wie du willst: **Bei Stress kannst du kein Fett abbauen!**

Das heißt, selbst, wenn du es schaffst, allen Heißhunger Attacken standzuhalten, wirst du nicht abnehmen können, solange du unglücklich und gestresst bist. Na, wenn das nicht genug Gründe sind, täglich dafür zu sorgen, dass du dich glücklich fühlst! Mit unseren „Ich bin glücklich"-Sprüchen fällt dir diese Aufgabe deutlich leichter (Sprüche am Ende dieses Kapitels).

Auch die richtige Ernährungsform kann dazu beitragen, dass du dich glücklich fühlst. Deswegen betone ich immer wieder, dass du dir genau das Abnehmprogramm auswählst, was deinen Neigungen und Essgewohnheiten am besten gerecht werden kann. Ein Mensch, der von jeher ungern Fleisch und Eiweiße isst, wird mit einer Low Carb Diät nie und nimmer glücklich werden können. Doch genauso wird ein überzeugter Fleischesser bestimmt unglücklich, wenn er plötzlich vegetarisch oder gar vegan essen soll, nur, weil pflanzliche Kost so herrlich kalorienarm ist. Du siehst, worauf ich hinaus möchte: Es muss einfach zu dir passen.

Selbst wenn deine Mitbewohner, sei es dein Partner, deine Familie oder sonst wer, ganz andere Vorlieben haben, solltest du dich trotzdem und gerade beim Abnehmen mit dem Essen bekochen, dass dich glücklich macht.

Das kann zwar bedeuten, dass du täglich verschiedene Gerichte kochen musst, aber selbst das ist für deinen Thermomix eigentlich gar kein Problem. Denn er bietet dir ja auf mehreren Ebenen Platz, verschiedene Nahrungsmittel gleichzeitig zu garen.

Du möchtest vielleicht auf Kohlenhydrate verzichten, deine Familie aber nicht? Kein Problem! Beim Klassiker Spinat mit Kartoffeln und Ei zum Beispiel garst du für deine Lieben in kleine Würfel geschnittene Kartoffeln im Garkörbchen einfach mit, während der Spinat schon im Varoma dampfgart. Der Aufwand ist der gleiche, und während du dich kräftig an Spinat und Ei satt isst, können alle anderen auch bei den Kartoffeln zugreifen. Du kannst dir übrigens gleichzeitig im Mixtopf deine Eier kochen oder pochieren. Wenn du sie lieber braten möchtest, zückst du einfache eine Pfanne.

SPINAT MIT SPIEGELEI UND KARTOFFELN

Zutaten:

- 450g Kartoffeln
- 500g frischer Spinat
- 4 Eier
- 500g Gemüsebrühe
- 1 Zwiebel
- 1 Knoblauchzehe

- ½ Bund Petersilie
- 50g Cremefine 7%, zum Kochen
- 20g Butter
- 20g Mehl
- 1 Prise Muskat
- Salz und Pfeffer zum Abschmecken

Zubereitung:

1. Wasche zunächst den Spinat und gib ihn anschließend in den Varoma
2. Wiege nun die Gemüsebrühe ein. Die Kartoffeln schälst und würfelst du grob. Gib sie folgend mit in das Garkörbchen, um sie mit zu garen.
3. Setze nun den Varoma auf den Thermomix auf und gare die Kartoffeln 30 Minuten lang auf der Stufe 2.
4. Anschließend stellst du die Kartoffeln warm und fängst den Kochsud für später auf.
5. Schäle folgend die Zwiebel und den Knoblauch und gib beides 4 Sekunden lang auf der Stufe 5 in den Thermomix.
6. Füge folgend die Butter hinzu und dünste beides 2 ½ Minuten lang auf der Stufe 2 im Varoma an.
7. Anschließend kannst du das Mehl hinzugeben. Vermenge es mit dem Zwiebelgemisch und schwitze alles nochmal für 2 ½ Minuten im Varoma an.
8. Nun fügst du 100ml vom Kochsud und das Cremefine mit in den Varoma, verrührst alles zu einer Soße und lässt diese 5 Minuten lang bei 100°C auf der Stufe 2 aufkochen. Die fertige Soße schmeckst du mit dem Muskat, dem Salz und dem Pfeffer ab.
9. Zwischenzeitlich kannst du jetzt schon die Spiegeleier anbraten.
10. Wenn die Soße fertig ist, gibst du den Spinat in den Thermomix und hackst in 4 Sekunden lang auf der Stufe 4. Schmecke den Spinat ebenfalls mit etwas Salz und Pfeffer ab.
11. Richte nun die Kartoffeln mit dem Spinat und den Spiegeleiern an (bei deiner Portion, kannst du, je nach Bedarf, die Kartoffeln weglassen.)

Kalorien-Tipp: Du kannst, um Kalorien zu sparen, die Kartoffeln auch durch Kohlrabi, oder durch Kürbis ersetzen. Die Garzeit dabei entsprechend anpassen.

Eckdaten

Zubereitung: 1 Stunde, Punkte: 9, Portionen: 2

Ich wünsche dir einen glücklichen Tag!

P.S.: Wenn du dich den ganzen Tag streng an die Vorgaben hältst, dir dann aber der Feierabend in die Quere kommt, wird dich mein nächstes Kapitel interessieren. Freue dich drauf.

Die besten „Ich bin glücklich"-Sprüche

Schreibe dir deinen Lieblingsspruch auf ein Blatt Papier und bewahre das Papier so auf, dass du es immer dann zur Hand nehmen kannst, wenn du ein paar gute Worte brauchen kannst.

Gib jedem Tag die Chance dazu, der beste deines Lebens zu werden.

Das Glück besteht darin, das zu mögen, was man muss, und zu dürfen, was man mag.

Genieße diesen einzigartigen Moment!

Glück macht schön, entscheide dich dafür, schön zu sein!

Schließe ab mit dem, was war. Sei glücklich mit dem, was ist. Sei neugierig auf was da kommt. Dein Leben ist schön, von einfach war nie die Rede.

Das Glück des Augenblicks besteht darin, dass deine Gedanken dort sind, wo du bist.

Glück ist kein Lebensziel, sondern eine Lebensweise.

In jeder Minute, in der du unglücklich bist, verlierst du 60 Sekunden Glück.

Ergreife Chancen und mache Fehler, daran wirst du wachsen!

Lächele und die Welt wird mit dir lächeln.

Egal, wo du jetzt stehst, denke daran, dass nichts so sein muss, nur weil es immer so gewesen ist.

Glück hat nichts mit Glück zu tun und es ist auch kein Zufall.

Es gibt viele Wege zum Glück. Einer ist, aufhören zu jammern!

Alles war zunächst unmöglich, bis es einer gemacht hat.

Beginne zu leben, denn es nützt dir nichts, der fleißigste Mensch auf dem Friedhof zu sein.

Es gibt keinen Fahrstuhl zum Erfolg, Du musst die Treppe nehmen.

Manchmal verstehen die Menschen deinen Weg nicht. Müssen sie auch nicht. Es ist nicht ihrer.

Ein Diamant ist ein Stück Kohle, das Ausdauer hatte.

23: Figurfalle Feierabend:

Warum Deine Freizeit Deiner Figur im Weg steht

Wer kennt das nicht: Am Ende eines langen Tages kommst du nach Hause, wirfst die Business-Klamotten in die Ecke und willst am liebsten nichts mehr hören und nichts mehr sehen. Dein Sofa ist dein bester Freund und der Anruf beim Lieferservice rettet deinen Abend. Knabberkram, Fernbedienung in die Hand und „Extreme Couching" sind die einzigen Belastungen, die du jetzt noch erträgst.

Sicher, Erholung ist sehr wichtig. Mit regelmäßigen Erholungszeiten sorgst du nicht nur dafür, dass dein Körper gesund bleibt, auch den emotionalen und seelischen Folgen von Stress und Überlastung kannst du mit ausreichend Schlaf, regelmäßigen Ruhezeiten und eben auch einer ausgedehnten „Sitzung" auf deinem Sofa wunderbar vorbeugen. Doch wenn du den ganzen Tag kaum Bewegung bekommst und dann auch noch am Abend nur vor dem Fernseher relaxt, kann das deiner Figur, aber auch deiner Gesundheit erheblich schaden.

Dazu birgt gerade das Entspannen zu Hause einige typische zusätzliche Figur-Fallen, derer sich die meisten Menschen nicht bewusst sind.

Feierabend-Falle 1: Essen ganz nebenbei

Die Lieblingsserie läuft schon, jetzt nichts wie auf die Couch und schnell noch etwas zu Abend essen. Ganz gleich, ob selbstgemacht oder vom Lieferservice: Lecker muss es sein.

Doch wenn du nur so nebenbei isst, stellst du dich nicht richtig auf das Essen ein. Am gedeckten Tisch bewusst und vor allem Ablenkungs-frei zu essen, bekommt deiner Figur deutlich besser. Du nimmst wahr, was du isst, und vor allem wie viel. Denn auf deinem eigenen Teller hast du einen guten Vergleich.

In Aluminiumschalen und sonstigen Essensboxen lauern häufig sehr viel größere Portionen, als du sonst zu dir nimmst. Dazu kommt, dass du nebenbei auf dem Sofa sowieso dazu neigst, einfach weiter zu essen, obwohl du eigentlich schon satt bist. Oft kommt es sogar vor, dass man sogar „vergisst", dass man eigentlich schon ausgiebig gegessen hat, so dass vor dem Schlafengehen noch einmal ein obligatorischer Gang zum Kühlschrank folgt!

Mit dem Thermomix kannst du auf das Gramm genau die Portionen zubereiten, die deine Figur schlank halten. Dein Abendessen ist frisch, gesund und macht dich lecker satt. Dabei nimmt der Küchenroboter dir die meiste Arbeit ab. Einfüllen, abwiegen und auf das Knöpfchen drücken - fertig. Hier ein einfaches Rezept für den Feierabend:

SPAGHETTI MIT SCHINKENSOSSE

Zutaten:

- 50g Spaghetti
- 75g Kochschinken
- 1 rote Zwiebel
- 1 Knoblauchzehe
- 2 Zweige frische Petersilie
- 1 Stängel frischer Schnittlauch
- 75ml Gemüsebrühe
- 75ml Milch, 1,5%
- 1 TL Olivenöl
- Salz und Pfeffer zum Abschmecken

Zubereitung:

1. Spaghetti nach Anleitung im Kochtopf kochen
2. Die Zwiebel und den Knoblauch schälen und beides zusammen mit der Petersilie und dem Schnittlauch 5 Sekunden lang auf der Stufe 5 in den Thermomix geben.
3. Den Kochschinken in Würfel schneiden und mit in den Thermomix geben.
4. Nun das Olivenöl hinzugeben und alles zusammen 3 Minuten lang auf der Stufe 1 im Varoma andünsten.
5. Abschließend die restlichen Zutaten hinzugeben und alles 12 Minuten lang bei 100°C im Linkslauf auf der Stufe 3 köcheln lassen. Nun noch alles mit etwas Salz und Pfeffer abschmecken und genießen.

Eckdaten

Portion: 1, Punkte: 8, Zubereitung: 20 Minuten

Feierabend-Falle 2: Knabbern und Faulenzen

Die großen Kinos haben es schon früh erkannt: Filme machen mit Knabberzeug besonders viel Spaß. Dies liegt unter anderem daran, dass uns das Kauen und das Essen entspannen. Und das ist bei vielen Filmen, die wir uns anschauen, auch nötig. Denn die Handlung baut Spannungen und Stress in uns auf. Stress, dem jedoch keine körperliche Bewegung folgt. Die klassischen Knabbersachen sind jedoch meistens voller Fette und leerer Kohlenhydrate. Hattest du dieses Plus an Energie nicht auf deinem Plan, dann legen sich diese Kalorien sehr schnell auf deinen Hüften ab.

Mit dem Thermomix kannst du dir schnell leckere und gesunde Knabber-Alternativen zaubern. Im Handumdrehen rührst du köstliche Dips und Saucen, raspelst und schnippelst Rohkost und Käse oder zauberst dir köstliche Low Carb Chips. So kannst du nach Herzenslust zugreifen und trotzdem abnehmen.

ORANGENCREME MIT SCHOKORASPELN

Zutaten:

- ½ Orange
- 65ml Orangensaft
- 70g Magerquark
- 2 TL Puddingpulver Vanille
- 2 TL Vanillezucker
- 1 EL dunkle Schokoraspel

Zubereitung:

1. Gib den Orangensaft zusammen mit dem Puddingpulver und dem Vanillezucker in den Thermomix und lass alles 7 Minuten auf der Stufe 3 und bei 100°C aufkochen.
2. Folgend fügst du den Magerquark hinzu und vermengst alles 1 Minute lang auf der Stufe 6 im Thermomix.
3. Schäle folgend die Orange und schneide sie in mundgerechte Stücke. Gib die Orangenstücke mit in den Thermomix und vermenge alles 15 Sekunden lang auf der Stufe 3.
4. Abschließend gibst du die Orangencreme in ein Schälchen und streust die Schokoraspel oben drüber. Wenn die Creme noch warm ist, schmilzt die Schokolade und schmeckt noch einmal ganz besonders.

Eckdaten

Portion: 1, Punkte: 10, Zubereitung: 10 Minuten

BROKKOMOLE - GUACAMOLE AUS BROKKOLI

Zutaten:

- 200g Brokkoli, gedünstet
- 1,5 EL Zitronensaft
- 1 Messerspitze Kreuzkümmel
- ¼ TL Knoblauchpulver
- ¼ TL Chili Pulver
- 1 EL TK-Zwiebelwürfel
- 1 Tomate, gewürfelt
- Salz zum Abschmecken

Zubereitung:

1. Gib alle Zutaten bis auf die Tomatenwürfel, für 5 Sekunden auf der Stufe 8 in den Thermomix.
2. Anschließend gibst du die Tomatenwürfel hinzu und vermengst alles 5 Sekunden lang, im Linkslauf, auf der Stufe 3. Schmecke den Dipp nun noch mit etwas Salz ab.
3. Schneide dir nun noch dein Lieblingsgemüse (Gurke, Möhre, Kohlrabi, Sellerie, Tomate, usw.) in Streifen und genieße deinen 0 Punkte Snack.

Eckdaten

Portion: 1, Punkte: 0, Zubereitung: 10 Minuten

Feierabend-Falle 3: Der Feierabend-Drink

Nach Hause kommen und ein leckerer Feierabend-Drink zum „Runterkommen". Für viele Menschen ist das schon fast eine Selbstverständlichkeit. Doch gerade Alkohol ist ein großer Figurkiller. Das liegt daran, dass Alkohol viele leere Kalorien enthält. Dazu kommt, dass Alkohol auch den Schlafrhythmus gehörig durcheinanderbringen kann. Doch ein unregelmäßiger Schlaf wirkt sich auch auf die Hormone aus, die für Appetit und Hunger zuständig sind. So bekommst du vermehrt Appetit auf Zwischenmahlzeiten, die deine Figur zusätzlich belasten.

Wenn du auf dein Gläschen am Abend nicht verzichten kannst, greife besser zu Wein als zu Bier. Doch berücksichtige die zusätzlichen Kalorien in deinem Tagesplan, so dass du dich mit dem Getränk nicht selbst sabotierst.

Feierabend-Falle 4: Zu spät ins Bett

Zu müde, um ins Bett zu gehen? Das passiert vielen. Doch willst du schlank werden und bleiben, solltest du auf 7-8 Stunden ungestörte Nachtruhe achten. Ganz gleich, wie groß die Versuchung ist, achte auf einen regelmäßigen Schlaf. So werden deine Mahlzeiten regelmäßiger, du vermeidest nächtliche Futterattacken und hast allgemein mehr Kontrolle über dein Essverhalten.

Du musst beim Abnehmen nicht alleine sein. Neben Verbündeten, die dich bei deinem Vorhaben unterstützen, können auch Hilfsmittel das schlanke Leben erleichtern. Eines der besten und vielfältigsten Hilfsmittel auf deinem Weg ist sicherlich dein Thermomix. Nutze ihn und du wirst sehen, wie viel leichter dir das Kochen und Planen deiner Mahlzeiten fällt. Über den Thermomix und andere Hilfsmittel wirst du in dem nächsten Kapitel mehr erfahren können.

24: Lass Dir helfen, Dein Thermomix nimmt den Auftrag ernst

Abnehmen mit Hilfsmitteln

„Eine starke Gemeinschaft" - dieser Werbeslogan hat es in sich. Warum solltest du dich alleine mit deinen Figurproblemen herumschlagen, wenn es doch viel leichter geht sich dabei helfen zu lassen? Da ich mir das auch so gedacht habe, werde ich dir in diesem Kapitel die wichtigsten Hilfsmittel vorstellen, die dich extrem beim Abnehmen unterstützen können.

Körperwaage

Eine Körperwaage kann dir gute Dienste leisten. Auch wenn kein Mensch möchte, dass du dich verzweifelt an ihre Ergebnisse klammerst, hilft sie dir doch dabei, zu kontrollieren, inwieweit du mit deinen Bemühungen Erfolg hast. Vor allem eine Waage, die eine Analyse der verschiedenen Strukturen des Körpers, also Wasser, Körperfett und Magermasse vornimmt, gibt dir recht objektive Wert. So erfährst du eben nicht nur, wie viel du aktuell wiegst, sondern auch - und das ist besonders wichtig, wenn du Sport und Ernährung miteinander kombinierst -, wie es um die Zusammensetzung deines Gewichts bestellt ist. Denn es kann frustrierend sein, wenn man seine Ernährung umstellt, beim Sport viel Schweiß verliert und die Waage trotzdem mehr anzeigt. Gut zu wissen, dass die schwerere Muskelmasse zu Buche schlägt.

Maßband

Das gute, alte Maßband kann dir manchmal die schöneren Erlebnisse bescheren als die Waage. Denn gerade Sport macht sich recht schnell in komplett veränderten Körpermaßen bemerkbar. Fett an Bauch, Beinen und Po wird abgebaut und Muskeln an Beinen, Armen, Taille und sonstigen Körperteilen bilden sich. Wo zuvor noch eine unschöne, wabbelige Masse war, strafft sich die Haut wieder um definierte Muskeln. Die neuen, verbesserten Maße geben dir beim Eintragen in dein Abnehm-Tagebuch eine ganz besondere Genugtuung.

Abnehm-Tagebuch

Ein Abnehm-Tagebuch, in das du alles einträgst, was mit dem Abnehmen zu tun hat, betrachte ich als Pflicht. Es hilft dir in vielen Belangen. Du kannst und solltest mit diesem Tagebuch schon beginnen, bevor dein eigentliches Abnehm-Programm startet. So kannst du dir schon einmal einen sehr guten Überblick über den Ist-Zustand machen. Deine Körperdaten und ein Vorher-Bild gehören genauso dazu, wie eine genaue Aufstellung darüber warum, wann und was du in dieser Zeit alles isst.

Das hilft dir dabei, dir darüber klarzuwerden, wo die Ursachen deines Übergewichtes zu finden sind. Darauf kannst du dann in deinem Abnehm-Programm direkt Rücksicht und vor allem Einfluss nehmen, umso schneller mehr Erfolg haben zu können. So wird dein Programm zu einer Lebens-verändernden Aktion. Mal sehen, vielleicht verlierst du neben dem einen oder anderen Kilo auch gleich noch Stress und einige andere ungesunde Lebensgewohnheiten.

Thermomix

Ein ganz wichtiges Element beim Abnehmen und vor allem beim Schlankbleiben ist gesunde, frische und wertvolle Nahrung. Denn dein Körper muss adäquat ernährt werden, damit du keine Heißhungeranfälle bekommst oder sonst welche Figur schädigenden Verhaltensweisen annimmst. Doch wenn du keinen Spaß am Kochen hast, wird es schwer, auf Dauer am Ball zu bleiben.

Deswegen lege ich dir unbedingt nah möglichst viele Gerichte mit dem Thermomix zuzubereiten. Denn mit der Riesenauswahl an schlanken Rezepten, die du dank der vielfältigen Funktionen dieses smarten Küchenhelfers einfach, schnell und lecker nachkochst, macht selbst dem größten Kochmuffel das Zubereiten einer gesunden und vor allem figurfreundlichen Mahlzeit Spaß. Ganz gleich, ob Frühstück, Mittag- oder Abendessen, dein Thermomix lässt keine Wünsche offen.

Dabei spielt es gar keine Rolle, für welche Ernährungsform du dich entscheidest: Für alle gibt es eine enorme Auswahl an köstlichen Rezepten. Alle von Menschen wie du und ich erprobt und für gut befunden!

Du machst eine kalorienbasierte Diät?

Sehr gut! Die Wiegefunktion des Thermomix lässt dich alle Zutaten grammgenau abwiegen. Du machst eine Low Carb Diät? Alles bestens! Hunderte von Low Carb Rezepten helfen dir dabei, köstliche Gerichte zu jeder Tageszeit zu genießen und damit abzunehmen, ohne zu hungern. Selbst auf Süßes musst du mit Low Carb Nachtischen aus dem Thermomix nicht verzichten.

Du siehst, mit dem Thermomix hast du einen deiner stärksten Verbündeten im Kampf gegen überflüssige Pfunde an deiner Seite. So macht jedem das Kochen Spaß, denn noch nie war es so einfach und noch nie ging es so schnell, ein gesundes, leckeres und schlankes Essen auf den Tisch zu bringen!

Manche Menschen müssen immer allen Trends und Entwicklungen hinterherlaufen. Wenn du es lieber altmodisch-analog magst, wirst du dich über die Tipps aus dem nächsten Kapitel freuen. Freue dich auf analoge Hilfsmittel beim Abnehmen.

25: Analoge Hilfsmittel, die Dir auf deinem schlanken Weg bei Seite stehen

Zugegeben, der Weg in dein schlankes Leben ist nicht immer nur mit Rosen gepflastert. Da kann es auch einmal schwer werden. Denke daran, vor allem, wenn du einen langen Weg vor dir hast, ist es wichtig, dass du dir auch einmal Zeit zum Genuss nimmst. Ganz gleich, ob du dich durch eine Massage verwöhnen lässt, dir bei einem Bad oder Saunabesuch Entspannung gönnst, oder auch einfach mal ein Wochenende lang nur ausspannst.

Zum Genuss kann es jedoch auch gehören, dass du dir einmal dein Lieblingsgericht gönnst. Keine Sorge, deswegen ist noch lange nicht dein Diäterfolg gefährdet. Ganz im Gegenteil: so kannst du wirkungsvoll unkontrollierten Essanfällen vorbeugen.

Doch übertreiben solltest du mit solchen Ausflügen in alte Gewohnheiten nicht. Dabei helfen, den Überblick zu behalten, kann dir ein **Essenstagebuch.** In diesem solltest du dein Gewicht, aber auch all das notieren, was du über den Tag verteilt zu dir nimmst. Nicht nur alles, was du isst, sondern auch alle Getränke, sogar Wasser. Idealerweise hältst du auch die Zeit fest, zu der du etwas zu dir nimmst. So bekommst du Auskunft darüber, welche Essensgewohnheiten du hast. Wann isst du? Was isst du? Warum isst du?

Du erhältst aber auch eine Antwort auf Fragen wie: **„Durch welche Nahrungsmittel und Nahrungsmittelkombinationen nimmst du zu oder auch ab?"** Die Antwort kriegst du ja spätestens am Folgetag auf der Waage.

Übrigens solltest du auch beachten, dass deine Trinkmenge und sogar die Zeit, zu der du trinkst, einen erheblichen Einfluss auf dein aktuelles Körpergewicht haben können. Trinke also am besten deine Tagesmenge schon vor 19 Uhr.

Verwende für dein Essenstagebuch am besten ein Notizbuch im Din-A-5- oder Din-A-6-Format. Dann startest du morgens damit, auf der linken Seite die ersten Eintragungen zu machen. So hast du später die Möglichkeit, auf der rechten Seite noch Ergänzungen zu machen, wenn du dir später die ganze Sache noch einmal durcharbeitest.

Ein kleines Format deines Tagebuches hat den Vorteil, dass du es ständig bei dir tragen kannst. So kannst du jedes Mal, wenn du es brauchst, es aus der Tasche nehmen und deine Aufzeichnungen ergänzen.

Es ist auch anzuraten, dass du alle deine Mahlzeiten für die kommende Woche schon am Wochenende zuvor durchplanst. Das erleichtert dir das Einkaufen genauso wie die sonstige Planung und Durchführung der Essensvorbereitung. Sorge dafür, dass du die richtigen Kochbücher im Hause hast, damit du eine Übersicht über die benötigten Zutaten bekommst.

Sei konsequent beim Einkaufen und hüte dich vor Spontaneinkäufen. Was du nicht im Haus hast, wirst du auch nicht essen. Unsere exakten, 1:1 nachkochbaren Rezepte machen dir das Planen leicht.

Eine **Nährstofftabelle** kann dir, vor allem wenn du noch wenig Erfahrung mit gesunder Ernährung hast, sehr viel Hilfe bieten. Du bekommst dadurch schnell ein Gefühl dafür, welche Nahrungsmittel ein gutes Verhältnis zwischen Energiemenge und Nährstoffen aufweisen. Denn je hochwertiger deine Lebensmittel sind, desto besser. Du kannst deinem Körper alles liefern, was er benötigt. Suchst du dazu aber die Lebensmittel aus, die dir wenig Energie liefern, kannst du clever erfolgreich abnehmen.

Gerade Menschen, die nicht gewohnt sind, Sport zu treiben, sollten es sich so einfach wie möglich machen, damit zu starten. Das kannst du damit erreichen, dass du dir einen Gymnastikball für zu Hause kaufst oder einfach nur ein Springseil. So einfach und kostengünstig solche Maßnahmen erst einmal scheinen, sie können es ungemein in sich haben. Zum einen kann jeder ganz schnell damit umgehen, ohne erst stundenlang zu lernen, wie er diese Apparate handhaben muss. Dazu sind sie einfach sichtbar aufzubewahren, so dass du sie immer in Sichtweite hast. Vergessen, heute zu trainieren? Nein, das ist nur eine faule Ausrede. Du kannst mit solchen analogen Helfern problemlos zu Hause trainieren und auch einmal nur ein paar wenige freie Minuten nutzen. Keine langwierige Anfahrt, keine Folgekosten, keine lange Aufbauarbeit.

Auch bei der größten Disziplin kann es vorkommen, dass du deinen Hunger nicht im Griff hast. Vor allem wenn dies zu regelmäßigen Tageszeiten vorkommt, kannst du auch einmal zu pflanzlichen Quellstoffen greifen. Das sind meist Pulver, die du mit viel Flüssigkeit einnimmst. Sie quellen in deinem Magen dann auf und vermitteln dir dadurch ein Sättigungsgefühl. Sie können, einmal aufgequollen, bis zu achtzehn Mal so voluminös sein wie zu Beginn. So wirst du automatisch weniger Essen zu dir nehmen, auch wenn es sich dabei um deine Lieblingsspeise handelt. Beachte aber bitte, dass die Einnahme solcher Stoffe nur die Ausnahme sein sollte und nicht die Regel, immerhin möchtest du ja erreichen, dass du dauerhaft schlanke Gewohnheiten erlernst.

Du liebst es eher digital und dir kann es gar nicht Hightech genug sein? Dann lass dir doch einfach durch die richtigen digitalen Helfer den Alltag erleichtern. Wie das aussehen kann, erfährst du in dem nächsten Kapitel.

26: Der neue Thermomix und andere digitale Helfer zur Idealfigur

ie moderne Zeit erleichtert uns viele Bereiche des alltäglichen Lebens. Die verschiedensten Haushaltsgeräte lassen sich inzwischen einfach zentral steuern, selbst, wenn wir gar nicht anwesend sind. Längst hat die Vernetzung vieler Maschinen Einzug in unseren Häusern gehalten und der Schlüssel zum Glück sind das Internet und vielfach das Smartphone.

Deswegen möchte ich diesen Westentaschen-Computern zuerst die Aufmerksamkeit schenken. Es gibt tatsächlich eine große Auswahl an Erweiterungsprogrammen, so genannten Apps für Smartphones, die dir bei deinem Vorhaben behilflich sein können. Sie sind schnell aus den entsprechenden Plattformen wie

https://play.google.com/store

oder

https://www.apple.com/de/

heruntergeladen und auf dem Gerät installiert.

Activity Tracker

Activity Tracker sind Apps, die deine Bewegungen verfolgen und für dich errechnen, wie viel Energie du an deinem Tag durch Bewegung verbraucht hast. Gleich ob du dich auf der Arbeit hin und her bewegst, durch den Park trottest oder ein anderes Fitnessprogramm absolvierst, mit ein paar wenigen Einstellungen ist alles protokolliert.

Gesundheitstracker

Gesundheitstracker gehen einen Schritt weiter. Mit ihnen kannst du neben deinen reinen sportlichen Aktivitäten auch alle anderen Bemühungen protokollieren, die du im Rahmen deines Abnehm-Programms unternimmst. Du kannst diese also ähnlich verwenden wie ein Abnehm-Tagebuch. Sei es deine Flüssigkeitsmenge, die Lebensmittel, die du zu dir genommen hast, deine sportlichen Aktivitäten, deinen Puls und deinen Blutdruck – alles kannst du mit solchen Apps verwalten. Selbst deine Schlafgewohnheiten hält ein solches Mini-Programm fest.

Notierst du deine Lebensmittel darin, rechnen solche Apps meist auch noch gleich den Kaloriengehalt deines Essens aus.

Nährwert-Tabellen

Eine ganz praktische Unterstützung im Alltag bieten Nährwert- und Kalorientabellen. Sie geben dir schnell Übersicht darüber, welche Lebensmittel welchen Gehalt haben. So wird es leichter für dich, die richtigen Ess-Entscheidungen zu treffen. Eine gute Nährwert Tabelle sollte dir mindestens Auskunft über die 3 wichtigen Nährstoffarten (Kohlenhydrate, Eiweiße und Fette) geben, während eine Kalorientabelle nicht so weit gehen muss.

Trennkost-Apps

Eine Auswahl an Trennkost-Apps erleichtert dir den Einstieg in die Welt dieser Abnehm-Philosophie. Hier findest du teilweise Infos und Hintergrundwissen zu dieser Ernährungsform aber auch Rezepte bringen dich teilweise weiter.

Thermomix-Apps

Du bist ein Thermomix-Anfänger oder ständig auf der Suche nach neuen Anregungen, Rezepten und Tipps? Dann wird dich sicher die große Auswahl an Apps begeistern, die es rund um den Küchenroboter gibt.

Seit 2014 ist der neue Thermomix TM5 auf dem Markt. War schon sein Vorgänger, der TM31 mit einer Menge digitaler Funktionen ausgestattet, so treibt es der TM5 auf die Spitze. Cookidoo ist die Schnittstelle, mit der du die original Thermomix App personalisieren kannst. So steht dir eine ganze Welt an Rezepten zur Verfügung. Analoge und digitale Kochbücher zu den verschiedensten Themen und Ernährungsformen runden das digitale Angebot ab. So hast du nicht nur jederzeit Zugriff auf deine Lieblingsrezepte, sondern kannst dir unterwegs einen Wochenplaner sowie eine Einkaufsliste erstellen lassen. Die Rezepte, die du dir unterwegs ausgesucht hast, kannst du über die Schnittstelle Cook-Key dann zu Hause bequem per W-LAN auf deinen Thermomix TM5 übertragen.

Was, wenn du zunächst prima abgenommen hast und ganz stolz auf dich bist, aber kaum beginnst du wieder ein bisschen mehr zu essen, hast du in nullkommanix wieder alles drauf? Schlimmer noch, nach ein paar Tagen schreien dich plötzlich Zahlen auf der Anzeigetafel deiner Waage an, vor denen du dich immer gefürchtet hast. Der Jojo-Effekt hat wieder zugeschlagen. Wie du es schaffst, Dank deines Thermomix diesem gefürchteten Erfolgskiller zu entkommen, zeige ich dir in dem nächsten Kapitel. Bleibe dran und werde endlich erfolgreich schlank.

27: Der gefürchtete Jo-Jo Effekt - bleibe mit dem Thermomix auf dem schlanken Weg

„3,5 kg in zwei Tagen!", „10 kg in drei Wochen" oder auch „Die Last Minute Diät, mit der du bis zum Sonntag deine Bikini-Figur wieder hast". So und so ähnlich klingen die Versprechen von Blitzdiäten. Doch so verlockend es auch klingt: solche Blitzdiäten sind ungeeignet, um dauerhaft schlank zu werden und es auch zu bleiben.

Dass dies so ist, liegt zum großen Teil an der Menschheitsgeschichte und daran, dass unser Organismus extrem anpassungsfähig ist. Denn die Tatsache, dass wir nur warten müssen, bis der Supermarkt am Vormittag seine Pforten öffnet, um alle Köstlichkeiten dieser Welt zu Füßen liegen zu haben - dieses Schlaraffenland ist erst seit sehr kurzer Zeit in Deutschland real. So kurz, dass sich unser Organismus noch lange nicht anpassen konnte.

Vielmehr war und ist es in vielen Teilen der Welt auch heute noch normal, dass es immer wieder zu Zeiten kommt, in denen die Nahrung knapp ist. Sei es, dass ein Winter besonders kalt und lang ist, es zu einer Missernte kommt oder Krankheiten und Kriege über das Land ziehen. Ursachen gab und gibt es genug, dass Nahrung nicht oder zumindest nicht in ausreichender Menge und in der uns gewohnten Vielfalt zur Verfügung steht.

Nehmen wir weniger Nahrung zu uns als gewohnt, beginnt unser Körper dementsprechend schon sehr schnell damit, sich auf einen Notstand einzustellen. In weiser Voraussicht beginnt er damit seinen Energieverbrauch zu senken. Er kommt also schon nach kurzer Zeit mit der geringeren Essenszufuhr zurecht, ohne an überlebenswichtiger Substanz zu verlieren.

Bleibt die Notsituation bestehen, das heißt, quälst du dich weiter damit, zu wenig zu essen, beginnt der Körper dann erst damit, seine eigenen Energiereserven, sprich eingelagertes Fett zur Energieversorgung anzugreifen.

Doch merkt er sich, dass Not bestand, und versucht sich für eine mögliche nächste Krisenzeit vorzubereiten. Beginnst du irgendwann damit, wieder mehr zu essen, wird er zunächst den Überschuss schnell als zukünftige Notreserve in die Fettdepots einlagern, bevor er damit beginnt, seinen Energieverbrauch wieder zu steigern. Das bedeutet für dich dann aber leider: Dein Körper beginnt ganz schnell damit, das Körpergewicht wieder zu steigern.

Doch damit nicht genug. Denn seiner Logik folgend, will dein Körper das nächste Mal noch besser vorbereitet sein. So lagert er nach Möglichkeit gleich noch ein paar Extra Kilos an Fettdepots ein. Diese Vorsichtsmaßnahme ist als Jo-Jo Effekt bekannt.

Hier die ultimativen Tipps, wie du den <u>Jo-Jo Effekt vermeiden</u> kannst:

Nimm langsam ab:

Werde nicht ungeduldig beim Abnehmen. Denke daran, dass schnell abgenommenes Gewicht auch schnell wieder auf den Hüften landet. Vor allem Mono Diäten und Crash Diäten sorgen für anschließende Heißhungerattacken, was den Jo-Jo Effekt noch zusätzlich verstärkt.

Baue Muskelmasse auf:

Um den Energieverbrauch in deinem Körper möglichst hoch zu halten, solltest du zu deinem Ernährungsprogramm auch gleich Muskelmasse aufbauen. Das kannst du mit einem geeigneten Trainingsprogramm erreichen.

Vermehre die Anzahl der Kraftwerke in deinen Zellen:

Mitochondrien, die Kraftwerke der Zellen, sind es, die in jeder einzelnen Körperzelle Nahrungsenergie in Arbeitsenergie umwandeln. Ihre Anzahl in den Zellen kannst du mit Hilfe eines regelmäßigen Ausdauertrainings erhöhen.

Stelle nach der Diät deine Ernährung langsam wieder um:

Versuche, nachdem du dein Gewicht erreicht hast, kontrolliert und langsam zu einer dauerhaft praktikablen Ernährungsform zurück zu kommen. Sonst droht dir schnell der Jo-Jo Effekt.

Stelle deine Ernährung dauerhaft um:

Deine Ernährungs- und Lebensgewohnheiten haben dazu geführt, dass du zu viel Gewicht auf die Waage gebracht hast. Ganz gleich, ob dies langsam oder schnell passiert ist, am Ende warst du übergewichtig. Das bedeutet aber auch, dass du nach einer Diät nicht wieder in alte Gewohnheiten zurück verfallen darfst, wenn du dauerhaft schlank bleiben möchtest.

Stattdessen ist es wichtig, dass du eine abgemilderte Form der Ernährungsform praktizieren solltest, mit der du auch abgenommen hast.

Damit dir die Ernährungsumstellung leicht fällt, sie schnell geht und auch noch Spaß macht, setze doch einfach auf einen starken Verbündeten: auf deinen Thermomix. Mit seinen ganz einfachen Schritt-für-Schritt Rezepten macht er aus dir einen begeisterten Kochprofi, mit Geling-Garantie!

Mit deinem Thermomix hast du dauerhaft die komplette Kontrolle über die Nahrung, die du dir zuführst. Du ernährst deinen Körper und enthältst ihm nichts vor. Das heißt, gibst du ihm alles, was er zum Gesundsein benötigt, wird er dich mit einer guten Figur, einer großartigen Gesundheit und blendendem Aussehen belohnen. Gibt es bessere Argumente, als mit leichten und einfachen Thermomix Rezepten, endlich schlank und schön zu sein? Das wichtigste ist natürlich, dass du eine Liste von Lieblingsrezepten anfertigst, an denen du dauerhaft Gefallen hast.

Hier ein tolles **Schlank-Rezept**:

Schlankes Proteinbrot

Dieses köstliche Brot kannst du auch in Low Carb und anderen Trennkostdiäten bedenkenlos zum Abendbrot essen, denn in diesem Rezept verzichtest du komplett auf Mehl. Stattdessen brauchst du 60 g Mandeln, 160 g gelbe Leinsaat, 130 g Gluten, 1 Packung Trockenhefe oder auch ein Würfel frische Hefe, 1 TL Salz und 300 ml Wasser.

Wie immer beim Thermomix beginnen wir mit den trockenen Zutaten. Gib also zunächst die Mandeln für 10 Sekunden bei Stufe 10 in den Mixtopf. Danach kannst du schon alle anderen Zutaten einfüllen und das Ganze mit dem Knethaken für 2 Minuten kneten.

Nimm eine Kastenform von 25 cm Länge und lege sie derweil mit Backpapier aus. Fülle die Brotmasse hinein und lasse die Hefe an einem warmen Ort etwa 30 Minuten gehen. Zum Ende dieser Zeit heizt du deinen Backofen auf 180 °C vor und stellst dein Brot für 50 Minuten zum Backen in die Röhre. Lass es dir schmecken!

Wenn du einem festen Diätplan folgst, fühlst du dich sicher. Du weißt ganz genau, an welche Regeln du dich halten sollst und kannst sicher sein: auch wenn es vielleicht nicht immer so viel wie erhofft ist, aber Gewicht wirst du verlieren, so lange du dich daran hältst. Wie anders sieht es doch aus, wenn du die eigentliche Abnehmphase hinter dir hast? Dann willst du ja dein Gewicht halten, aber trotzdem auch leckere Sachen schlemmen können. Wie du das schaffst, zeige ich dir in dem nächsten Kapitel.

28: Mit dieser Ernährung schaffst Du es, Dein Gewicht zu halten

Sicher hast du dich auch schon oft gefragt, wie es sein kann, dass manche Menschen es schaffen, schlank zu bleiben, aber trotzdem immer wieder über die Stränge schlagen. Schlank sein und schlank bleiben bedeuten tatsächlich nicht, dass du ein Leben lang auf Diät sein musst. Ganz im Gegenteil, damit du schlank bleiben kannst, kommt es in erster Linie darauf an, was du zu dir nimmst.

Iss einen Salat vorweg:

Vor allem, wenn du es gewohnt bist, bei leckerem Essen gerne ein zweites oder gar drittes Mal zuzugreifen, wird dir dieser Trick helfen, schlank zu bleiben. Bevor du mit dem Kochen beginnst, solltest du dir zunächst einen Salat zubereiten. Diesen stellst du dir schon auf den Tisch, dann hast du später keinen Zeitdruck. Isst du vor der Hauptmahlzeit schon einmal einen Salat, dann wird dieser bereits deinen Magen füllen, so dass du weniger von der Hauptmahlzeit benötigst, um satt zu werden. Wähle eine Salatsauce aus, die wenig Energie, dafür aber wertvolle, pflanzliche Fette enthält.

Einige leckere Vorschläge:

COUSCOUSSALAT

Zutaten:

- 300g vorgegarter Couscous
- 2 Paprika
- 2 Strauchtomaten
- 1 rote Zwiebel
- 1 Knoblauchzehe
- 1 Handvoll frische Minze
- 300ml Gemüsebrühe
- 2 EL Tomatenmark
- Saft von ½ Zitrone
- Salz und Pfeffer zum Abschmecken

Zubereitung:

1. Schäle zunächst die Zwiebel und den Knoblauch.
2. Die Strauchtomaten viertest du und die Paprika schneidest du in mundgerechte Stücke.
3. Nun gibst du das Gemüse mit dem Tomatenmark und der Gemüsebrühe in den Thermomix und vermengst alles 60 Sekunden lang auf der Stufe 6.
4. Anschließend gibst du den Inhalt aus dem Thermomix in eine Salatschüssel, vermengst alles mit dem vorgegarten Couscous und schmeckst den Salat nun noch mit etwas Salz und Pfeffer ab.
5. Hacke die frische Minze nun noch in kleine Stücke und gib diese, zusammen mit dem Zitronensaft, über den Couscoussalat.

Eckdaten

Portion: 4, Punkte: 4, Zubereitung: 20 Minuten

Iss die richtigen Snacks:

Die meisten schlanken Frauen lassen die Finger von Chips und Co. Auch Schokolade essen sie normalerweise nur bewusst und nur ganz wenig auf einmal. Stattdessen setzen sie viel eher auf natürliche Knabbereien, wie Trockenfrüchte oder Nüsse. Diese liefern **viele wertvolle Nährstoffe** und machen schnell satt. Dabei sind sie im Großen und Ganzen naturbelassen und frei von chemischen Zusätzen und süchtig machenden Geschmacksverstärkern. Auch leckere, vitaminhaltige und vor allem selbst gemachte Smoothies bringen schnell viele Nährstoffe und lassen den Hunger auf Süßes schnell vergessen. Auch eine köstliche Nicecream kann deinen Tag versüßen und einen allzu heißen Sommertag zu etwas Besonderem machen. Mit dem Thermomix ein schneller und einfacher Genuss.

Einige Smoothie Rezepte als Inspiration:

PINKER KOKOS SMOOTHIE

Zutaten:

- 40g Himbeeren
- 5 Erdbeeren
- 1 kleiner Apfel
- 100ml Kokosmilch, fettarm

Zubereitung:

1. Gib alle Zutaten bis auf die Kokosmilch, für 15 Sekunden auf der Stufe 10 in den Thermomix (den Apfel solltest du zuvor entkernen).
2. Folgend gibst du die Kokosmilch hinzu und vermengst alles für weitere 20 Sekunden auf der Stufe 10.

Eckdaten

Portion: 1, Punkte: 7, Zubereitung: 10 Minuten

PETERSILIEN-GURKEN-SMOOTHIE MIT BIRNEN

Zutaten:

- 1 Bund Petersilie
- 1 Bio-Salatgurke, mit Schale
- 3 Birnen
- 1 Grapefruit
- 500ml Wasser, kalt

Zubereitung:

1. Gib zunächst die Petersilie, die Gurke (in Stücken) und die Birne (entkernt und in Stücken) in den Thermomix.
2. Presse die Grapefruit aus und gib den Saft mit in den Thermomix zu den übrigen Zutaten.
3. Nun setzt du den Messbecher in den Thermomix ein und pürierst alles 1 Minute lang auf der Stufe 10.
4. Füge nun das Wasser hinzu und lass abschließend alles für weitere 30 Sekunden auf der Stufe 10 pürieren.

Eckdaten

Portion: 3, Punkte: 0, Zubereitung: 10 Minuten

Hier ein superschnelles und vor allem superleichtes und schlankes **Nicecream-Rezept**, das dir den Tag versüßt, ohne Reue. Deine Lieben werden gerne mit dir schlemmen, weswegen ich dir das Rezept gleich für 4 Portionen liefere:

3 reife und tiefgefrorene Bananen (schneide sie im Vorfeld schon in mundgerechte Stücke und friere diese in einer Tiefkühltüte für mindestens 12 Stunden ein), 3 Esslöffel echten, entölten Kakao, 50 g Milch.

Die Zubereitung: ist denkbar einfach: Du gibst alles zusammen in den Mixtopf deines Thermomix und stellst diesen für 10 Sekunden auf Stufe 10, so dass die Nicecream herrlich cremig wird. Sollten die Masse nicht cremig genug werden, hebe kurz den Messbecher ab und gebe ein wenig mehr Milch dazu. Für die lieben Kleinen kannst du auch gerne noch einige Schokoladen Stückchen mit unterheben.

Setze auf Obst und Gemüse:

Kaum ein anderes Lebensmittel kann so viel Gutes für deinen Körper tun, wie Obst und Gemüse. Dabei spielt es keine Rolle, ob du sie in roher Form oder lieber gedünstet, gekocht oder gebraten isst. Die von der Deutschen Gesellschaft für Ernährung empfohlene Tagesmenge von 400 g verarbeitest du schnell und köstlich in deinem Thermomix. So wirst du nicht nur schlanker, sondern diese Vitamin- und Nährstoffbomben machen dich natürlich schön, von innen heraus. Deine Haut wird es dir besonders danken.

Ein Beispielrezept hierzu:

PAPAYAKOMPOTT

Zutaten:

- 2 reife Papayas
- 200g Litschis
- 300ml Ananassaft

Zubereitung:

1. Halbiere und entkerne die Papayas und entferne die Haut, bevor du das Fruchtfleisch in Würfel schneidest.
2. Anschließend schälst du die Litschis, halbierst sie und entfernst auch hier die Kerne.
3. Gib nun jeweils 1/3 der Papayas und der Litschis, zusammen mit dem Ananassaft, in den Thermomix und pürier alles auf der Stufe 10.
4. Erhitze das Fruchtpüree nun kurz bei 100°C auf der Stufe 3, gib das restliche Obst mit hinzu und lass alles für weitere 20 Minuten leicht einköcheln. Besonders gut schmeckt das Püree, wenn dddddu es noch warm genießt.

Eckdaten:

Portion: 4, Punkte: 2, Zubereitung: 30 Minuten

Vermeidungsstrategie:

Wenn du natürlich schlanke Menschen in ihren Gewohnheiten beobachtest, wirst du feststellen, dass diese häufig, viele Dinge verschmähen, die übergewichtige Menschen als unnötige Dickmacher „nebenbei" essen.

Sei es die Dekoration auf dem Teller, der Keks zum Kaffee, die letzte Kartoffel in der Schüssel, der Klecks Sauce, der sonst übrigbleiben würde und, und, und.

Vermeide in Zukunft alle die Dinge, die unnötig sind oder dir eigentlich eh nicht schmecken. Probiere doch einmal dein Sandwich mit Tomatenmark, anstatt Butter darauf zu schmieren. Das macht dieses nicht nur würziger, sondern spart dir pro Brot etwa 70 kcal. Stell dir vor, du isst täglich 3 Brote, dann ergibt das eine Kalorienbilanz von 76.650 kcal, die du dir mit dieser einfachen Maßnahme jedes Jahr sparen kannst. Das könnte im schlimmsten Fall den Unterschied zwischen 10 kg Körperfett mehr oder weniger ausmachen!

Ab und an mal alle Fünfe gerade sein lassen:

Da du nun nicht mehr auf Diät bist, ist es wichtig, dass du tatsächlich ausgewogen und vielseitig isst. Dazu darf es ab und zu auch einmal dein Lieblingsgericht aus alten, nicht so schlanken Tagen sein, welches auf den festlichen Tisch kommt.

Wichtig ist, dass du auch an solch einem Tag bewusst und glücklich isst. Würdige dein Essen in gebührender Weise. So kann das Essen zu etwas ganz Besonderem werden. Vor allem vermeidest du damit, dass Essen für dich zu einer emotionalen Angelegenheit wird.

Das Leben ist zu kurz, um verbittert auf jede Kalorie und jedes Lebensmittel schauen zu müssen. Willst du ein einigermaßen glückliches und vor allem schlankes Leben führen, dann erlaube und gönne dir immer wieder einmal deine Lieblingsgerichte. Deine Gleichung für die Zukunft sollte lauten: **Iss ausgiebig das Richtige und maßvoll vom Falschen.**

Wenn du zu den Menschen gehörst, die sich nicht 24 Stunden im Griff haben, sondern die vielmehr täglich Schlachten mit ihrem inneren Schweinehund austragen, werden dir sicher die Tipps aus dem nächsten Kapitel helfen. Mit diesen kannst **auch du** ein schlankes Leben führen - dauerhaft!

29: Die ultimativen Psychotricks, die dich dabei unterstützen, schlank zu bleiben

Dass eine schlanke Figur nicht nur etwas mit den Nahrungsmitteln zu tun hat, die du jeden Tag isst, das weißt du ja nun. Wie du dieses Wissen in deinem Alltag für dich arbeiten lassen kannst, das erfährst du in diesem Kapitel.

Trenne Emotionen und Essen:
Vermeide es, zu essen, wenn deine Emotionen überkochen oder du dich gelangweilt fühlst. Denn Emotionen sind kein guter Ratgeber für eine gesunde und schlanke Ernährung. Lerne in dich hineinzuhören und auf deinen Körper zu achten. Trainiere dir Ersatzhandlungen an, wenn du gestresst oder unter Druck bist. Bewege dich lieber zunächst ordentlich und spüre dann in dich hinein, um zu erfahren, ob du tatsächlich Hunger hast.

Alternativen für Frustessen und Co.:
Für natürlich schlanke Menschen hängt der Himmel auch nicht nur voller Geigen. Doch anstatt bei Ärger, Enttäuschung, Langeweile, Frust oder ähnlichem gleich den Kühlschrank zu plündern, haben sie alternative Strategien, um mit solchen Emotionen umzugehen. Lege dir also am besten auch einige solcher Strategien zurecht, um dauerhaft schlank bleiben zu können.

Mache dir eine Liste, auf der du notierst, was dich wirklich glücklich macht: deine Lieblingsmusik, ein ausgiebiges Telefonat mit deiner besten Freundin, ein wohliges Wannenbad, eine Shoppingtour oder vielleicht auch ein Kinobesuch könnten solche Strategien sein. Nimm die Liste zur Hand, wenn du bemerkst, dass du emotional aufgewühlt bist.

Lerne Achtsamkeit:
Was nützen dir all die tollen Strategien, wenn du gar nicht bewusst mitbekommst, dass du emotional erregt bist? Gar nichts. Da hilft nur, dass du dich in Achtsamkeit übst. Das bedeutet, dass du dir Ruhe und Zeit nimmst, um einmal in dich hineinzuhorchen. So kannst du lernen, dir körperliche Vorgänge bewusst zu machen und diese, später auch in anderen Lebenssituationen besser und vermehrt wahrzunehmen.

Iss in Ruhe:
Lerne, dass eine Mahlzeit eine Mahl<u>zeit</u> ist. Also eine Zeit, auf der du dich voll und ganz auf das Essen konzentrierst. Dazu gehört, dass das Ambiente für diese Mahlzeit passt. Ruhig, im Sitzen und mit wenig Ablenkung, das sind die Grundbedingungen für eine gesunde und vor allem schlank haltende Ernährung. Lerne, das Essen zu zelebrieren und vor allem bewusst zu essen. So verhinderst du, dass du unbewusst, zwischendurch unnötige und meist ungeeignete Dinge isst.

Auch das bewusste Zubereiten deiner Speisen hilft dir dabei, deine Mahlzeit intensiver und bewusster wahrzunehmen. Dabei solltest du jedoch möglichst nur positive Erlebnisse im Zusammenhang mit deinen Kocherfahrungen machen. Da hilft dir wunderbar dein Thermomix. Denn mit meinen **Schritt-für-Schritt-Rezepten**, die perfekt auf deinen Thermomix abgestimmt sind, gelingen deine Gerichte garantiert. Ohne anbrennen, ohne verkochen, immer lecker und vor allem immer wieder gleich lecker. Dafür sorgt unter anderem auch die Wiegevorrichtung, die dich jede Zutat grammgenau abwiegen lässt, direkt in den Mixtopf hinein, ohne weiteres Geschirr schmutzig zu machen, ohne umständliches Umschütten.

Je einfacher das Kochen für dich ist, desto sicherer wirst du am Ball bleiben und das selber kochen wird dir schnell in Fleisch und Blut übergehen. Beste Voraussetzungen dafür, die volle Kontrolle über alle Inhaltsstoffe in deinen Mahlzeiten zu behalten. So kannst du dich getrost für die Ernährungsform entscheiden, die zu dir passt. Egal, ob Weight Watchers, Low Carb oder irgendeine andere.

Hunger ist ein Signal:

Genau wie Müdigkeit oder auch Durst Signale deines Körpers sind, denen du Beachtung schenken solltest, ist auch der Hunger nichts Weiteres als ein Signal. Du hast keine körperlichen Nachteile, wenn du diesem Signal nicht sofort nachkommst. Du brauchst also nicht gleich in Panik auszubrechen, wenn du Hunger verspürst. Nimm ihn einfach einmal achtsam und bewusst wahr. Versuche mit Absicht ein wenig mehr Zeit verstreichen zu lassen, als nötig, bis du etwas isst. Achte darauf, was währenddessen in deinem Körper und in deiner Seele geschieht. Das kann eine sehr bereichernde Erfahrung sein.

Sei aktiv:

Die meisten Menschen, die ihr Leben lang schlank sind, treiben nicht exzessiv Sport. Manche sporteln sogar überhaupt nicht. Doch wenn du dir ihre Gewohnheiten anschaust, bemerkst du meist, dass sie sich trotzdem mehr bewegen, als viele Übergewichtige.

Mach es ihnen nach, indem du regelmäßig etwas Sport treibst und Bewegung in deinen Alltag einbaust. Sei es dein Garten, der sich über Pflege freut, dein Fahrrad, das dir beim Einkaufen dient oder indem du den ein oder anderen Weg statt mit dem Auto lieber zu Fuß bewältigst.

Dazu kann es hilfreich sein, wenn du dich und vor allem deine Reaktionen beobachtest. Du solltest eine Hausarbeit übernehmen? Anstatt dich zu beschweren, motiviere dich lieber und mache sie sofort. Vielleicht kannst du sie ja noch mit etwas Schönem kombinieren. Es regnet, so dass du lieber nicht laufen willst? Du hast doch den schönen Regenschirm oder die tolle Allwetterjacke im Schrank hängen. Nutze sie und erlebe, wie nah man sich auch bei schlechtem Wetter der Natur fühlen kann. Solche außergewöhnlichen Aktivitäten können sehr bereichernd sein.

Vermeide Verbote:

Dinge, die du dir verbietest, werden erst dadurch richtig interessant. Das kennst du sicher noch aus Kindertagen: Wird dir etwas verboten, kommen Emotionen mit ins Spiel. Doch dass Emotionen kein guter Begleiter sind, wenn es ums Essen geht, weißt du ja. Anstatt dich zu kasteien, lass besser zu, dass du die Dinge, die dir besonders lieb sind, hin und wieder ganz entspannt genießt. Sei es ein Eis, ein Riegel oder das geliebte Schweinebraten Rezept. Lerne, damit entspannter umzugehen.

Schlanke Menschen haben schlanke Gewohnheiten. Willst du es ihnen nachmachen, musst du auch einen schlanken Alltag leben. Wie so etwas aussehen kann, erfährst du in dem nächsten und letzten Kapitel. Freue dich darauf!

30: Gestalte Deinen Alltag Figur-freundlich und bleibe für immer schlank!

Der Thermomix hilft Dir dabei. - Die 7 besten „For ever Slim"-Hacks

Sicher, es gibt fast so viele verschiedene Diätformen, wie es Menschen auf unserem Planeten gibt. Da fällt es sehr schwer zu entscheiden, welche die beste für dich ist. Da hilft nur ausprobieren. Doch was auf alle Fälle machbar ist, ist zu unterscheiden, welche Maßnahmen figurfreundlich und welche eher -unfreundlich sind, denn ein Gewicht, lass uns einfach einmal 65 kg sagen, ist eben noch lange nicht nur 65 kg. Denn während eine Person mit 65 kg einen sportlichen, gesund wirkenden, straffen Body hat, sieht daneben eine andere Person mit der gleichen Größe und dem gleichen Gewicht schon leicht speckig aus.

Wenn ich also von einem figurfreundlichen Alltag spreche, dann gehören dazu eine Ernährungsform, sowie Lebensgewohnheiten, die fördern, dass du deine Figur verbesserst. Es geht also nicht nur um das Abnehmen, sondern auch um Figur-Formung.

Unter Figur-Formung versteht man, dass du deinen Körperfettanteil verminderst und gleichzeitig den Anteil an Muskelmasse erhöhst. Idealerweise bleibt dabei dein Körpergewicht gleich. Das hört sich zunächst nach nicht viel an, doch tatsächlich sieht man den Unterschied sehr extrem. Denn bei einem größeren Anteil an Muskelmasse wirkt die Figur deutlich schlanker. Die folgenden 7 Tipps helfen dir dabei, jeden Tag Figur-freundlich zu essen und zu handeln.

Iss ausreichend hochwertige Proteine:
Proteine sind die Bausteine des Körpers. Du bist also, was du isst, oder besser gesagt, du wirst zu dem, was du isst. Denn dein Organismus nutzt zugeführte Nährstoffe dazu, um sie 1:1 in deinen Organismus einzubauen. Allerdings haben Proteine und ihre Aminosäuren auch noch andere, sehr wichtige Funktionen in deinem Körper. Sie sorgen für eine gute Nährstoffversorgung durch das Blut, eine starke Immunabwehr und noch viele andere wichtige Funktionen.

Iss hochwertige Kohlenhydrate:
Kohlenhydrate sind unsere wichtigsten Energielieferanten, nur bei ihrer Auswahl solltest du wählerisch sein. Hochwertige Kohlenhydrate, vor allem am Morgen und am Mittag bringen dir Schwung und halten lange vor.

Iss wertvolle Fette:
Fette sind überlebenswichtig. Jede Körperzelle ist auf Fette angewiesen, um überleben zu können. Darüber hinaus ist unser Nervensystem besonders auf hochwertige Fette angewiesen, um einwandfrei arbeiten zu können.

Es ist jedoch nicht ausreichend, dass du gute Zutaten mit hochwertigen und frischen Inhaltsstoffen kaufst. Wichtig ist vor allem, dass möglichst viele dieser Inhaltsstoffe auch noch nach dem Zubereiten enthalten sind. Dein Thermomix ist nicht nur ein perfekter Helfer, wenn es darum geht, Rohkost zu verarbeiten, sondern kann auch mit besonders schonenden Garmethoden aufwarten. Der Varoma mit seinem Garkörbchen, zum Beispiel. Mit diesem kannst du dein Gemüse und Obst wunderbar schonend dampfgaren. So bleiben deine Speisen nicht nur sehr hübsch, sie enthalten auch nach dem Garen noch fast alle Nährstoffe. Diese können also problemlos deinem Körper zu Gute kommen.

Achte darauf, wann du was isst:
Nicht nur was du isst entscheidet, ob du schlank bleibst, sondern auch, wann du es isst. Die Faustregel gilt: **je früher am Tag, desto Kohlenhydrat-lastiger. Je später, desto mehr Proteine.**

Bereite deine Mahlzeiten zu Hause zu:
Um wirklich sicher sein zu können, dass deine Nahrung deiner Figur nutzt, solltest du sie so oft wie möglich selbst zubereiten. Nimm deine Mahlzeiten ernst und plane sie im Voraus. So kommst du so gut wie nie in die Verlegenheit, dir irgendetwas in Mund zu schieben. Mit praktischen Helfern wie dem Thermomix TM5 wirst du im Handumdrehen besser kochen, als viele Restaurants dies können. Nutze einfach mal die Rezepte aus meinem Buch hier. Ohne besondere Vorkenntnisse, ohne aufwendige Kochverfahren lernen zu müssen, aber dafür schnell, energiesparend und mit Geling-Garantie!

Bewege dich regelmäßig und ausreichend:
Ein gut funktionierender Stoffwechsel und ein hoher Anteil an Muskelmasse sorgen dafür, dass du dich wohl fühlst, Schwung hast und vor allem einen gut funktionierenden Stoffwechsel. So verzeiht dir dein Körper gerne auch einmal den einen oder anderen Fehltritt.

Ent-Stresse deinen Alltag:
Sorge für ausreichend Schlaf, von mindestens 7-8 Stunden täglich. Ausreichende Entspannungsphasen helfen dir darüber hinaus, die Produktion des Stresshormons Cortisol niedrig zu halten. Meditation, Atemübungen, Yoga, Tai Chi oder ähnliches helfen dir dabei.

Ich hoffe, dir hat diese Abnehm-Serie gut gefallen und du konntest viele interessante Eindrücke und Inspirationen mitnehmen. Doch das schönste Geschenk kannst du mir und auch dir machen, wenn du einfach direkt morgen mit dem Abnehmen beginnst.

Dabei wünsche ich dir viel Kraft, Ausdauer und vor allem Spaß und Erfolg.

Ernährungsplan – Woche 1

Tag 1

Frühstück:	Fitness Frühstück: Quark mit Chia
Mittagessen:	Gazpacho mit Paprika
Snack:	Kokospralinen
Abendessen:	Asiatische Tofupfanne

Frühstück

FITNESS FRÜHSTÜCK: QUARK MIT CHIA

(2 Portionen, 5 Punkte pro Portion)

Nährwerte pro Person: 196 kcal, 17 g KH, 23 g EW, 4 g FE

Zutaten:

- 250 g Magerquark, 0,5%
- 150 g Naturjoghurt, 1,8%
- 100 g gefrorene Früchte, hier: Himbeeren
- 1 EL aufgequollene Chia Samen
- 1 TL Agaven-Dicksaft
- 1 TL Zimt
- 50 g Milch (fettarm), 1,5%

Zubereitung:

1. Die Chia Samen in der Milch ca. 1 Stunde quellen lassen.
2. Die leicht angetauten Früchte in den Mixtopf geben und für 15 Sekunden / Stufe 5 mixen und umfüllen.
3. Quark, Joghurt, gequollene Chia, Agaven-Dicksaft und Zimt in den Mixtopf geben.
4. Mit dem Schmetterling 30 Sekunden / Stufe 4 aufrühren.
5. Quark auf einen Teller geben und die Früchte dazu geben.
6. Mit etwas Zimt überstreuen und servieren.

Mittagessen

GAZPACHO MIT PAPRIKA

(2 Portionen, 5 Punkte pro Portion)

Nährwerte pro Person: 271 kcal, 51 g KH, 11 g EW, 2 g FE

Zutaten:

- 500 g Tomaten
- 2 rote Paprika
- 2 Knoblauchzehen
- 1 orange Paprika
- 1 Salatgurke
- 1 Zwiebel
- 2 Scheiben Brot
- 2 TL Olivenöl
- Salz und Pfeffer zum Würze

Zubereitung:

1. Die Salatgurke, die Zwiebel sowie die Knoblauchzehen schälen. Die Tomaten waschen und halbieren sowie die Kerne und den Stiel der Paprika entfernen.
2. Alle vorbereiteten Zutaten in den Thermomix füllen und dort auf Stufe 7 für 2 Minuten pürieren. Mit Salz und Pfeffer sowie einem Spritzer Olivenöl würzen.
3. Das Vollkornbrot in Würfel schneiden und diese in einer heißen Pfanne mit etwas Olivenöl knusprig anbraten.
4. Die Gazpacho auf vier Schüsseln verteilen und die Croutons darauf streuen. Diese Suppe lässt sich gut vorbereiten und im Kühlschrank aufbewahren.

Snack

KOKOSPRALINEN

(4 Portionen, 9 Punkte pro Portion)

Nährwerte pro Person: 244 kcal, 9 g KH, 19 g EW, 28 g FE

Zutaten:

- 250 g Quark (fettarm), 0,5%
- 75 g Kokosflocken
- 50 g gemahlene Mandeln
- 25 g Eiweißpulver mit Vanillegeschmack
- 20 ganze Mandeln (Blanchiert)

Zubereitung:

1. Die Hälfte der Kokosflocken gemeinsam mit dem Quark, dem Eiweißpulver sowie den gemahlenen Mandeln für 10 Sekunden auf Stufe 6 vermischen.
2. Die Pralinenmasse zu 25 Kugeln formen, in deren Mitte jeweils eine blanchierte Mandel gesteckt wird. Mit den Kokosflocken umhüllen und am besten über Nacht im Kühlschrank kaltstellen. Kann daher als Snack für mehrere Tage verwendet werden.

Abendessen

ASIATISCHE TOFUPFANNE

(4 Portionen, 8 Punkte pro Portion)

Nährwerte pro Person: 469 kcal, 67 g KH, 15 g EW, 14 g FE

Zutaten:

- 2 Möhren
- 250 g Tofu
- 1 rote Paprika
- 200 g Brokkoli
- 100 g Zuckerschoten
- 30 g Ingwer
- 1 Zwiebel
- 1 Zehe Knoblauch
- 1 EL Sesamöl
- 1 Esslöffel Rohrzucker
- Saft von einer Orange
- 0,2 l Kokosmilch (fettarm)
- 1 Spritzer Limettensaft
- 250 g Basmatireis
- 1 Liter Wasser

Zubereitung:

1. Tofu in kleine Würfel schneiden.
2. Zwiebel, Knoblauch und Ingwer in den Mixtopf geben und für 3 Sekunden auf Stufe 5 zerkleinern, dann das Öl hinzugeben und für 2 Minuten / Varoma / Stufe 1 andünsten. Danach den Zucker hinzugeben und für weitere 3 Minuten / Varoma / Stufe 1 dünsten. Alles im Mixtopf lassen und mit einem Liter Wasser auffüllen.
3. Das Gemüse in den Varoma legen und den Reis in den Gareinsatz füllen. Varoma aufsetzen und alles zusammen für 30 Minuten / Varoma / Stufe1 garen.
4. Den Reis warmstellen, aber den Mixtopf nicht leeren, sondern das Gemüse aus dem Varoma hineingeben und dazu den Tofu, die Kokosmilch, Orangensaft, Limettensaft und die Gewürze. Alles für 6 Minuten bei 100 °C bei Stufe 1 im Linkslauf kochen.
5. Zusammen mit dem Reis servieren.

TAG 2

Frühstück: Thymianfrittata
Mittagessen: Geflügelchili
Snack: Erdbeershake
Abendessen: Hähnchen mit Kichererbsen und Kokos-Currysoße

Frühstück

(4 Portionen, 2 Punkte pro Portion)

Nährwerte pro Person: 206 kcal, 3 g KH, 17 g EW, 14 g FE

Zutaten:

- 8 Eier
- 50 g geriebener Parmesan (fettarm)
- 2 EL frischer Thymian
- 1 Knoblauchzehe
- 50 ml Milch (fettarm)
- Salz und Pfeffer zum Würzen

Zubereitung:

1. Alle Zutaten in den Thermomix geben und kurz für etwa 30 Sekunden auf Stufe 5 miteinander vermengen.
2. Die Eimasse in eine ofenfeste Pfanne füllen und im vorgeheizten Ofen (175° C) etwa 15-20 Minuten langsam stocken lassen.
3. Auf 4 Teller verteilen und noch warm genießen.

Mittagessen

GEFLÜGELCHILI

(4 Portionen, 1 Punkt pro Portion)

Nährwerte pro Person: 70 kcal, 11 g KH, 4 g EW, 1 g FE

Zutaten:

- 400 g Putengulasch
- 1 rote Paprika
- 2 grüne Paprika
- 2 Zucchini
- 2 Chilis
- 2 Knoblauchzehen
- 2 Dosen Tomaten
- 1 Gemüsezwiebel
- 3 EL Gemüsebrühe
- 1 EL Paprikapulver
- 1 TL Currypulver
- 2 TL Olivenöl
- Salz und Pfeffer zum Würzen

Zubereitung:

1. Zwiebel, Chilis und Knoblauch auf Stufe 5 für 10 Sekunden zerkleinern. Olivenöl hinzufügen und auf Stufe 1 anbraten, bis die Zwiebel glasig ist. Danach das gewürfelte Putenfleisch hinzufügen und ebenfalls auf Stufe 1 anbraten.
2. Curry, Paprikapulver sowie Salz und Pfeffer hinzufügen und ebenfalls kurz mitbraten. Die in Streifen geschnittenen Paprika und Zucchini hinzufügen und nach etwa einer Minute mit dem Inhalt der Dosentomaten ablöschen.
3. Für 15 Minuten auf Stufe 1 kochen lassen und kurz vor Ende der Garzeit mit der Gemüsebrühe sowie weiteren Gewürzen nach Belieben abschmecken und noch warm servieren.

Snack

(2 Portionen, 6 Punkte pro Portion)

Nährwerte pro Person: 165 kcal, 19 g KH, 11 g EW, 5 g FE

Zutaten:

*   150 g gefrorene Erdbeeren
*   600 g kalte Milch 1,5% Fett
*   1 Spritzer flüssigen Süßstoff

Zubereitung:

1. Gefrorene Erdbeeren in den Mixtopf geben für 30 Sekunden / Stufe 10.
2. Erdbeermasse mit dem Spatel nach unten schieben.
3. Kalte Milch und Süßstoff dazugeben, ca. 20 Sekunden / Stufe 10.

Abendessen

HÄHNCHEN MIT KICHERERBSEN UND KOKOS-CURRYSOSSE

(2 Portionen, 6 Punkte pro Portion)

Nährwerte pro Person: 456 kcal, 23 g KH, 38 g EW, 22 g FE

Zutaten:

- 2 Hähnchenbrustfilets
- 1 Möhre
- 1 mittelgroße Zwiebel
- 2 Knoblauchzehen
- 100 g fertige Kichererbsen
- 100 ml Kokosmilch (fettarm)
- 70 ml Gemüsebrühe
- 1 EL Olivenöl
- 1 TL rote Currypaste
- 2 TL Currypulver
- 1 TL Paprikapulver
- ½ TL Ingwer
- Salz und Pfeffer zum Abschmecken

Zubereitung:

1. Zunächst den Backofen auf 200°C vorheizen.
2. Die Hähnchenbrustfilets mit etwas Salz und Pfeffer würzen und in eine gefettete Auflaufform legen.
3. Nun die Zwiebel, den Knoblauch und die Möhre schälen und in groben Stücken 5 Sekunden lang auf der Stufe 5 in den Thermomix geben.
4. Das Olivenöl hinzugeben und die Zutaten 2 Minuten lang auf der Stufe 1 im Varoma anbraten.
5. Anschließend die restlichen Zutaten mit in den Varoma geben und 4 Minuten lang bei 100°C auf der Stufe 3 erwärmen.
6. Die fertige Soße über das Fleisch geben und die Auflaufform 30 Minuten lang in den Ofen geben, um das Fleisch zu garen.

Tag 3

Frühstück:	Himbeer & Bananen-Quarkspeise
Mittagessen:	Blumenkohl / Zucchini Gemüsepuffer
Snack:	Kokospancakes
Abendessen:	Gemüsenudeln mit Spinat-Feta-Pesto

Frühstück

HIMBEER & BANANEN-QUARKSPEISE

(2 Portionen, 5 Punkte pro Portion)

Nährwerte pro Person: 240 kcal, 16 g KH 15 g EW, 12 g FE

Zutaten:

- 100 g Himbeeren (tiefgekühlt)
- 150 g Magerquark, 0,5%
- 15 g Leinöl, möglichst geschmacksneutral
- 70 g Banane (kleine Stückchen)
- 50 g griechischer Joghurt, 0,2%
- 3 EL Chiasamen

Zubereitung:

1. Himbeeren unaufgetaut in den Mixtopf geben für 5 Sekunden / Stufe 10.
2. Alles mit dem Spatel hinunterschieben.
3. Banane dazugeben - 3 Sekunden / Stufe 5.
4. Runterschieben.
5. Quark hinzufügen - 10 Sekunden / Stufe 5.

Runterschieben

1. Falls sich die Masse noch nicht gut verbindet, Joghurt und Leinöl hinzufügen.
2. für 10 Sekunden / Stufe 5.
3. Runterschieben und evtl. Wiederholen.
4. Chia Samen über die fertige Speise streuen.
5. Servieren.

Mittagessen

BLUMENKOHL / ZUCCHINI GEMÜSEPUFFER

(4 Portionen, 2 Punkte pro Portion)

Nährwerte pro Person: 129 kcal, 11 g KH, 6 g EW, 6 g FE

Zutaten:

- 350 g Blumenkohl
- 250 g Zucchini
- 1 TL Salz
- 1 TL Curry
- 1 Prise Pfeffer
- 2 Eier
- 4 EL Mehl
- 2 TL Öl

Zubereitung:

1. Blumenkohl und Zucchini in Stücke schneiden und in den Thermomix geben. Mit Salz, Pfeffer und Curry würzen und anschließend für 6 Sekunden auf der Stufe 4 zerkleinern.
2. Ei und Mehl dazugeben und im Linkslauf für 12 Sekunden auf der Stufe 4 mischen.
3. Pfanne mit Öl leicht benetzen und EL-große Häufchen aus dem Thermomix in die Pfanne geben und zu Talern formen. Zum ersten Mal wenden, wenn der Taler goldbraun und fest ist. Zu Ende braten und servieren.

Snack

KOKOSPANCAKES

(4 Portionen, 3 Punkte pro Portion)

Nährwerte pro Person: 127 kcal, 2 g KH, 8 g EW, 9 g FE

Zutaten:

- 4 Eiweiß
- 2 Eier
- 40 g Kokosflocken
- 100 ml Milch (fettarm)
- 1 Prise Salz

Zubereitung:

1. Das Eiweiß auf Stufe 4 zu Eischnee verarbeiten.
2. Anschließend die übrigen Zutaten miteinander auf Stufe 4 für 1 Minute zu einem gleichmäßigen Teig vermengen. Im Anschluss den Eischnee langsam unterheben.
3. Den Teig nun in einer Pfanne zu Pancakes backen und entweder warm oder abgekühlt servieren.

Abendessen

GEMÜSENUDELN MIT SPINAT-FETA-PESTO

(2 Portionen, 5 Punkte pro Portion)

Nährwerte pro Person: 280 kcal, 10 g KH, 11 g EW, 21 g FE

Zutaten:

Nudeln
- 700 g Zucchini

Pesto
- 125 g Spinatblätter
- 50 g Fetakäse, 25 %
- 30 g Rapsöl
- 2 Knoblauchzehen
- ¼ TL Salz

Zubereitung:

1. Die Knoblauchzehen im Thermomix für 8 Sekunden auf Stufe 8 zerkleinern.
2. Mit einem Spatel nach unten schieben.
3. Den Spinat und den Feta einwiegen und für 5 Sekunden auf Stufe 8 zerkleinern.
4. Ebenfalls mit einem Spatel nach unten schieben.
5. Das Öl und das Salz dazugeben und für 10 Sekunden auf Stufe 5 mit dem Spinat-Feta-Gemisch vermengen.

Anschließend alles umfüllen

1. Die Zucchini mit Hilfe eines Sparschälers zu Nudeln verarbeiten.
2. 700 ml Wasser in den Mixtopf geben und die Gemüsenudeln in den Varoma geben.
3. Für 12 Minuten/Varoma auf Stufe 1 garen.

Tag 4

Frühstück:	Rührei mit Zitronenthymian
Mittagessen:	Gefüllte Champignons mit Fetakäse
Snack:	Hüttenkäse mit Banane und Cashewkernen
Abendessen:	Hähnchen mit buntem Paprika

Frühstück

RÜHREI MIT ZITRONENTHYMIAN

(4 Portionen, 1 Punkt pro Portion)

Nährwerte pro Person: 178 kcal, 1 g KH, 12 g EW, 14 g FE

Zutaten:

- 8 Eier
- 1 Handvoll Zitronenthymian
- 2 TL Olivenöl
- Salz und Pfeffer zum Würzen

Zubereitung:

1. Alle Zutaten in den Thermomix füllen und dort auf Stufe 6 für 60 Sekunden vermischen.
2. Die Eimasse in einer Pfanne mit etwas Olivenöl anbraten.
3. Auf vier Teller verteilen und noch warm servieren.

Mittagessen

GEFÜLLTE CHAMPIGNONS MIT FETAKÄSE

(4 Portionen, 3 Punkt pro Portion)

Nährwerte pro Person: 123 kcal, 2 g KH, 11 g EW, 7 g FE

Zutaten:

- 8 Champignons
- 150 g Feta (fettarm), 1%
- 150 g Frischkäse (fettarm), 1%
- 1 Bund Bärlauch
- 1 Prise Salz
- 1 Prise Pfeffer

Zubereitung:

1. Vorsichtig die Stiele der Champignons entfernen.
2. Die übrigen Zutaten in den Thermomix füllen und dort auf Stufe 7 zu einer Creme verarbeiten.
3. Die Creme mit einem Löffel in die Champignons füllen und in einer Auflaufform für 20 Minuten in dem auf 180°C vorgeheizten Ofen backen.
4. Jeweils 2 Champignons auf die Teller verteilen und noch warm servieren.

Snack

HÜTTENKÄSE MIT BANANE UND CASHEWKERNEN

(4 Portionen, 8 Punkte pro Portion)

Nährwerte pro Person: 252 kcal, 20 g KH, 27 g EW, 6 g FE

Zutaten:

- 800 g Hüttenkäse (fettarm), 5%
- 50 g Cashewkerne
- 2 Bananen

Zubereitung:

1. Die Bananen schälen und in Scheiben schneiden.
2. Die Bananen mit dem Hüttenkäse vermengen und auf vier Schüsseln verteilen.
3. Die Cashewkerne im Thermomix auf Stufe 6 für 2 Sekunden zerkleinern, aber nicht mahlen.
4. Die zerkleinerten Cashewkerne auf dem Hüttenkäse verteilen und sofort servieren.

Abendessen

HÄHNCHEN MIT BUNTER PAPRIKA

(2 Portionen, 5 Punkte pro Portion)

Nährwerte pro Person: 486 kcal, 20 g KH, 60 g EW, 17 g FE

Zutaten:

- 2 Hähnchenbrustfilets
- 1 rote, gelbe und grüne Paprika
- 1 große Zwiebel
- 10 g Tomatenmark
- 3 EL Kräuterfrischkäse
- 100 ml Gemüsebrühe
- 200 ml Milch, fettarm, 1,5%
- 1 EL Olivenöl
- 2 TL Paprikapulver
- 2 TL Currypulver
- Salz und Pfeffer zum Abschmecken

Zubereitung:

1. Zunächst den Backofen auf 200°C vorheizen.
2. Die Hähnchenbrustfilets mit den Gewürzen würzen und in eine gefettete Auflaufform legen.
3. Die Paprika entkernen, in Würfel schneiden und diese über dem Fleisch verteilen.
4. Die Zwiebel schälen und 3 Sekunden lang auf der Stufe 5 in den Thermomix geben.
5. Das Olivenöl hinzugeben und die Zwiebel 2 Minuten lang auf der Stufe 1 im Varoma andünsten.
6. Das Tomatenmark, die Gemüsebrühe und die Milch hinzugeben, alles vermengen und die Soße 5 Minuten lang bei 100°C auf der Stufe 1 aufkochen lassen.
7. Abschließend den Kräuterfrischkäse hinzugeben, die Soße 5 Sekunden lang auf der Stufe 3 verrühren und abschließend noch einmal entsprechend der Gewürze abschmecken.
8. Abschließend die Soße über die Hähnchenbrustfilets und die Paprika geben und 30 Minuten lang bei 200°C im Ofen weich garen.

Tag 5

Frühstück:	Power-Frühstück: Erdbeer Vanille Smoothie
Mittagessen:	Chinesische Zitronenpfanne
Snack:	Brokkomole – Guacamole aus Brokkoli
Abendessen:	Gemüse Risotto

Frühstück

POWER-FRÜHSTÜCK: ERDBEER VANILLE SMOOTHIE

(1 Portion, 5 Punkte pro Portion)

Nährwerte pro Person: 171 kcal, 22 g KH, 10 g EW, 4 g FE

Zutaten:

- 150 g Erdbeeren frisch
- 250 ml Milch 1,5 %
- 1 Messerspitze Vanillezucker

Zubereitung:

1. Erdbeeren waschen und das Grün entfernen.
2. Die Beeren in den Mixtopf geben und für 10 Sekunden / Stufe 10 pürieren.
3. Das Mousse in ein Glas umfüllen.
4. Die Milch in den Mixtopf geben und für 10 Sekunden / Stufe 10 aufschäumen.
5. Vanillezucker dazugeben und weitere 5 Sekunden / Stufe 5 verrühren.
6. Den Milchschaum über die Erdbeeren gießen.

Mittagessen

CHINESISCHE ZITRONENPFANNE

(4 Portionen, 1 Punkt pro Portion)

Nährwerte pro Person: 241 kcal, 17 g KH, 25 g EW, 8 g FE

Zutaten:

- 400 g Hähnchenbrust
- 2 gelbe Paprikas
- 200 g Möhren
- 200 g Ananas
- 1 Limette
- 1 Zitrone
- Sojasauce
- 2 TL Olivenöl
- Salz und Pfeffer zum Würzen

Zubereitung:

1. Die Hähnchenbrust in dünne Streifen schneiden. Möhren, Paprika und Ananas ebenfalls in Streifen schneiden.
2. Die Schale der Zitrone und Limette abreiben und den Saft auspressen.
3. Das Fleisch mit etwas Olivenöl im Thermomix auf Stufe 3/100°C garen.
4. Nach 5 Minuten das vorbereitete Obst und Gemüse hinzufügen und auf Stufe 2/80°C für 20 Minuten andünsten.
5. Minuten vor Ende der Garzeit, Schalen und Saft der Zitrusfrüchte hinzufügen und mit Salz, Pfeffer und Sojasauce abschmecken.
6. Nach der Garzeit auf vier Schüsseln aufteilen und noch warm servieren

Snack

BROKKOMOLE – GUACAMOLE AUS BROKKOLI

(1 Portion, 0 Punkte pro Portion)

Nährwerte pro Person: 69 kcal, 8 g KH, 8 g EW, 1 g FE

Zutaten:

- 200 g Brokkoli, gedünstet
- 1.5 EL Zitronensaft oder Apfelessig
- 1 Messerspitze Kreuzkümmel
- ¼ TL Knoblauchpulver
- Chili- oder Paprikapulver, nach Geschmack
- 1 EL TK-Zwiebelwürfel
- 1 Tomate, gewürfelt
- ½ TL Kräutersalz

Zubereitung:

1. Alle Zutaten bis auf die Tomatenwürfel in den Mixtopf für 5 Sekunden / Stufe 8 zerkleinern.
2. Tomatenwürfel hinzugeben und 5 Sekunden / Linkslauf/ Stufe 3 unterrühren.

Hierzu eignen sich 150g Gurke und 10 Cocktailtomaten zum Dippen

Abendessen

GEMÜSE RISOTTO

(4 Portionen, 11 Punkte pro Portion)

Nährwerte pro Person: 232 kcal, 14 g KH, 12 g EW, 9 g FE

Zutaten:

- 50 g Parmesan, in Stücke
- 1 Zwiebel, halbiert
- 2 EL Olivenöl
- 150 g Weißwein, trocken
- 250 g Risotto Reis
- 4 TL Gemüsebrühe Pulver
- 700 g Wasser
- 300 g Möhren in Scheiben

- 300 g Paprikaschoten bunt, in Streifen
- 400 g Zucchini, in Scheiben
- ½ TL Salz
- ½ TL Pfeffer
- 1 TL Oregano, getrocknet
- 1 TL Basilikum, getrocknet
- 125 g Rucola
- 2 Tomaten, in Scheiben

Zubereitung:

1. Parmesan in den Thermomix geben und verschließen, Messbecher aufsetzen.
2. Käse auf Stufe 10 / 20 Sekunden klein reiben. Käse umfüllen und zur Seite stellen.
3. Halbierte Zwiebel in den Thermomix geben, Messbecher aufsetzen und bei Stufe 7 / 5 Sekunden zerkleinern, mit dem Spatel nach unten schieben.
4. Das Olivenöl hinzugeben und alles bei geschlossenem Thermomix 3 Minuten / 100°C / Stufe 1 andünsten.
5. Risotto Reis dazugeben, Thermomix mit dem Messbecher verschließen. Für 2 Minuten / 100°C / Linkslauf andünsten. Im Anschluss den Weißwein hinzugeben und weitere 2 Minuten / 100°C / Linkslauf andünsten.
6. Kleingeschnittene Paprika, Möhre und Zucchini, das Gemüsebrühe Pulver, das aufgekochte Wasser und die Gewürze (Salz, Pfeffer, Paprikapulver, Oregano und Basilikum) in den Thermomix füllen. Topfdeckel aufsetzen und Linkslauf / Sanftrührstufe / 90°C / 20 Minuten kochen, dabei den Messbecher offenlassen.
7. Topfdeckel öffnen und den Parmesan mit Hilfe des Spatels unter das fertige Risotto heben.
8. Das Risotto einige Minuten im Topf ruhen lassen.
9. Das Gemüse Risotto mit Hilfe des Spatels auf 4 Tellern verteilen. Den Rucola bei Belieben unterheben oder das Risotto damit und mit den Tomatenscheiben dekorieren.

Tag 6

Frühstück:	Eiweißomelett mit Hähnchen
Mittagessen:	Brokkoli mit Lachs
Snack:	Hüttenkäse mit Möhren
Abendessen:	Filet vom Schwein mit Champignon-Möhren Gemüse

Frühstück

EIWEISSOMELETT MIT HÄHNCHEN

(4 Portionen, 2 Punkte pro Portion)

Nährwerte pro Person: 402 kcal, 3 g KH, 67 g EW, 12 g FE

Zutaten:

- 12 Eiweiße
- 1 EL Schnittlauch
- 75 g geriebenen Gouda (fettarm), 30%
- 4 Scheiben Hähnchenbrust
- Salz und Pfeffer zum Würzen

Zubereitung:

1. Die Eiweiße sowie das Schnittlauch und eine Prise Salz und Pfeffer im Thermomix auf Stufe 5 für 15 Sekunden vermischen.
2. Die Eiweißmasse in einer Pfanne mit etwas Olivenöl zu Omeletts braten.
3. Auf vier Tellern verteilen. Eine Hälfte jeweils mit Hähnchenbrust und Käse belegen und mit der anderen Hälfte des Omeletts zuklappen.

Mittagessen

BROKKOLI MIT LACHS

(2 Portionen, 3 Punkte pro Portion)

Nährwerte pro Person: 258 kcal, 5 g KH, 28 g EW, 14 g FE

Zutaten:

- 1 Brokkoli
- 2 Lachsfilets
- 50 g Schmand, 24%
- 1 TL Gemüsepaste
- 1 Liter Wasser
- Salz
- Pfeffer
- Muskat

Zubereitung:

1. Das Wasser zusammen mit der Gemüsepaste in den Thermomix geben.
2. Die Brokkoliröschen im Gareinsatz einhängen.
3. Backpapier in den Varomabehälter legen, die Lachsfilets darauf verteilen und mit Salz und Pfeffer würzen.
4. Alles für 25 Minuten/Varoma auf Stufe 1 garen.
5. Danach den Varomabehälter abnehmen, das Sieb herausnehmen und das Wasser wegschütten.
6. Den Brokkoli mit dem Schmand und den Gewürzen im Thermomix für 10 Sekunden auf Stufe 8 pürieren.
7. Lachs mit dem Püree servieren.

Snack

HÜTTENKÄSE MIT MÖHREN

(4 Portionen, 3 Punkte pro Portion)

Nährwerte pro Person: 171 kcal, 8 g KH, 22 g EW, 5 g FE

Zutaten:

- 800 g Hüttenkäse (fettarm), 0,5%
- 150 g Möhren
- 1 TL Safranpulver

Zubereitung:

1. Die Möhren schälen und grob zerkleinern. In den Thermomix geben und dort auf Stufe 9 für 60 Sekunden sehr fein pürieren.
2. Die übrigen Zutaten hinzufügen und auf Stufe 5 für weitere 60 Sekunden vermengen.
3. Den Hüttenkäse auf vier Müslischüsseln verteilen und sofort servieren oder im Kühlschrank lagern.

Abendessen

FILET VOM SCHWEIN MIT CHAMPIGNON-MÖHREN GEMÜSE

(2 Portionen, 5 Punkte pro Portion)

Nährwerte pro Person: 304 kcal, 26 g KH, 25 g EW, 11 g FE

Zutaten:

- 300 g Schweinefleisch
- 250 g Champignons
- 2 große Möhren
- 1 Mozzarella(fettarm), 20%
- 300 ml Gemüsebrühe
- 2 TL Curry Pulver
- 1 TL Oregano
- 1 TL Kräutersalz
- Salz und Pfeffer zum Abschmecken

Zubereitung:

1. Anfangs das Schweinefilet in Medaillons schneiden, diese etwas flach drücken und mit Salz und Pfeffer würzen. Die gewürzten Medaillons in den Varoma legen.
2. Anschließend die Champignons in Scheiben schneiden und diese über den Medaillons verteilen.
3. Die Möhren schälen, in Scheiben schneiden und diese in den unteren Teil des Varomas geben. Die Gewürze drüberstreuen und mit den Möhrenscheiben vermengen.
4. Nun die Gemüsebrühe in den Thermomix geben, den Varoma aufsetzen und alles 30 Minuten lang auf der Stufe 1 im Varoma garen.
5. Zwischenzeitlich den Mozzarella in Scheiben schneiden. Nach den 30 Minuten den Mozzarella auf den Pilzen verteilen, den Varoma wieder verschließen und alles zusammen weitere 10 Minuten lang auf der Stufe 1 im Varoma garen.
6. Nun die überbackenen Medaillons zusammen mit den Möhren servieren.

Tag 7

Frühstück:	Buntes Rührei
Mittagessen:	Fischcurry
Snack:	Frozen-Yoghurt-Eis
Abendessen:	Blumenkohl-Gratin

Frühstück

BUNTES RÜHREI

(4 Portionen, 1 Punkt pro Portion)

Nährwerte pro Person: 182 kcal, 2 g KH, 15 g EW, 13 g FE

Zutaten:

- 8 Eier
- 1 Bund Bärlauch
- 50 g getrocknete Tomaten
- 2 TL Olivenöl
- Salz und Pfeffer zum Würzen

Zubereitung:

1. Vier Eier und den Bärlauch in den Thermomix geben und dort auf Stufe 6 für 60 Sekunden vermengen. Die Masse dann in eine Schüssel füllen und mit Salz und Pfeffer würzen.
2. Als nächstes die letzten vier Eier und die getrockneten Tomaten in den Thermomix füllen und wiederum für 60 Sekunden auf Stufe 6 mischen. Nun ebenfalls mit Salz und Pfeffer würzen.
3. Nacheinander die beiden Eimassen in eine Pfanne mit etwas Olivenöl zu Rühreiern anbraten.
4. Auf vier Teller verteilen und noch warm servieren.

Mittagessen

FISCHCURRY

(4 Portionen, 7 Punkte pro Portion)

Nährwerte pro Person: 461 kcal, 13 g KH, 28 g EW, 31 g FE

Zutaten:

- 500 g Seelachsfilet
- 300 g Möhren
- 2 Porreestangen
- 1 Gemüsezwiebel
- 400 ml Kokosmilch (fettarm)
- 100 ml Wasser
- 3 TL Currypulver
- 2 TL Olivenöl
- Salz und Pfeffer zum Würzen

Zubereitung:

1. Zwiebel und Möhren schälen und in grobe Stücke schneiden. Im Thermomix für 10 Sekunden auf Stufe 5 zerkleinern.
2. Etwas Öl, den in Streifen geschnittenen Porree und das Currypulver hinzufügen und alles auf Stufe 1 andünsten bis die Zwiebel glasig ist.
3. Wasser und Kokosmilch hinzufügen und alles für 10 weitere Minuten kochen. Anschließend den Seelachs hinzufügen und für 9 Minuten kochen lassen. Vor dem Servieren noch mit Salz und Pfeffer abschmecken.

Snack

FROZEN-YOGHURT-EIS

(2 Portionen, 5 Punkte pro Portion)

Nährwerte pro Person: 121 kcal, 18 g KH, 7 g EW, 2 g FE

Zutaten:

Eis
- 250 g Natur-Joghurt, 2% Fett
- 1 EL Vanillezucker
- 1 TL Honig

Erdbeer-Sauce
- 1 TL Vanillezucker
- 100 g Erdbeeren
- 1 TL Limetten- oder Zitronensaft

Zubereitung:

Eis
1. Die Zutaten für den Frozen Yogurt in den Mixtopf vom Thermomix geben und für 5 Minuten / Stufe 4 cremig rühren.
2. Den Joghurt in einer Eismaschine füllen und für ca. 40 Minuten zum Eis rühren lassen.
3. Ohne Eismaschine: Den Joghurt in einen Gefrierbeutel füllen und ins Eisfach geben, dabei alle 30 Minuten einmal kräftig durchkneten, so dass sich keine Eiskristalle bilden können. Nach ca. 3 Stunden ist das „Frozen Yogurt-Eis" fertig.

Erdbeersauce
1. Erdbeeren, Zucker und Limettensaft 30 Sekunden / Stufe 8 pürieren und kühl stellen.

Anrichten
1. Joghurt-Eis mit der Soße abwechselnd in ein Glas füllen (aufschichten).
2. Dann mit frischem Obst oder Schoko-Streuseln dekorieren.

Abendessen

BLUMENKOHL-GRATIN

(2 Portionen, 7 Punkte pro Portion)

Nährwerte pro Person: 411 kcal, 8 g KH, 15 g EW, 34 g FE

Zutaten:

Gratin
- 400 g Blumenkohl
- 1 Tomate
- 30 g Emmentaler, gerieben
- 1 EL Mandelblättchen
- 500 g leicht gesalzenes Wasser

Sauce
- 150 g fettarme saure Sahne, 10 %
- 1 Ei
- Salz
- Pfeffer
- Muskat

Zubereitung:

1. Den Blumenkohl putzen und in kleine Röschen teilen. Anschließend in den Varoma legen. Das Wasser in den Thermomix geben und den Varoma aufsetzen und alles für 20 Minuten /Varoma auf Stufe 1 garen.
2. Den Backofen auf 180°C Umluft vorheizen.
3. Die Tomate waschen, halbieren und den Stielansatz entfernen. Anschließend in dünne Scheiben schneiden.
4. Sobald der Blumenkohl fertig ist, die Röschen nebeneinander in eine Auflaufform geben und die Tomatenscheiben zwischen die Röschen stecken.
5. Alle Zutaten für die Sauce in den leeren Thermomix geben und für 15 Sekunden auf Stufe 4 verrühren.
6. Anschließend die Sauce über den Blumenkohl geben, dann den geriebenen Käse und die Mandelblättchen darüber verteilen. Im Backofen für 15 Minuten überbacken.

Ernährungsplan – Woche 2

TAG 1

Frühstück:	Quinoa-Granatapfel-Frühstück
Mittagessen:	Cannelloni mit Pute
Snack:	Grünkohl-Orangen-Smoothie
Abendessen:	Gurkenpfanne mit Lachs

Frühstück

QUINOA-GRANATAPFEL-FRÜHSTÜCK

(2 Portionen, 10 Punkte pro Portion)

Nährwerte pro Person: 365 kcal, 45 g KH, 10 g EW, 15 g FE

Zutaten:

- 125 g Quinoa
- 250 ml Sojamilch
- 1 TL Vanillezucker
- 1 TL Honig
- Kerne von 1 Granatapfel
- 3 EL Kokosflocken
- optional Zimt, Gewürze, Kokosöl, Früchte nach Geschmack

Zubereitung:

1. Quinoa mit kochendem Wasser abspülen.
2. Mit Sojamilch, Vanille und Honig in den Mixtopf geben, für 30 Minuten bei Linkslauf 100°C köcheln bis ein Brei entsteht.
3. Das Loch in der Mitte des Deckels offenlassen (sonst kocht es über).
4. Obst in den Mixtopf geben, für 20 Sekunden Linkslauf Stufe 3.
5. Servieren.

Mittagessen

CANNELLONI MIT PUTE

(2 Portionen, 6 Punkte pro Portion)

Nährwerte pro Person: 375 kcal, 14 g KH, 30 g EW, 22 g FE

Zutaten:

Cannelloni Füllung

- 150 g Käse, Mozzarella, 20%
- 600 g gemischtes Gemüse (Möhren, Paprika, Zucchini in Scheiben)
- 500 g Wasser

- 150 g Frischkäse, 1%
- 1 TL Salz
- 10 Scheiben Putenbrust

Tomatensauce

- 10 ml Olivenöl
- 1 Zwiebel
- 1 TL Salz
- Pfeffer

- 1 TL Oregano
- 1 TL Thymian
- 400 g Tomaten

Zubereitung:

1. Zu Beginn den Käse in den Mixtopf geben und für 10 Sekunden auf der Stufe 10 zerkleinern und anschließend umfüllen.
2. Das gemischte, klein geschnittene Gemüse in den Mixtopf geben und für 10 Sekunden auf der Stufe 5 zerkleinern.
3. Danach das Gemüse in den Gareinsatz umfüllen, 500 g Wasser in den Mixtopf einwiegen und das Gemüse für 15 Minuten /Varoma auf der Stufe 1 garen.
4. Anschließend das Wasser abgießen und das Gemüse in den Mixtopf geben. 150 g Frischkäse, 1 TL Salz zugeben und alles für 12 Sekunden im Linkslauf auf der Stufe 2,5 vermengen.
5. Den Backofen auf 200°C Ober- und Unterhitze vorheizen.
6. Auf einer Arbeitsfläche die Putenbrustscheiben legen, die Gemüsefüllung auf den Scheiben gleichmäßig verteilen und anschließend zusammenrollen. Nun in eine Auflaufform mit der Öffnung nach unten schichten.
7. Den Mixtopf ausspülen und das Olivenöl und die geschälte und halbierte Zwiebel dazugeben. Alles für 7 Sekunden auf der Stufe 5 zerkleinern. Anschließend für 4 Minuten bei 100°C auf Stufe 1 andünsten.
8. Die gestückelten Tomaten, Salz und die Kräuter dazugeben und für 5 Minuten bei 100°C auf Stufe 1,5 köcheln lassen.
9. Zum Schluss die Tomatensauce über die Cannelloni geben, den Käse darüber streuen und für 30 Minuten bei 200°C im Ofen backen.

Snack

GRÜNKOHL-ORANGEN-SMOOTHIE

(2 Portionen, 1 Punkt pro Portion)

Nährwerte pro Person: 147 kcal, 21 g KH, 10 g EW, 2 g FE

Zutaten:

- 1 Glas Grünkohl, Handvoll
- 2 Orangen ohne Kerne
- 1 Kiwi
- ½ Glas Wasser
- 2 TL Agavendicksaft

Zubereitung:

1. Alle Zutaten in den Mixer geben.
2. Mixtopf 1 Minute / Stufe 10 mixen.

Abendessen

GURKENPFANNE MIT LACHS

(2 Portionen, 11 Punkte pro Portion)

Nährwerte pro Person: 462 kcal, 21 g KH, 47 g EW, 20 g FE

Zutaten:

- 350 g Lachsfilet
- 1 große Salatgurke
- 1 rote Zwiebel
- 1 EL Olivenöl
- 1 EL Weizenmehl
- 200 g Kräuterfrischkäse, fettarm
- 2 TL Senf
- Saft von 1 Zitrone
- 2 Bund frische Petersilie
- 1 TL Paprikapulver
- 1 TL Thymian
- 1 TL Dill
- Salz und Pfeffer zum Abschmecken

Zubereitung:

1. Zunächst die Salatgurken schälen, halbieren und das Innere mit einem Teelöffel rauskratzen.
2. Danach die Gurke in 1,5 cm dicke Scheiben schneiden.
3. Nun die Zwiebel und die Knoblauchzehen schälen und 5 Sekunden lang auf der Stufe 5 in den Thermomix geben.
4. Das Olivenöl hinzugeben und alles 3 Minuten lang auf der Stufe 1 im Varoma andünsten.
5. Anschließend die Gurkenscheiben in den Thermomix geben und diesen 2 Minuten lang bei 100°C auf der Stufe 1 und im Linkslauf laufen lassen.
6. Nun die restlichen Zutaten bis auf den Lachs und die Petersilie, hinzugeben und alles 10 Minuten lang auf der Stufe 1 und bei 80°C im Linkslauf köcheln lassen.
7. Zwischenzeitlich den Lachs in mundgerechte Stücke schneiden und diese im Anschluss mit zur Suppe hinzugeben.
8. Im Anschluss den Lachs nochmal 8 Minuten lang bei 80°C und im Linkslauf auf der Stufe 1 mit andünsten.
9. Abschließend die Suppe noch einmal entsprechend der Gewürze abschmecken, die Petersilie kleinhacken und oben drüber geben.

Tag 2

Frühstück:	Rührei mit Zitronenthymian
Mittagessen:	Quinoa mit Gemüse
Snack:	Kokospralinen
Abendessen:	Suppe mit Chinakohl und Schweinfleisch

Frühstück

RÜHREI MIT ZITRONENTHYMIAN

(4 Portionen, 0 Punkte pro Portion)

Nährwerte pro Person: 178 kcal, 1 g KH, 12 g EW, 14 g FE

Zutaten:

- 8 Eier
- 1 Handvoll Zitronenthymian
- 1 TL Olivenöl
- Salz und Pfeffer zum Würzen

Zubereitung:

1. Alle Zutaten in den Thermomix füllen und dort auf Stufe 6 für 60 Sekunden vermischen.
2. Die Eimasse in einer Pfanne mit etwas Olivenöl anbraten.
3. Auf vier Teller verteilen und noch warm servieren.

Mittagessen

QUINOA MIT GEMÜSE

(2 Portionen, 7 Punkte pro Portion)

Nährwerte pro Person: 337 kcal, 44 g KH, 12 g EW, 12 g FE

Zutaten:

- 100 g Quinoa
- 100 g TK Erbsen und Möhren
- 100 g TK Blumenkohl
- 1 mittelgroße Zwiebel
- 2 Knoblauchzehen
- 225 ml Gemüsebrühe
- 1 EL Olivenöl
- 1 EL Tomatenmark
- 2 TL Paprikapulver
- 1 TL Currypulver
- 1 TL Oregano
- Salz und Pfeffer zum Abschmecken

Zubereitung:

1. Zunächst die Zwiebel und den Knoblauch schälen und beides 5 Sekunden lang auf der Stufe 5 in den Thermomix geben.
2. Nun das Olivenöl hinzugeben und alles 3 Minuten lang auf der Stufe 1 im Varoma andünsten.
3. Anschließend den Quinoa mit heißem Wasser waschen und diesen danach, zusammen mit der Gemüsebrühe, dem Tomatenmark und den Gewürzen mit in den Thermomix geben. Den Quinoa 15 Minuten lang bei 100°C auf der Stufe 1 aufkochen lassen.
4. Nun das Gemüse hinzugeben und alles zusammen für weitere 10 Minuten bei 100°C auf der Stufe 1 garen.
5. Abschließend alles zusammen für 15 Minuten quellen lassen und noch einmal entsprechend der Gewürze abschmecken.

Snack

KOKOSPRALINEN

(4 Portionen, 9 Punkte pro Portion)

Nährwerte pro Person: 264 kcal, 5 g KH, 17 g EW, 19 g FE

Zutaten:

- 250 g Quark (fettarm)
- 75 g Kokosflocken
- 50 g gemahlene Mandeln
- 25 g Eiweißpulver mit Vanillegeschmack
- 20 ganze Mandeln (blanchiert)

Zubereitung:

1. Die Hälfte der Kokosflocken gemeinsam mit dem Quark, dem Eiweißpulver sowie den gemahlenen Mandeln für 10 Sekunden auf Stufe 6 vermischen.
2. Die Pralinenmasse zu 25 Kugeln formen und in deren Mitte jeweils eine blanchierte Mandel gesteckt wird. Mit den Kokosflocken umhüllen und am besten über Nacht in den Kühlschrank kalt stellen.

Abendessen

SUPPE MIT CHINAKOHL UND SCHWEINFLEISCH

(2 Portionen, 2 Punkte pro Portion)

Nährwerte pro Person: 122 kcal, 13 g KH, 8 g EW, 4 g FE

Zutaten:

- 200 g Schweinefilet
- ¼ Chinakohl
- 2 Möhren
- ½ Lauch
- 600 ml Gemüsebrühe
- 1 TL Chilipulver
- ½ TL Ingwerpulver
- 2 TL Paprikapulver
- 1 EL Sojasoße
- Salz und Pfeffer zum Abschmecken

Zubereitung:

1. Die Gemüsebrühe in den Thermomix geben.
2. Dann das Schweinefleisch in mundgerechte Stücke schneiden. Diese im Einsatz des Thermomix verteilen und den Einsatz einhängen.
3. Anschließend das Gemüse zubereiten. Hierfür die Möhre schälen, diese in kleine Stücke schneiden und den Lauch in Ringe schneiden. Das Gemüse nach oben in den Varoma geben und alles 30 Minuten lang auf der Stufe 1 und im Linkslauf garen.
4. In der Zwischenzeit den Chinakohl in mundgerechte Stücke schneiden und diese zusammen mit der Sojasoße und den Gewürzen unten in den Varoma geben.
5. Alles zusammen noch einmal für 10 Minuten im Linkslauf auf der Stufe 1 im Varoma garen und abschließend entsprechend der Gewürze abschmecken.

Tag 3

Frühstück:	Buntes Rührei
Mittagessen:	Rohkostsalat mit Nüssen
Snack:	Erdbeer-Kefir-Shake
Abendessen:	Pute mit Chinakohl

Frühstück

BUNTES RÜHREI

(4 Portionen, 1 Punkt pro Portion)

Nährwerte pro Person: 182 kcal, 1 g KH, 15 g EW, 13 g FE

Zutaten:

- 8 Eier
- 1 Bund Bärlauch
- 50 g getrocknete Tomaten
- 1 TL Olivenöl
- Salz und Pfeffer zum Würzen

Zubereitung:

1. Vier Eier und den Bärlauch in den Thermomix geben und dort auf Stufe 6 für 60 Sekunden vermengen. Die Masse dann in eine Schüssel füllen und mit Salz und Pfeffer würzen.
2. Als nächstes die letzten vier Eier und die getrockneten Tomaten in den Thermomix füllen und wiederum für 60 Sekunden auf Stufe 6 mischen. Nun ebenfalls mit Salz und Pfeffer würzen.
3. Nacheinander die beiden Eimassen in eine Pfanne mit etwas Olivenöl zu Rühreiern anbraten.
4. Auf vier Teller verteilen und noch warm servieren.

Mittagessen

ROHKOSTSALAT MIT NÜSSEN

(4 Portionen, 11 Punkte pro Portion)

Nährwerte pro Person: 421 kcal, 24 g KH, 13 g EW, 29 g FE

Zutaten:

- 300 g Möhren
- 300 g Kohlrabi
- 200 g Sellerie
- 100 g geröstete Erdnüsse
- 100 g Cashewkerne
- 1 rote Zwiebel
- 200 ml Orangensaft
- 1 TL Olivenöl
- Salz und Pfeffer

Zubereitung:

1. Möhren, Kohlrabi und Sellerie schälen und in grobe Stücke schneiden.
2. Das Gemüse in den Thermomix füllen und dort auf Stufe 6 zerkleinern, jedoch nicht pürieren.
3. Die vermischen Gemüsestücke mit den Nüssen vermengen.
4. Die Zwiebel schälen und im Thermomix auf Stufe 5 für 10 bis 15 Sekunden zerkleinern. Mit dem Orangensaft und einen Spritzer Olivenöl sowie jeweils einer Prise Salz und Pfeffer auf Stufe 5 vermischen.
5. Das Dressing über den Salat verteilen und zeitnah servieren.

Snack

ERDBEER-KEFIR-SHAKE

(4 Portionen, 3 Punkte pro Portion)

Nährwerte pro Person: 97 kcal, 12 g KH, 6 g EW, 3 g FE

Zutaten:

- 600 g Kefir (fettarm)
- 400 g Erdbeeren
- 1 Handvoll frische Minze

Zubereitung:

1. Die Erdbeeren waschen und halbieren.
2. Alle Zutaten in den Thermomix füllen und auf Stufe 8 für 60 Sekunden vermischen.
3. Auf vier Gläser verteilen und entweder sofort genießen oder in den Kühlschrank stellen.

Abendessen

PUTE MIT CHINAKOHL

(4 Portionen, 1 Punkt pro Portion)

Nährwerte pro Person: 280 kcal, 10 g KH, 51 g EW, 3 g FE

Zutaten:

- 800 g Putenfilet
- 2 rote Paprika
- 400 g Chinakohl
- 2 Knoblauchzehen
- 200 ml Gemüsebrühe
- 2 EL Bratensauce
- 1 TL Speisestärke
- 1 Prise Salz

Zubereitung:

1. Putenfilet waschen, trocken tupfen und würfeln. Paprikas würfeln und den Chinakohl in dünne Streifen schneiden. Den Knoblauch schälen und mit der Presse zerkleinern.
2. Brühe, Bratensauce und Stärke mit einer Prise Salz in den Thermomix geben und auf Stufe 6 vermischen.
3. Das Fleisch zu der Mischung in den Thermomix geben und auf Stufe 2/80°C 20 Minuten garen.
4. Paprika und Chinakohl zu den übrigen Zutaten in den Thermomix geben und auf Stufe 2/80°C für 15 Minuten weiter garen.

TAG 4

Frühstück: Himbeer&Bananen Quarkspeise
Mittagessen: Gemüsesuppe
Snack: Kokosmilch-Avocado-Shake
Abendessen: Paprikahähnchen

Frühstück

HIMBEER&BANANEN QUARKSPEISE

(2 Portionen, 5 Punkte pro Portion)

Nährwerte pro Person: 240 kcal, 16 g KH, 15 g EW, 12 g FE

Zutaten:

- 100 g Himbeeren (tiefgekühlt)
- 150 g Magerquark, fettarm
- 15 g Leinöl, möglichst geschmacksneutral
- 70 g Banane (kleine Stückstücken)
- 50 g griechischer Joghurt, fettarm
- 3 EL Chiasamen

Zubereitung:

1. Himbeeren unaufgetaut in den Mixtopf für 5 Sekunden / Stufe 10.
2. Alles mit dem Spatel hinunterschieben.
3. Banane dazu geben - 3 Sekunden / Stufe 5.
4. Runterschieben.
5. Quark hinzufügen - 10 Sekunden / Stufe 5.
6. Runterschieben.
7. Falls sich die Masse noch nicht gut verbindet, Joghurt und Leinöl hinzufügen, für 10 Sekunden / Stufe5. Runterschieben und evtl. Wiederholen.
8. Chia Samen erst über die fertige Speise streuen.
9. Servieren.

Mittagessen

GEMÜSESUPPE

(4 Portionen, 0 Punkte pro Portion)

Nährwerte pro Person: 86 kcal, 9 g KH, 2 g EW, 4 g FE

Zutaten:

- 125 ml Gemüsebrühe
- 1 Zwiebel
- 1 Zucchini
- 1 Paprika
- 1 Möhre
- 1 TL Olivenöl
- Schnittlauch
- Petersilie

Zubereitung:

1. Zucchini, Paprika und die Möhre grob zerkleinern und im Thermomix auf Stufe 6 noch weiter zerkleinern, aber nicht pürieren. In eine Schüssel füllen.
2. Als nächstes die Zwiebel auf Stufe 6 ebenfalls zerkleinern. Mit etwas Olivenöl auf Stufe 3/100°C glasig andünsten. Mit der Gemüsebrühe auffüllen, erwärmen und die Gemüsestücke hinzufügen.
3. Für 15 Minuten auf Stufe 2/80°C köcheln lassen. Mit Schnittlauch und Petersilie sowie Salz und Pfeffer würzen.
4. Auf vier Teller verteilen und noch warm servieren.

Snack

KOKOSMILCH-AVOCADO-SHAKE

(4 Portionen, 15 Punkte pro Portion)

Nährwerte pro Person: 495 kcal, 13 g KH, 5 g EW, 45 g FE

Zutaten:

- 600 ml Kokosmilch (fettarm)
- 2 Avocados
- 1 Limette

Zubereitung:

1. Die Limette auspressen.
2. Die Avocados halbieren, den Kern entfernen und mit einem Löffel das Fruchtfleisch entfernen.
3. Alle Zutaten in den Thermomix füllen und auf Stufe 8 für 60 Sekunden vermischen.
4. Auf vier Gläser verteilen und entweder sofort genießen oder in den Kühlschrank stellen.

Abendessen

PAPRIKAHÄHNCHEN

(4 Portionen, 1 Punkt pro Portion)

Nährwerte pro Person: 200 kcal, 11 g KH, 30 g EW, 4 g FE

Zutaten:

- 4 Hähnchenbrustfilets
- 1 rote Paprika
- 1 gelbe Paprika
- 1 grüne Paprika
- 1 Chili
- 1 Zwiebel
- 500 ml Gemüsebrühe
- 3 EL Sojasauce
- 1 EL Creme Fraiche (fettarm)
- 1 TL Paprikapulver
- 1 TL Olivenöl
- Salz und Pfeffer zum Würzen

Zubereitung:

1. Die Hähnchenbrust in einer Schüssel mit etwas Öl, Sojasauce sowie Salz und Pfeffer marinieren.
2. In der Zwischenzeit die Paprika in Stücke oder Streifen schneiden und in den Garkorb legen. Die marinierte Hähnchenbrust hinzufügen und 500 ml Gemüsebrühe in den Thermomix geben. Für 25 Minuten auf Stufe 1 garen.
3. ml Brühe aufbewahren. Nun Zwiebel und Chili für 5 Sekunden auf Stufe 5 zerkleinern. Mit etwas Olivenöl auf Stufe 2 glasig andünsten. Die Gemüsebrühe, Creme Fraiche, Sojasauce und Paprikapulver hinzufügen und für 5 Minuten auf Stufe 3 kochen.
4. Auf einem Teller gemeinsam anrichten und noch warm servieren.

Tag 5

Frühstück:	Fitness Frühstück: Quark mit Chia
Mittagessen:	Sprossensalat
Snack:	Frozen-Yogurt-Eis
Abendessen:	Ungarische Schnitzelpfanne

Frühstück

FITNESS FRÜHSTÜCK: QUARK MIT CHIA

(2 Portionen, 5 Punkte pro Portion)

Nährwerte pro Person: 186 kcal, 18 g KH, 22 g EW, 2 g FE

Zutaten:

- 250 g Magerquark, fettarm
- 150 g Naturjoghurt 1,5%
- 100 g gefrorene Früchte, hier: Himbeeren
- 1 EL aufgequollene Chia Samen
- 1 TL Agaven-Dicksaft
- 1 TL Zimt
- 50 g Milch, fettarm

Zubereitung:

1. Die Chia Samen in der Milch ca. 1 Stunde quellen lassen.
2. Die leicht angetauten Früchte in den Mixtopf geben, für 15 Sekunden / Stufe 5 mixen und umfüllen.
3. Quark, Joghurt, gequollene Chia, Agaven-Dicksaft und Zimt in den Mixtopf geben.
4. Mit dem Schmetterling 30 Sekunden / Stufe 4 aufrühren.
5. Quark auf einen Teller geben und die Früchte dazu geben.
6. Mit etwas Zimt überstreuen.
7. Servieren.

Mittagessen

SPROSSENSALAT

(4 Portionen, 1 Punkt pro Portion)

Nährwerte pro Person: 96 kcal, 7 g KH, 6 g EW, 5 g FE

Zutaten:

- 200 g Bambussprossen
- 200 g Mungobohnenkeimlinge
- 200 g Sojasprossen
- 1 Bund Koriander
- Limettensaft
- 1 TL Olivenöl
- Sojasauce
- Salz und Pfeffer zum Würzen

Zubereitung:

1. Den Koriander im Thermomix auf Stufe 8 fein zerkleinern.
2. Dieses im Thermomix mit etwas Olivenöl kurz auf Stufe 2/60°C erwärmen. Die Sprossen und Keimlinge hinzufügen und bei unveränderter Einstellung ebenfalls erwärmen.
3. Mit den übrigen Zutaten abschmecken und noch warm servieren.

Snack

FROZEN-YOGURT-EIS

(2 Portionen, 4 Punkte pro Portion)

Nährwerte pro Person: 86 kcal, 15 g KH, 5 g EW, 1 g FE

Zutaten:

Eis
- 250 g Natur-Joghurt, 2% Fett
- 1 EL Vanillezucker
- 1 TL Honig

Erdbeer-Sauce
- 1 TL Vanillezucker
- 100 g Erdbeeren
- 1 TL Limetten- oder Zitronensaft

Zubereitung:

Eis
1. Die Zutaten für den Frozen Yogurt in den Mixtopf vom Thermomix geben und für 5 Minuten / Stufe 4 cremig rühren.
2. Den Joghurt in eine Eismaschine füllen und für ca. 40 Minuten zum Eis rühren lassen.
3. Ohne Eismaschine: Den Joghurt in einen Gefrierbeutel füllen und ins Eisfach geben, dabei alle 30 Minuten einmal kräftig durchkneten, so dass sich keine Eiskristalle bilden können. Nach ca. 3 Stunden ist das Frozen Yogurt-Eis fertig.

Erdbeersauce
1. Erdbeeren, Zucker und Limettensaft 30 Sekunden / Stufe 8 pürieren und kühl stellen.
2. Anrichten: Joghurt-Eis mit der Soße abwechselnd in ein Glas füllen (aufschichten).
3. Dann mit frischem Obst oder Schoko-Streuseln dekorieren.

Abendessen

UNGARISCHE SCHNITZELPFANNE

(4 Portionen, 12 Punkte pro Portion)

Nährwerte pro Person: 695 kcal, 14 g KH, 66 g EW, 39 g FE

Zutaten:

- 4 Schweineschnitzel
- 2 Tomaten
- 1 rote Paprika
- 1 Knoblauchzehe
- 1 grüne Paprika
- 1 Gemüsezwiebel
- 175 ml Sahne, 30%
- 75 g Frischkäse, fettarm
- 75 g Creme Fraiche, fettarm
- 20 g Kräutermischung
- 2 TL Olivenöl
- Salz, Pfeffer und Paprikapulver zum Würzen

Zubereitung:

1. Das Gemüse vorbereiten und in grobe Stücke schneiden. Zuerst Zwiebel und Knoblauch bei Stufe 5 für 10 Sekunden zerkleinern. Nun Tomaten und Paprika hinzufügen und für weitere 5 Sekunden zerkleinern.
2. Sahne, Frischkäse und Creme Fraiche hinzufügen und zuerst auf Stufe 5 für 5 Sekunden mischen. Dann auf Stufe 4 für 6 Minuten kochen.
3. In der Zwischenzeit die Schnitzel mit Salz, Pfeffer und Paprikapulver würzen. Eine Auflaufform mit Olivenöl einfetten und die Sauce ebenfalls mit der Kräutermischung sowie Salz und Pfeffer abschmecken. Mit dem Schnitzeln in die Form geben und im auf 200°C vorgeheizten Ofen für 40 Minuten zu Ende garen.
4. Anschließend noch warm servieren.

Tag 6

Frühstück:	Thymianfrittata
Mittagessen:	Gemüsecurry mit Putenwürfeln und Shirataki
Snack:	Fruchteis
Abendessen:	Karpfen mit Kohlrabi-Möhren-Fenchel Gemüse

Frühstück

THYMIANFRITTATA

(4 Portionen, 2 Punkte pro Portion)

Nährwerte pro Person: 249 kcal, 3 g KH, 20 g EW, 16 g FE

Zutaten:

- 8 Eier
- 50 g geriebener Parmesan (fettarm)
- 2 EL frischer Thymian
- 1 Knoblauchzehe
- 50 ml Milch (fettarm)
- Salz und Pfeffer zum Würzen

Zubereitung:

1. Alle Zutaten in den Thermomix geben und kurz für etwa 30 Sekunden auf Stufe 5 miteinander vermengen.
2. Die Eimasse in eine ofenfesten Pfanne füllen und im auf 175°C vorgeheizten Ofen etwa 15-20 Minuten langsam stocken lassen.
3. Auf 4 Teller verteilen und noch warm genießen.

Mittagessen

GEMÜSECURRY MIT PUTENWÜRFEL UND SHIRATAKI

(4 Portionen, 9 Punkte pro Portion)

Nährwerte pro Person: 450 kcal, 10 g KH, 36 g EW, 28 g FE

Zutaten:

- 30 ml Öl
- 1 rote Chilischote, entkernt und halbiert
- 1 Knoblauchzehe
- 1 Porreestangen, in Ringen geschnitten
- 250 g Kürbis, gewürfelt
- 250 g Kohlrabi, in Scheiben geschnitten
- 400 g Kokosmilch, fettarm
- 150 g Wasser
- 500 g Putenschnitzel, gewürfelt
- 1 TL grüne Currypaste
- 1 TL Salz
- ¼ TL Pfeffer
- 400 g Shirataki, in Reisform

Zubereitung:

1. Die Chilischote und den Knoblauch in den Thermomix geben.
2. Für 3 Sekunden auf Stufe 8 zerkleinern und anschließend mit einem Spatel nach unten schieben.
3. Das Öl hinzugeben und für 2 Minuten / Varoma im Linkslauf auf Stufe 1 andünsten.
4. Porree, Kohlrabi, Kokosmilch, Kürbis, Wasser und die Currypaste zugeben.
5. Für 16 Minuten bei 100°C im Linkslauf auf Stufe 1 garen.
6. Den Shirataki in ein Sieb füllen und gründlich waschen.
7. Nun alle restlichen Zutaten in den Thermomix geben und für 10 Minuten auf Stufe 1 bei 90°C im Linkslauf mitgaren.

Snack

FRUCHTEIS

(8 Portionen, 1 Punkt pro Portion)

Nährwerte pro Person: 24 kcal, 3 g KH, 2 g EW, 0 g FE

Zutaten:

- 400 g gefrorene Früchte, z.B. Himbeeren oder Erdbeeren
- 2 frische Eiweiß
- 100 g Milch 1,5%
- 2 TL Süßstoff, flüssig

Zubereitung:

1. Beeren in den Mixtopf geben und 20 Sekunden / Stufe 10 zerkleinern.
2. Eiweiß, Milch und Süßstoff zugeben und 10 Sekunden / Stufe 6 verrühren.
3. Eis mit Spatel etwas zur Seite schieben, sodass der Rühraufsatz eingesetzt werden kann.
4. Rühraufsatz einsetzen und 2 Minuten / Stufe 4 cremig aufschlagen.
5. Sofort servieren.

Abendessen

KARPFEN MIT KOHLRABI-MÖHREN-FENCHEL GEMÜSE

(2 Portionen, 1 Punkt pro Portion)

Nährwerte pro Person: 475 kcal, 16 g KH, 70 g EW, 13 g FE

Zutaten:

- 550 g Karpfen
- 100 g Kohlrabi
- 100 g Möhre
- 250 g Fenchel
- 300 ml Gemüsebrühe
- 100 ml Kräuterfrischkäse, fettarm
- Saft von 2 Zitronen
- 1 Bund frische Petersilie
- 2 TL Currypulver
- 2 TL Paprikapulver
- 1 TL Oregano
- Salz und Pfeffer zum Abschmecken

Zubereitung:

1. Zunächst die Fische säubern, den Kopf entfernen, die Fische vierteln und mit etwas Salz und Pfeffer würzen.
2. Anschließend den Kohlrabi, die Möhren und den Fenchel schälen und alles in mundgerechte Stücke schneiden.
3. Nun die Gemüsebrühe in den Thermomix geben, das Garkörbchen einsetzen und das Gemüse einfüllen.
4. den Karpfen in Alufolie einpacken und diesen auf den Einlegeboden des Varomas verteilen. Den Varoma einsetzen.
5. Den Varoma schließen und alles 40 Minuten lang auf der Stufe 1 garen.
6. Etwas Garflüssigkeit auffangen und diese 2 Minuten lang auf der Stufe 1 und bei 100°C zusammen mit dem Kräuterfrischkäse und den Gewürzen in den Thermomix geben.
7. Den fertigen Fisch mit dem Gemüse und der Soße servieren.

Tag 7

Frühstück:	Asiatische Hühnerbrust
Mittagessen:	Möhrenbolognese
Snack:	Kokospancakes
Abendessen:	Romanesco in Frischkäsesauce

Frühstück

ASIATISCHE HÜHNERBRUST

(4 Portionen, 1 Punkt pro Portion)

Nährwerte pro Person: 17 kcal, 35 g KH, 38 g EW, 2 g FE

Zutaten:

- 600 g Hühnerbrustfilet
- 1 Dose Ananas
- 1 Gemüsezwiebel
- 1 Stange Lauch
- 2 rote Paprika
- 2 EL Honig
- 2 EL Reisessig
- 2 EL Sojasauce
- 50 g Tomatenmark
- 200 ml Gemüsebrühe

Zubereitung:

1. Das Fleisch waschen und würfeln. Die Ananas abtropfen lassen, Paprika und Zwiebeln würfeln. Den Lauch gut waschen und in dünne Ringe scheiden.
2. Honig, Brühe, Tomatenmark, Sojasauce und Essig in den Thermomix geben und auf Stufe 6 für eine Minute verrühren. Das Gemüse hinzugeben und für 10 Minuten auf Stufe 3/100°C garen lassen.
3. In der Zwischenzeit eine Pfanne erhitzen, einen EL Olivenöl hinzugeben und das Hühnerfleisch mit Salz und Pfeffer würzen, ehe es angebraten wird.
4. Zum Abschluss das Fleisch in den Thermomix geben und mit den übrigen Zutaten auf Stufe 2/80°C einkochen lassen, bis die Sauce sämig ist.

Mittagessen

MÖHRENBOLOGNESE

(4 Portionen, 11 Punkte pro Portion)

Nährwerte pro Person: 387 kcal, 7 g KH, 31 g EW, 24 g FE

Zutaten:

- 500 g gemischtes Hackfleisch
- 5 Möhren
- 1 Dose Pizzatomaten
- 2 Tomaten
- 1 Zwiebel
- 1 Knoblauchzehe
- 1 Stange Staudensellerie
- 1 Scheibe Knollensellerie
- 1 Bund Petersilie
- 100 ml Gemüsebrühe
- 3 EL Tomatenmark
- 50 g geriebener Parmesan
- Salz und Pfeffer zum Würzen

Zubereitung:

1. Möhre sowie die beiden Selleriearten für 10 Sekunden auf Stufe 5 zerkleinern und diese dann in eine Schüssel umfüllen. Danach Zwiebel und Knoblauch ebenfalls für 5 Sekunden auf Stufe 5 zerkleinern.
2. Olivenöl hinzufügen und alles auf Stufe 1 glasig anbraten. Das Hackfleisch hinzufügen und ebenfalls anbraten. Im Anschluss das zerkleinerte Gemüse hinzufügen und kurz mitbraten.
3. Die Gemüsebrühe sowie die beiden Tomatensorten hinzufügen und alles auf Stufe 1 für 60 Minuten köcheln lassen. Kurz vor Ende der Garzeit mit Tomatenmark, Salz und Pfeffer würzen sowie die gehackte Petersilie hinzufügen.
4. Für die Möhrennudeln die Möhren mit einem Sparschäler zu Bandnudeln formen. Eine Pfanne mit Olivenöl erhitzen und die Möhrenstreifen darin für 4 Minuten garen. Zum Schluss auf Tellern anrichten und mit der Bolognesesauce sowie dem geriebenen Parmesan gemeinsam genießen.

Snack

KOKOSPANCAKES

(4 Portionen, 3 Punkte pro Portion)

Nährwerte pro Person: 138 kcal, 2 g KH, 9 g EW, 10 g FE

Zutaten:

- 4 Eiweiß
- 2 Eier
- 40 g Kokosflocken
- 100 ml Milch (fettarm)
- 1 Prise Salz

Zubereitung:

1. Das Eiweiß auf Stufe 4 zu Eischnee verarbeiten.
2. Anschließend die übrigen Zutaten miteinander auf Stufe 4 für 1 Minute zu einem gleichmäßigen Teig vermengen. Im Anschluss den Eischnee langsam unterheben.
3. Den Teig nun in einer Pfanne zu Pancakes backen und entweder warm oder abgekühlt servieren.

Abendessen

ROMANESCO IN FRISCHKÄSESAUCE

(4 Portionen, 1 Punkt pro Portion)

Nährwerte pro Person: 77 kcal, 7 g KH, 10 g EW, 1 g FE

Zutaten:

- 1 kg Romanesco
- 1 Liter Gemüsebrühe
- 200 g Frischkäse (fettarm)
- Salz, Pfeffer und Muskatnuss zum Würzen

Zubereitung:

1. Den Romanesco in Röschen schneiden und in den Garkorb legen. Die Gemüsebrühe in den Thermomix füllen und für 25 Minuten auf Stufe 1 garen.
2. Etwas Brühe mit dem Frischkäse auf Stufe 10 für 10 Sekunden vermischen. Die Sauce mit Salz, Pfeffer und Muskat abschmecken und vor dem Servieren nochmals auf Stufe 1 kurz aufkochen.

Ernährungsplan – Woche 3

TAG 1

Frühstück:	Rührei mit Zitronenthymian
Mittagessen:	Tomatensuppe mit Hackfleisch
Snack:	Gefüllte Champignons mit Fetakäse
Abendessen:	Gemüsenudeln mit Spinat-Feta-Pesto

Frühstück

RÜHREI MIT ZITRONENTHYMIAN

(4 Portionen, 0 Punkte pro Portion)

Nährwerte pro Person: 220 kcal, 2 g KH, 15 g EW, 16 g FE

Zutaten:

- 8 Eier
- 1 Handvoll Zitronenthymian
- 1 TL Olivenöl
- Salz und Pfeffer zum Würzen

Zubereitung:

1. Alle Zutaten in den Thermomix füllen und dort auf Stufe 6 für 60 Sekunden vermischen.
2. Die Eimasse in einer Pfanne mit etwas Olivenöl anbraten.
3. Auf vier Teller verteilen und noch warm servieren.

Mittagessen

TOMATENSUPPE MIT HACKFLEISCH

(4 Portionen, 8 Punkte pro Portion)

Nährwerte pro Person: 336 kcal, 8 g KH, 15 g EW, 26 g FE

Zutaten:

- 2 große Dosen Tomaten
- 250 g Hackfleisch (gemischt)
- 1 Gemüsezwiebel
- 1 Knoblauchzehe
- 1 Bund Petersilie
- 250 ml Gemüsebrühe
- 150 ml Sahne (fettarm)
- 1 TL Olivenöl
- Salz und Pfeffer

Zubereitung:

1. Die Zwiebel und Knoblauchzehe schälen und im Thermomix auf Stufe 6 für 20 Sekunden zerkleinern. Mit etwas Olivenöl auf Stufe 3/100°C glasig andünsten.
2. Das Hackfleisch hinzufügen und bei gleicher Temperatur garen. Mit dem Inhalt der Tomatendosen ablöschen und die Gemüsebrühe hinzufügen. Für 15 Minuten köcheln lassen auf Stufe 2/80°C.
3. Nach dieser Zeit die Sahne hinzufügen und mit Salz und Pfeffer abschmecken.
4. Die Petersilie hacken und zur Suppe hinzufügen. Diese auf vier Teller verteilen und noch warm servieren.

189 | ANJA FINKE

Snack

GEFÜLLTE CHAMPIGNONS MIT FETAKÄSE

(4 Portionen, 3 Punkte pro Portion)

Nährwerte pro Person: 119 kcal, 2 g KH, 11 g EW, 7 g FE

Zutaten:

- 8 Champignons
- 150 g Feta (fettarm)
- 150 g Frischkäse (fettarm)
- 1 Bund Bärlauch
- 1 Prise Salz
- 1 Prise Pfeffer

Zubereitung:

1. Vorsichtig die Stiele der Champignons entfernen.
2. Die übrigen Zutaten in den Thermomix füllen und dort auf Stufe 7 zu einer Creme verarbeiten.
3. Die Creme mit einem Löffel in die Champignons füllen und in einer Auflaufform für 20 Minuten in dem auf 180°C vorgeheizten Ofen backen.
4. Jeweils 2 Champignons auf die Teller verteilen und noch warm servieren.

Abendessen

GEMÜSENUDELN MIT SPINAT-FETA-PESTO

(2 Portionen, 5 Punkte pro Portion)

Nährwerte pro Person: 277 kcal, 10 g KH, 10 g EW, 21 g FE

Zutaten:

Nudeln
- 700 g Zucchini

Pesto
- 125 g Spinatblätter
- 50 g Fetakäse, fettarm
- 30 g Rapsöl
- 2 Knoblauchzehen
- ¼ TL Salz

Zubereitung:

1. Die Knoblauchzehen im Thermomix für 8 Sekunden auf Stufe 8 zerkleinern.
2. Mit einem Spatel nach unten schieben.
3. Den Spinat und den Feta einwiegen und für 5 Sekunden auf Stufe 8 zerkleinern.
4. Ebenfalls mit einem Spatel nach unten schieben.
5. Das Öl und das Salz dazugeben und für 10 Sekunden auf Stufe 5 mit dem Spinat-Feta-Gemisch vermengen.

Anschließend alles umfüllen
1. Die Zucchini mit Hilfe eines Sparschälers zu Nudeln verarbeiten.
2. 700 ml Wasser in den Mixtopf füllen und die Gemüsenudeln in den Varoma geben.
3. Für 12 Minuten/Varoma auf Stufe 1 garen.

Tag 2

Frühstück:	Power-Frühstück: Erdbeer Vanille Smoothie
Mittagessen:	Sprossensalat
Snack:	Hüttenkäse mit Banane und Cashewkernen
Abendessen:	Lachs und grüne Bohnen

Frühstück

POWER-FRÜHSTÜCK: ERDBEER VANILLE SMOOTHIE

(1 Portion, 5 Punkte pro Portion)

Nährwerte pro Person: 163 kcal, 20 g KH, 10 g EW, 4 g FE

Zutaten:

- 150 g Erdbeeren frisch
- 250 ml Milch 1,5 %
- 1 Messerspitze Vanillezucker

Zubereitung:

1. Erdbeeren waschen und grün entfernen.
2. Die Beeren in den Mixtopf geben und für 10 Sekunden / Stufe 10 pürieren.
3. Das Mousse in ein Glas umfüllen.
4. Die Milch in den Mixtopf geben und für 10 Sekunden / Stufe 10 aufschäumen.
5. Vanille Zucker dazugeben.
6. Weitere 5 Sekunden / Stufe 5 verrühren.
7. Den Milchschaum über die Erdbeeren gießen.

193 | ANJA FINKE

Mittagessen

Mittagessen

SPROSSENSALAT

(4 Portionen, 1 Punkt pro Portion)

Nährwerte pro Person: 94 kcal, 6 g KH, 6 g EW, 5 g FE

Zutaten:

- 200 g Bambussprossen
- 200 g Mungobohnenkeimlinge
- 200 g Sojasprossen
- 1 Bund Koriander
- Limettensaft
- 1 TL Olivenöl
- Sojasauce
- Salz und Pfeffer zum Würzen

Zubereitung:

1. Den Koriander im Thermomix auf Stufe 8 fein zerkleinern.
2. Dieses im Thermomix mit etwas Olivenöl kurz auf Stufe 2/60°C erwärmen. Die Sprossen und Keimlinge hinzufügen und bei unveränderter Einstellung ebenfalls erwärmen.
3. Mit den übrigen Zutaten abschmecken und noch warm servieren.

Snack

HÜTTENKÄSE MIT BANANE UND CASHEWKERNEN

(4 Portionen, 5 Punkte pro Portion)

Nährwerte pro Person: 278 kcal, 19 g KH, 24 g EW, 11 g FE

Zutaten:

- 800 g Hüttenkäse (fettarm)
- 50 g Cashewkerne
- 2 Bananen

Zubereitung:

1. Die Bananen schälen und in Scheiben schneiden.
2. Die Bananen mit dem Hüttenkäse vermengen und auf vier Schüsseln verteilen.
3. Die Cashewkerne im Thermomix auf Stufe 6 für 2 Sekunden zerkleinern, aber nicht mahlen.
4. Die zerkleinerten Cashewkerne auf dem Hüttenkäse verteilen und sofort servieren.

Abendessen

LACHS UND GRÜNE BOHNEN

(4 Portionen, 3 Punkte pro Portion)

Nährwerte pro Person: 277 kcal, 3.8 g KH, 30 g EW, 15 g FE

Zutaten:

- 4 Lachsfilet
- 400 g grüne Bohnen
- 40 g Kräuterbutter
- Salz und Pfeffer zum Würzen

Zubereitung:

1. Den Lachs mit Salz und Pfeffer würzen und auf einem Einlegeboden mit der Hautseite nach unten platzieren.
2. Die Bohnen in den Thermomix geben und beides für 25 Minuten auf Stufe 1 dünsten.
3. Beim Anrichten die Bohnen mit der Kräuterbutter würzen und warm servieren.

Tag 3

Frühstück:	Fitness Frühstück: Quark mit Chia
Mittagessen:	Meeresfrüchtesalat mit Knoblauchdressing
Snack:	Kokospancakes
Abendessen:	Gemüse-Schafskäsetopf

Frühstück

(2 Portionen, 5 Punkte pro Portion)

Nährwerte pro Person: 175 kcal, 15 g KH, 22 g EW, 2 g FE

Zutaten:

- 250 g Magerquark
- 150 g Naturjoghurt 1,5%
- 100 g gefrorene Früchte, hier: Himbeeren
- 1 EL aufgequollene Chia Samen
- 1 TL Agaven-Dicksaft
- 1 TL Zimt
- Chia Samen
- 50 g Milch(fettarm)

Zubereitung:

1. Die Chia Samen in der Milch ca. 1 Stunde quellen lassen.
2. Die leicht angetauten Früchte in den Mixtopf geben und für 15 Sekunden / Stufe 5 mixen und umfüllen.
3. Quark, Joghurt, gequollene Chia, Agaven-Dicksaft und Zimt in den Mixtopf geben.
4. Mit dem Schmetterling 30 Sekunden / Stufe 4 aufrühren.
5. Quark auf einen Teller geben und die Früchte dazugeben.
6. Mit etwas Zimt überstreuen. Servieren.

Mittagessen

MEERESFRÜCHTESALAT MIT KNOBLAUCHDRESSING

(4 Portionen, 5 Punkte pro Portion)

Nährwerte pro Person: 270 kcal, 12 g KH, 26 g EW, 13 g FE

Zutaten:

- 400 g Meeresfrüchte nach Wahl
- 2 Fenchelknollen
- 2 grüne Paprika

Dressing:
- 400 g Joghurt, fettarm
- 2 Knoblauchzehen
- 2 EL Olivenöl
- 1 Bund Petersilie
- 1 Prise Salz
- 1 Prise Pfeffer

Zubereitung:

1. Die Enden des Fenchels entfernen und die Knollen im Anschluss mit einem Gemüsehobel in feine Scheiben schneiden.
2. Die Paprika ebenfalls mit einem Messer in feine Streifen schneiden. Das Gemüse in einer Salatschüssel mit den Meeresfrüchten vermengen.
3. Die Knoblauchzehen schälen und mit den übrigen Zutaten für das Dressing in den Thermomix füllen und dort auf Stufe 7 für 90 Sekunden mixen, bis sich die Knoblauchzehen vollkommen in dem Joghurt aufgelöst haben.
4. Das Dressing im Anschluss mit dem Salat vermengen oder separat in einer Schüssel servieren.

Snack

KOKOSPANCAKES

(4 Portionen, 3 Punkte pro Portion)

Nährwerte pro Person: 138 kcal, 2 g KH, 9 g EW, 10 g FE

Zutaten:

- 4 Eiweiß
- 2 Eier
- 40 g Kokosflocken
- 100 ml Milch (fettarm)
- 1 Prise Salz

Zubereitung:

1. Das Eiweiß auf Stufe 4 zu Eischnee verarbeiten.
2. Anschließend die übrigen Zutaten miteinander auf Stufe 4 für 1 Minute zu einem gleichmäßigen Teig vermengen. Im Anschluss den Eischnee langsam unterheben.
3. Den Teig nun in einer Pfanne zu Pancakes backen und entweder warm oder abgekühlt servieren.

Abendessen

GEMÜSE-SCHAFSKÄSETOPF

(1 Portion, 8 Punkte pro Portion)

Nährwerte pro Person: 448 kcal, 22 g KH, 26 g EW, 27 g FE

Zutaten:

- 100 g Möhren
- 50 g Brokkoli
- 50 g Champignons
- 1 mittelgroße Tomate
- 100 g Schafkäse fettarm
- 10 Oliven, entkernt
- 1 kleine Zwiebel
- 125 ml Gemüsebrühe
- Salz und Pfeffer zum Abschmecken

Zubereitung:

1. Die Oliven und die Tomate in Scheiben schneiden und zusammen mit dem Schafskäse in Alufolie einpacken. Das Päckchen in den Varoma legen.
2. Die Möhre schälen und in Scheiben schneiden. Den Brokkoli in Röschen teilen. Die Champignons ebenfalls in Scheiben schneiden.
3. Die Gemüsebrühe in den Thermomix geben und die Möhrenscheiben mit in den Varoma zum Schafskäse geben. Den Varoma oben draufsetzen und alles 20 Minuten lang auf der Stufe 1 dampfgaren. 5 Minuten vor Schluss noch die Brokkoliröschen und die Champignonscheiben mit in den Varoma hinzugeben.
4. Das Gemüse auf einen Teller geben, den Schafskäse öffnen und über das Gemüse geben. Abschließend alles noch mit etwas Salz und Pfeffer abschmecken.

Tag 4

Frühstück:	Buntes Rührei
Mittagessen:	Rotkohlsalat mit Schafskäse
Snack:	Hähnchen mit Spitzkohlgemüse
Abendessen:	Philippinische gebratene Bambussprossen

Frühstück

BUNTES RÜHREI

(4 Portionen, 1 Punkt pro Portion)

Nährwerte pro Person: 182 kcal, 1 g KH, 15 g EW, 13 g FE

Zutaten:

- 8 Eier
- 1 Bund Bärlauch
- 50 g getrocknete Tomaten
- 1 TL Olivenöl
- Salz und Pfeffer zum Würzen

Zubereitung:

1. Vier Eier und den Bärlauch in den Thermomix geben und dort auf Stufe 6 für 60 Sekunden vermengen. Die Masse dann in eine Schüssel füllen und mit Salz und Pfeffer würzen.
2. Als nächstes die letzten vier Eier und die getrockneten Tomaten in den Thermomix füllen und wiederum für 60 Sekunden auf Stufe 6 mischen. Nun ebenfalls mit Salz und Pfeffer würzen.
3. Nacheinander die beiden Eimassen in eine Pfanne mit etwas Olivenöl zu Rühreiern anbraten.
4. Auf vier Teller verteilen und noch warm servieren.

Mittagessen

ROTKOHLSALAT MIT SCHAFSKÄSE

(4 Portionen, 4 Punkte pro Portion)

Nährwerte pro Person: 219 kcal, 6 g KH, 11 g EW, 16 g FE

Zutaten:

- 600 g frischer Rotkohl
- 200 g Schafkäse (fettarm)
- 25 ml Olivenöl
- 25 ml weißer Balsamico
- Meersalz
- weißer Pfeffer

Zubereitung:

1. Den Schafskäse in Würfel schneiden.
2. Als nächstes den frischen Rotkohl mit einem Gemüsehobel in dünne Streifen zerkleinern. Den Rotkohl dann mit dem Schafskäse in einer Schüssel vermischen.
3. Für das Dressing die übrigen Zutaten im Thermomix kurz auf Stufe 5 vermengen.
4. Das Dressing über dem Salat verteilen, durchmischen und für 5 Minuten durchziehen lassen.

Snack

HÄHNCHEN MIT SPITZKOHLGEMÜSE

(2 Portionen, 5 Punkte pro Portion)

Nährwerte pro Person: 529 kcal, 17 g KH, 51 g EW, 26 g FE

Zutaten:

- 300 g Hähnchenbrustfilet
- ½ Spitzkohl
- 1 mittelgroße Zwiebel
- 250 ml Gemüsebrühe
- 100 g körniger Frischkäse (fettarm)
- 75 ml Milch, fettarm
- 1 EL Olivenöl
- 2 TL Currypulver
- 2 TL Paprikapulver
- Salz und Pfeffer zum Abschmecken

Zubereitung:

1. Zunächst den Spitzkohl in Streifen schneiden.
2. Anschließend die Zwiebel schälen und 5 Sekunden lang auf der Stufe 5 in den Thermomix geben.
3. Das Olivenöl hinzugeben und die Zwiebel 3 Minuten lang auf der Stufe 1 im Varoma andünsten.
4. Die Gemüsebrühe hinzugeben. Den Spitzkohl in den Varoma-Aufsatz geben.
5. Nun das Hähnchenfleisch in mundgerechte Stücke schneiden und diese auf dem Spitzkohl verteilen und das Currypulver oben drüberstreuen.
6. Anschließend den Deckel aufsetzen und alles 15 Minuten lang auf der Stufe 1 im Varoma garen.
7. Folgend den körnigen Frischkäse und die Milch in den Thermomix geben, alles 5 Sekunden lang auf der Stufe 5 mixen und mit etwas Salz und Pfeffer und dem Paprikapulver abschmecken.
8. Den Inhalt des Varoma-Aufsatzes mit in den Thermomix geben und alles 2 Minuten lang bei 90°C und im Linkslauf vermischen und fertiggaren.

205 | ANJA FINKE

Abendessen

PHILIPPINISCHE GEBRATENE BAMBUSSPROSSEN

(4 Portionen, 2 Punkte pro Portion)

Nährwerte pro Person: 203 kcal, 16 g KH, 14 g EW, 8 g FE

Zutaten:

- 500 g Schweinefleisch
- 200 g Austernpilze
- 200 g Bambussprossen
- 200 g Sojasprossen
- Austernsauce
- Currypaste
- 1 TL Olivenöl
- Salz und Pfeffer

Zubereitung:

1. Das Schweinefleisch in Streifen schneiden. Mit etwas Olivenöl und 2 EL Currypaste im Thermomix bei Stufe 3/100°C andünsten. Die Pilze hinzufügen und ebenfalls kurz mitdünsten.
2. Bambus- und Sojasprossen hinzufügen und auf Stufe 2/70°C für 10 Minuten andünsten.
3. Mit der Austernsauce sowie den Gewürzen abschmecken und nochmals für 10 Minuten bei gleicher Einstellung andünsten. Noch warm servieren und genießen.

Tag 5

Frühstück:	Himbeer & Bananen-Quarkspeise
Mittagessen:	Gefüllte Paprika
Snack:	Hüttenkäse mit Möhren und Safran
Abendessen:	Spargelauflauf

Frühstück

HIMBEER & BANANEN-QUARKSPEISE

(2 Portionen, 5 Punkte pro Portion)

Nährwerte pro Person: 262 kcal, 16 g KH, 15 g EW, 15 g FE

Zutaten:

- 100 g Himbeeren (tiefgekühlt)
- 150 g Magerquark
- 15 g Sojaöl
- 70 g Banane (kleine Stückstücken)
- 50 g griechischer Joghurt
- 3 EL Chiasamen

Zubereitung:

1. Himbeeren unaufgetaut in den Mixtopf geben und für 5 Sekunden / Stufe 10.
2. Alles mit dem Spatel hinunterschieben.
3. Banane dazu geben - 3 Sekunden / Stufe 5.

Runterschieben

1. Quark hinzufügen - 10 Sekunden / Stufe 5.
2. Falls sich die Masse noch nicht gut verbindet, Joghurt und Leinöl hinzufügen und für 10 Sekunden / Stufe5.
3. Runterschieben und evtl. Wiederholen.
4. Chia Samen erst über die fertige Speise streuen.
5. Servieren.

Mittagessen

GEFÜLLTE PAPRIKA

(4 Portionen, 7 Punkte pro Portion)

Nährwerte pro Person: 354 kcal, 13 g KH, 32 g EW, 18 g FE

Zutaten:

- 4 Paprika
- 300 g Hähnchenfleisch
- 200 g geriebener Käse
- 1 Chili
- 1 Knoblauchzehe
- Salz und Pfeffer zum Würzen

Zubereitung:

1. Die Paprika halbieren und die Hälften entkernen.
2. Etwa 1/3 des Käses mit dem Fleisch, Salz und Pfeffer sowie Knoblauch und Chili auf Stufe 5 für 15 Sekunden zu einer gleichmäßigen Masse verarbeiten.
3. Die Masse auf die Paprikahälften verteilen und mit dem übrigen Käse bestreuen. Das ganze bei 200°C für 25 Minuten im Ofen garen und noch warm servieren.

Snack

HÜTTENKÄSE MIT MÖHREN UND SAFRAN

(4 Portionen, 5 Punkte pro Portion)

Nährwerte pro Person: 171 kcal, 8 g KH, 22 g EW, 5 g FE

Zutaten:

- 800 g Hüttenkäse (fettarm)
- 150 g Möhren
- 1 TL Safranpulver

Zubereitung:

1. Die Möhren schälen und grob zerkleinern. In den Thermomix geben und dort auf Stufe 9 für 60 Sekunden sehr fein pürieren.
2. Die übrigen Zutaten hinzufügen und auf Stufe 5 für weitere 60 Sekunden vermengen.
3. Den Hüttenkäse auf vier Müslischüsseln verteilen und sofort servieren oder im Kühlschrank lagern.

Abendessen

SPARGELAUFLAUF

(4 Portionen, 7 Punkte pro Portion)

Nährwerte pro Person: 294 kcal, 6 g KH, 26 g EW, 17 g FE

Zutaten:

- 500 g Spargel
- 500 g Spinat
- 200 g Schinken
- 150 g geriebener Käse (fettarm)
- 4 EL Senf
- 4 EL Crème fraîche Kräuter (fettarm)
- Salz und Pfeffer zum Würzen

Zubereitung:

1. Den Spargel schälen und gemeinsam mit dem Spinat in den Garkorb geben. 500 ml Wasser sowie etwas Salz hinzufügen und für 20 Minuten auf Stufe 1 dünsten.
2. Den Schinken in Würfel schneiden und gemeinsam mit dem gegarten Gemüse in eine Auflaufform füllen.
3. Nun den geriebenen Käse mit dem Creme Fraiche, Senf und Gewürzen für 30 Sekunden auf Stufe 4 mischen. Über dem Gemüse verstreichen und in dem auf 200°C vorgeheizten Ofen für 20 Minuten backen.

Tag 6

Frühstück:	Eiweißomelett mit Hähnchen
Mittagessen:	Rohkostsalat mit Nüssen
Snack:	Kokospancakes
Abendessen:	Mediterrane Gemüsepfanne mit Garnelen

Frühstück

EIWEISSOMELETT MIT HÄHNCHEN

(4 Portionen, 2 Punkte pro Portion)

Nährwerte pro Person: 281 kcal, 3 g KH, 48 g EW, 8 g FE

Zutaten:

- 12 Eiweiß
- 1 EL Schnittlauch
- 75 g geriebenen Gouda (fettarm)
- 4 Scheiben Hähnchenbrust
- Salz und Pfeffer zum Würzen

Zubereitung:

1. Die Eiweiße sowie das Schnittlauch und eine Prise Salz und Pfeffer im Thermomix auf Stufe 5 für 15 Sekunden vermischen.
2. Die Eiweißmasse in einer Pfanne mit etwas Olivenöl zu Omeletts braten.
3. Auf vier Teller verteilen. Eine Hälfte jeweils mit Hähnchenbrust und Käse belegen und mit der anderen Hälfte des Omeletts zuklappen.

Mittagessen

ROHKOSTSALAT MIT NÜSSEN

(4 Portionen, 11 Punkte pro Portion)

Nährwerte pro Person: 421 kcal, 24 g KH, 13 g EW, 29 g FE

Zutaten:

- 300 g Möhren
- 300 g Kohlrabi
- 200 g Sellerie
- 100 g geröstete Erdnüsse
- 100 g Cashewkerne
- 1 rote Zwiebel
- 200 ml Orangensaft
- 2 TL Olivenöl
- Salz und Pfeffer

Zubereitung:

1. Möhren, Kohlrabi und Sellerie schälen und in grobe Stücke schneiden.
2. Das Gemüse in den Thermomix füllen und dort auf Stufe 6 zerkleinern, jedoch nicht pürieren.
3. Die vermischen Gemüsestücke mit den Nüssen vermengen.
4. Die Zwiebel schälen und im Thermomix auf Stufe 5 für 10 bis 15 Sekunden zerkleinern. Mit dem Orangensaft und einen Spritzer Olivenöl sowie jeweils einer Prise Salz und Pfeffer auf Stufe 5 vermischen.
5. Das Dressing über den Salat verteilen und zeitnah servieren.

Snack

KOKOSPANCAKES

(4 Portionen, 3 Punkte pro Portion)

Nährwerte pro Person: 135 kcal, 2 g KH, 9 g EW, 9 g FE

Zutaten:

- 4 Eiweiß
- 2 Eier
- 40 g Kokosflocken
- 100 ml Milch (fettarm)
- 1 Prise Salz

Zubereitung:

1. Das Eiweiß auf Stufe 4 zu Eischnee verarbeiten.
2. Anschließend die übrigen Zutaten miteinander auf Stufe 4 für 1 Minute zu einem gleichmäßigen Teig vermengen. Im Anschluss den Eischnee langsam unterheben.
3. Den Teig nun in einer Pfanne zu Pancakes backen und entweder warm oder abgekühlt servieren.

Abendessen

MEDITERRANE GEMÜSEPFANNE MIT GARNELEN

(4 Portionen, 0 Punkte pro Portion)

Nährwerte pro Person: 104.2 kcal, 9 g KH, 14 g EW, 1 g FE

Zutaten:

- 200 g Garnelen
- 4 Tomaten
- 1 Zucchini
- 1 Aubergine
- 1 Zwiebel
- 1 Knoblauchzehe
- 400 ml Gemüsebrühe
- 2 EL Tomatenmark
- 1 TL Thymian
- Salz und Pfeffer zum Würzen
- 1 TL Oregano

Zubereitung:

1. Zucchini, Aubergine und Tomaten waschen und groß zerkleinern. Danach die Zwiebel und Knoblauchzehe schälen.
2. Die zuvor vorbereiteten Zutaten in den Thermomix füllen und dort auf Stufe 6 zerkleinern. Die Stücke sollten nicht größer als 1 cm sein.
3. Die Gemüsebrühe hinzufügen und auf Stufe 3/100°C erhitzen und für 10 Minuten auf Stufe 3/80°C köcheln lassen.
4. Nach dieser Zeit die übrigen Zutaten hinzufügen und dort weitere 5 Minuten köcheln lassen. Mit Salz und Pfeffer würzen und noch warm servieren.

Tag 7

Frühstück:	Quinoa-Granatapfel-Frühstück
Mittagessen:	Fischcurry
Snack:	Waldbeersmoothie
Abendessen:	Quinoa mit Bohnen und Paprika

Frühstück

QUINOA-GRANATAPFEL-FRÜHSTÜCK

(2 Portionen, 10 Punkte pro Portion)

Nährwerte pro Person: 365 kcal, 45 g KH, 10 g EW, 15 g FE

Zutaten:

- 125 g Quinoa
- 250 ml Sojamilch
- 1 TL Vanillezucker
- 1 TL Honig
- Kerne von 1 Granatapfel
- 3 EL Kokosflocken
- optional Zimt, Gewürze, Kokosöl, Früchte nach Geschmack

Zubereitung:

1. Quinoa mit kochendem Wasser abspülen.
2. Mit Sojamilch, Vanille und Honig in den Mixtopf geben, für 30 Minuten bei Linkslauf 100°C köcheln bis ein Brei entsteht.
3. Das Loch in der Mitte des Deckels offenlassen (sonst kocht es über).
4. Obst in den Mixtopf geben, für 20 Sekunden Linkslauf Stufe 3.
5. Servieren.

Mittagessen

FISCHCURRY

(4 Portionen, 7 Punkte pro Portion)

Nährwerte pro Person: 461 kcal, 13 g KH, 28 g EW, 31 g FE

Zutaten:

- 500 g Seeelachsfilet
- 300 g Möhren
- 2 Porreestangen
- 1 Gemüsezwiebel
- 400 ml Kokosmilch (fettarm)
- 100 ml Wasser
- 3 TL Currypulver
- 1 TL Olivenöl
- Salz und Pfeffer zum Würzen

Zubereitung:

1. Zwiebel und Möhren schälen und in grobe Stücke schneiden. Im Thermomix für 10 Sekunden auf Stufe 5 zerkleinern.
2. Etwas Öl, den in Streifen geschnittenen Porree und das Currypulver hinzufügen und alles auf Stufe 1 andünsten bis die Zwiebel glasig ist.
3. Wasser und Kokosmilch hinzufügen und alles für 10 weitere Minuten kochen. Anschließend den Seelachs hinzufügen und für 9 Minuten kochen lassen.
4. Vor dem Servieren noch mit Salz und Pfeffer abschmecken.

Snack

WALDBEERSMOOTHIE

(4 Portionen, 0 Punkte pro Portion)

Nährwerte pro Person: 81 kcal, 10 g KH, 4 g EW, 3 g FE

Zutaten:

- 250 g Joghurt
- 200 g Himbeeren
- 200 g Heidelbeeren
- 50 ml Zitronensaft
- Stevia oder anderer Zuckerersatz nach Belieben

Zubereitung:

1. Die Zutaten zusammen in den Thermomix geben und für 60 Sekunden auf Stufe 10 pürieren.
2. Den Smoothie entweder sofort servieren oder im Kühlschrank kaltstellen.

Abendessen

QUINOA MIT BOHNEN UND PAPRIKA

(1 Portion, 9 Punkte pro Portion)

Nährwerte pro Person: 250 kcal, 43 g KH, 9 g EW, 4 g FE

Zutaten:

- 50 g Quinoa
- 1 Frühlingszwiebel
- 1 Knoblauchzehe
- 1 Paprika
- 30 g Bohnen
- 110 ml Gemüsebrühe
- 1 EL Olivenöl
- 8 g Tomatenmark
- ½ TL Chilipulver
- ½ TL Korriander
- 1 TL Paprikapulver
- Salz zum Abschmecken

Zubereitung:

1. Den Knoblauch schälen und zusammen mit der Frühlingszwiebel für 5 Sekunden auf der Stufe 5 in den Thermomix geben.
2. Das Olivenöl hinzugeben und die zerkleinerten Zutaten 2 Minuten lang auf der Stufe 1 im Varoma andünsten.
3. Den Quinoa waschen und zusammen mit den restlichen Zutaten 20 Minuten lang bei 100 °C im Linkslauf auf der Stufe 1 in den Thermomix geben.
4. Abschließend den Thermomix noch 15 Minuten lang geschlossen halten, um den Quinoa quellen zu lassen.

Ernährungsplan – Woche 4

Ernährungsplan selbst erstellen

Nun liegt es an dir. Mit dem Gelernten in meinem Buch und den vielen Rezepten solltest du in der Lage sein, dir selbst gesunde Ernährungspläne zusammenzustellen.

Denn vergiss nicht: Planung ist eins der wichtigsten Dinge beim Abnehmen. Ein gesunder Wochenplan ist eine unverzichtbare Grundlage. Er beugt plötzlichen Heißhunger Attacken vor, hilft beim Einkaufen und bringt Struktur in deinen Alltag.

Nicht vergessen!

Hast du dir eigentlich schon das **kostenlose E-Book** heruntergeladen? Mit dem Kauf von diesem Buch erhältst du als Bonus auf meiner Webseite weitere gratis Rezepte zum Download: Öffne einen Internetbrowser deiner Wahl, auf dem Smartphone oder dem Computer, und tippe einfach folgendes ein: **bonus.anjafinke.com** - Du gelangst dann direkt auf meine Webseite und findest dort den Download.

Wie gehst du nun also vor?

Ich bin aber davon überzeugt, dass es jeder Mensch schaffen kann, sich selbst einen passenden Plan zusammenzustellen. Und ich möchte dir hier die Fragebögen an die Hand geben, die ich selbst in meiner Beratung verwende.

Zunächst frage ich Kundinnen, wie der aktuelle Status ihrer Ernährung ist. Dazu schicke ich ihnen einen kurzen Fragebogen, wie hier unten dargestellt. Über eine Woche schreibt meine Kundin dann ihre Lebensgewohnheiten auf, so dass wir ein Verständnis über ihre Ernährung und Bewegung bekommen.

Denn nur so können wir einen passenden Ernährungsplan erstellen, basierend auf ihren Vorlieben und Einschränkungen. Das Problem ist oft, dass manche Menschen von einem Tag auf den anderen ihren kompletten Alltag umstellen, und so scheitern. Wir müssen bei der Ernährungsumstellung langsam vorgehen, so dass der Körper Zeit hat sich an die neue Lebensart umzugewöhnen.

Mit dem Ergebnis des Fragebogens erstelle ich dann einen individuellen Ernährungsplan. In der Vergangenheit habe ich z.B. folgende Pläne erstellt:

- vegan / vegetarisch
- intermittierendes Fasten
- 5 Mahlzeiten (Frühstück, Mittag, Abendessen + 2 Snacks)
- 3 Mahlzeiten (Frühstück, Mittag, Abendessen)
- 3 Mahlzeiten Low Carb (Frühstück, Mittag, Abendessen)

Nun zum Fragebogen und Ernährungsplan zum selber bauen

Hier findest du den originalen Fragebogen, wie ich ihn verwende. Fülle den Fragebogen für dich selbst einmal aus und sei dabei ehrlich!

Fragebogen zu deinem Ernährungs- und Bewegungsverhalten

Fragen zu deiner Person:

Name:

Alter: Größe: Gewicht:

Bitte beantworte die folgenden Fragen zu deinem Ernährungs- und Bewegungsverhalten. Dabei ist es wichtig, dass du die Antworten auf die Fragen ehrlich abschätzt und nicht schönst, da wir nur auf Grundlage dessen einen passenden Abnehmplan für dich erstellen können.

Kreuze bitte jeweils die passenden Antworten an.

Fragen zu deiner aktuellen Ernährung:

Wie oft und zu welchen Zeiten isst du in der Regel?

Frühstück	Snack	Mittagessen	Snack	Abendessen	Snack

Wie oft isst du Obst?

mehrmals täglich	1 x täglich	mehrmals pro Woche	1 x in der Woche	1 x pro Monat	eigentlich nie

Wie oft isst du Gemüse?

mehrmals täglich	1 x täglich	mehrmals pro Woche	1 x in der Woche	1 x pro Monat	eigentlich nie

Wie viel trinkst du am Tag? Trage bitte für beide Kategorien die durchschnittliche Menge ein.

Wasser und ungesüßter Tee			Softgetränke (light und normal), Säfte, Energiedrinks, Milch und Ersatzmilch, Kaffee, etc. (alles außer Wasser und ungesüßter Tee)		
0 Liter	0 – 2 Liter	2 – 4 Liter	0 Liter	0 – 2 Liter	2 – 4 Liter

Fragen zu deinen Vorlieben und Wünschen:

Durch die Beantwortung der oben genannten Fragen, können wir uns noch schon einen ungefähren Eindruck über dein aktuelles Essverhalten machen. Um dir jedoch einen persönlichen Plan zu erstellen, welcher geschmacklich auf deine Vorlieben eingeht, beantworte bitte noch die folgenden Fragen.

Welche Lebensmittel, oder Gerichte bevorzugst du?

-
-
-
-

Welche Lebensmittel magst du nicht? Hast du Lebensmittelallergien (falls du Allergien hast, schreibe hinter die entsprechenden Lebensmittel bitte „Allergie")?

-
-
-
-
-

Welche Lebensmittel, Lebensmittelgruppen, oder Gerichte würdest du vielleicht gerne mehr essen, weißt aber beispielsweise nicht wie du diese lecker zubereiten kannst?

-
-
-
-
-

Wie oft und zu welchen Mahlzeiten möchtest du in Zukunft essen? Kreuze die entsprechenden Mahlzeiten bitte an.

Frühstück	Snack	Mittagessen	Snack	Abendessen	Snack

Wie oft möchtest du in der Woche kochen?

-

Hast du die Möglichkeit dein Essen unterwegs (beispielweise auf der Arbeit) zu erwärmen?

Nun kannst du deinen Leistungsumsatz berechnen (siehe dazu Kapitel 3 aus dem ersten Teil des Buches)

Dann erstellst du eine Liste von Rezepten, die deinen Vorlieben und Einschränkungen entsprechen. Du kannst dazu die Rezepte aus diesem Buch durchgehen.

Nun ist es wichtig zu verstehen, welche Nährwerte die einzelnen Rezepte haben, so dass du deine Tage vernünftig planen kannst, dein Tageslimit an Kalorien nicht übersteigst und optimaler Weise ein leichtes Kaloriendefizit aufweist.

Die Rezepte aus den ersten drei Wochen des Abnehmplanes haben bereits die Nährstoffe angegeben. Beim Rest der Rezepte fehlen diese Angaben ganz bewusst. Um diese nämlich herauszufinden, musst du selbst aktiv werden und die Nährwerte berechnen.

Dies geht sehr einfach und schnell unter: https://www.rezeptrechner-online.de/, oder einer entsprechenden App auf dem Smartphone. Mach die Berechnung auf jeden Fall, denn wenn du gelernt hast wie es geht, kannst du jedes Rezept deiner Wahl nachrechnen und in deinen Abnehmplan einbauen.

Außerdem gibt dir das eigene Berechnen der Nährwerte ein Gefühl für das Gericht und die Inhaltsstoffe. So lernst du mit der Zeit, welche Zutaten gut und welche nicht sehr förderlich für dein Gewicht sind.

Nachdem du die Nährwerte deiner Lieblingsrezepte berechnet hast, planst du deine Woche. Zeichne dazu auf einem Blatt Papier folgende Tabelle auf und fülle sie dann mit Rezepten. Aber jeweils so, dass dein Tageslimit nicht überschritten wird.

Ich weiß, die Berechnung und Planung sind Arbeit, aber es wird sich lohnen!

Tag	Frühstück	Mittag	Abendbrot
1			
2			
3			
4			
5			
6			
7			

Nachdem du die Woche geplant hast, heißt es Einkaufen. Erstelle eine Einkaufsliste anhand der Zutaten der Gerichte und kaufe diese ein.

Der Plan ist also nun fertig gestellt und die Zutaten sind bei dir im Haus. Nun heißt es dranbleiben. Lass dich nicht von ungeplanten Leckereien von deinem Plan abbringen. Koche nur das, was auf dem Plan steht.

Am Ende der Woche geht dann die Planung von vorne los. Nach einigen Wochen und etwas Feinschliff wirst du einige Ernährungspläne erstellt haben, die du nicht weiter anpassen musst und wiederverwenden kannst.

Wenn du z.B. vier unterschiedliche Wochenpläne hast, ist bereits ein ganzer Monat durchgeplant. Du hast sozusagen einen Monatsplan mit deinen Lieblingsgerichten. Verwende also diesen Monatsplan jeden Monat. Du wirst selbst kaum merken, dass du jeden Monat denselben Plan verwendest, denn die Rezeptvielfalt ist einfach viel zu groß.

Es ist also wirklich ganz simpel. Der Schlüssel zum Abnehmerfolg ist Planen und Dranbleiben.

Ich wünsche dir viel Erfolg dabei.

Deine Anja Finke

Rezeptesammlung

HAUPTGERICHTE

SCHWEINESCHNITZEL SÜSS-SAUER

(2 Portionen, 7 Punkte pro Portion)

Zutaten:

- 80 g trockener Basmatireis
- Salz
- 240 g Schweineschnitzel
- 10 g Cashewkerne
- 500 g Asia-Gemüse-Mix
- 800 g Gemüsebrühe

Zutaten für die Soße

- 3 EL Sojasoße
- 1 EL Tomatenmark
- etwas Honig
- 1 TL Zitronensaft
- Pfeffer

Zubereitung:

1. Die Cashewkerne in den Thermomix geben und auf Stufe 8 hacken. Diese umfüllen und zur Seite stellen.
2. Das Gemüse in den Varoma geben. Das Fleisch in Streifen schneiden und auf dem Einlegeboden verteilen. Die Gemüsebrühe in den Thermomix geben und den Reis im Garkörbchen einwiegen. Den Thermomix verschließen und den Varoma aufstellen. Alles auf der Stufe 1 im Varoma für 25 Minuten garen lassen.
3. Den Reis anschließend warmstellen und das Gemüse mit dem Fleisch in eine Schüssel geben. 80 g des Suds in den Thermomix geben, Sojasoße, Tomatenmark, Honig und Zitronensaft hinzugeben. Alles bei 90°C für 2 Minuten auf der Stufe 3 erhitzen.
4. Anschließend die Cashewkernen hinzugeben und alles mit Salz und Pfeffer abschmecken.
5. Die Soße zusammen mit dem Fleisch und Gemüse vermengen und alles mit dem Reis servieren.

HÜHNCHENPFANNE MIT GEMÜSE

(4 Portionen, 0 Punkte pro Portion)

Zutaten:

- 800 g Hühnerbrustfilet
- 250 g Brokkoli
- 2 Karotten
- 1 Glas Bambussprossen

- 2 rote Paprikas
- 100 ml Hühnerbrühe
- 4 EL Sojasauce

Zubereitung:

1. Das Fleisch waschen und trocken tupfen. Anschließend würfeln und in einer heißen Pfanne goldbraun anbraten.
2. Karotten in Scheiben schneiden, den Brokkoli in Röschen teilen und die Paprikas würfeln. Die Bambussprossen abtropfen lassen.
3. Das Gemüse in den Thermomix geben und auf Stufe 3/100°C für 10 Minuten dünsten. Anschließend mit Brühe ablöschen und die Sojasauce dazu geben.
4. Das Hühnerfleisch hinzugeben und noch einmal für 5 Minuten auf Stufe 2/80°C im Thermomix köcheln lassen.

HÄHNCHEN-TOMATEN-GESCHNETZELTES

(4 Portionen, 6 Punkte pro Portion)

Zutaten:

- 400 g Hähnchenfleisch, geschnetzelt
- 3 EL Sojasoße
- 250 g Reis
- 1 Zwiebel
- 1 Knoblauchzehe
- 1 TL Olivenöl

- 5 Tomaten, geviertelt
- 250 g Wasser
- 2 TL Gemüsebrühe
- Pfeffer
- Paprikapulver

Zubereitung:

1. Das Hähnchenfleisch circa 30 Minuten in Sojasoße, Pfeffer und Paprikapulver einlegen und danach in den Varoma geben
2. Zwiebel und Knoblauch 5 Sekunden auf Stufe 5 zerkleinern
3. Mit dem Öl 3 Minuten im Varoma auf Stufe 1 andünsten
4. Tomaten hinzugeben und für 6 Sekunden auf Stufe 5 zerkleinern
5. Wasser und Gemüsebrühe hinzufügen, Gareinsatz einhängen
6. Reis einwiegen und kurz auf Stufe 5 spülen
7. Varoma aufsetzen und für 25 Minuten auf Stufe 1 garen.

BOHNENEINTOPF

(4 Portionen, 5 Punkte pro Portion)

Zutaten:

- 200 g Möhren, in Stücken
- 200 g Knollensellerie, in Stücken
- 30 g Butter in Stücken
- 500 g Kartoffeln, in mundgerechten Stücken

- 500 g grüne Bohnen
- 600 g Wasser
- 1 Würfel Gemüsebrühe
- ½ TL Salz
- ½ TL Pfeffer

Zubereitung:

1. Möhren und Sellerie in den Mixtopf geben, für 5 Sekunden auf der Stufe 5 zerkleinern und mit dem Spatel nach unten schieben.
2. Die Butter zugeben für 3 Minuten bei 120°C, Linkslauf auf Stufe 1 dünsten.
3. Kartoffeln, Bohnen, Wasser, Brühwürfel, Bohnenkraut, Salz und Pfeffer zugeben für 18 Minuten bei 100°C Linkslauf, Stufe1 garen, abschmecken und servieren.

HÄHNCHENBRUST MIT BROKKOLI

(4 Portionen, 7 Punkte pro Portion)

Zutaten:

- 4 Hähnchenbrüste
- 200 g Reis,
- 400 g Brokkoli, in Röschen
- ½ Paprika, rot, in Stücken
- 1000 g Wasser
- 2 TL Suppenwürze
- Salz

- Pfeffer
- ½ TL Öl
- ½ TL Salz
- 2 Schmelzkäseecken
- 20 g Schmand, 24%
- 20 g Tomatenmark

Zubereitung:

1. Hähnchenfilets mit Salz und Pfeffer würzen, mit Öl benetzen und die Gewürze einreiben
2. Backpapier anfeuchten und den Varoma-Einlegeboden bedecken, die oberen Schlitze frei lassen

Hähnchenfilets darauflegen

1. Brokkoli-Röschen in den Varoma geben, die Paprikastücke darüber streuen und mit Kräutersalz würzen
2. Wasser in den Mixtopf füllen, Garkorb einhängen und Reis einwiegen
3. Suppenwürze zugeben und unter den Reis rühren
4. Mixtopf verschließen und Varoma aufsetzen
5. Für 20 Minuten / Varoma / Stufe 1 garen
6. Varoma und Garkorb warm stellen und aus der restlichen Garflüssigkeit (400 g) die Soße herstellen
7. Dafür die Restlichen Zutaten für die Soße zugeben
8. Mixtopf verschließen, Messbecher aufsetzen und für ca. 4 Minuten / 100°C / Stufe 3 kochen

BROKKOLI - MANDEL - HUHN

(4 Portionen, 5 Punkte pro Portion)

Zutaten:

- 800 g Hühnerbrust
- 500 g Brokkoli
- 100 g Mandeln (gestiftelt)
- 2 Knoblauchzehen
- 150 ml Gemüsebrühe
- 4 EL Sojasauce
- 1 EL Honig
- 1 EL Limettensaft

Zubereitung:

1. Honig, Limettensaft und 2 EL Sojasauce miteinander verquirlen. Das Fleisch waschen und würfeln. Anschließend mit der zuvor hergestellten Würzmischung marinieren.
2. Brokkoli in Röschen teilen und den Knoblauch fein hacken. Dann den Knoblauch in den Thermomix geben und auf Stufe 3/100°C für 2 Minuten anschwitzen lassen, bevor der Brokkoli hinzugegeben wird und die Brühe hinzukommt. Auf Stufe 2/70°C für 15 Minuten garen.
3. Pfanne ohne Fett erhitzen und die Mandelstifte rösten. Nachdem die Mandelstifte aus der Pfanne genommen wurden etwas Olivenöl hinzugeben. Das Fleisch abtropfen lassen und gut anbraten.
4. Die übrige Sojasauce und Marinade zusammen mit dem angebratenen Fleisch in den Thermomix geben und ca. 5 Minuten mitgaren. Vor dem Servieren mit den gerösteten Mandelstiften garnieren.

BULGUR-SPINAT

(2 Portionen, 3 Punkte pro Portion)

Zutaten:

- 90 g Bulgur
- 200 g Zucchini
- 150 g Spinat
- 30 g Feta, fettarm
- 20 g Zwiebel
- 0,5 Zehe Knoblauch
- 5 g Öl
- 5 g Tomatenmark
- 1 TL Gemüsebrühe
- 300 g Wasser
- 1 Zitrone

Zubereitung:

1. Zucchini halbieren und in Streifen schneiden.
2. Zwiebel und Knoblauch in den Thermomix geben und auf der Stufe 5 für 5 Sekunden zerkleinern.
3. Öl und Tomatenmark zugeben und 2,5 für Minuten auf der Stufe 2 bei 100°C anbraten.
4. Bulgur zugeben und für 2 Minuten auf der Stufe 2 / Varoma / Linkslauf garen.
5. Wasser, Gemüsebrühe für 8 Minuten auf der Stufe 2 / Linkslauf bei 100°C garen.
6. Spinat und Zucchini dazugeben nochmals für 3 Minuten auf der Stufe 2 / Linkslauf bei 100°C garen.
7. Feta in den Thermomix geben und für 2 Minuten auf der Stufe 3 / Linkslauf bei 90°C unterrühren und schmelzen lassen.

COUSCOUS MIT KOKOS-CURRY

(1 Portion, 14 Punkte pro Portion)

Zutaten:

- 60 g Couscous
- 1 mittelgroße Möhre
- ½ Zucchini
- ½ Paprika
- 1 Frühlingszwiebel
- 1 Knoblauchzehe

- 130 ml Gemüsebrühe
- 100 ml Kokosmilch, fettarm
- 1 TL Curry Pulver
- 1 TL Paprika Pulver
- ½ TL Chili Pulver
- Salz zum Abschmecken

Zubereitung:

1. Die Knoblauchzehe und die Möhre schälen und zusammen mit der Frühlingszwiebel für 8 Sekunden auf der Stufe 5 in den Thermomix geben.
2. Nun die Paprika entkernen und zusammen mit der Zucchini, in groben Stücken, in 4 Sekunden lang auf der Stufe 5 in den Thermomix geben.
3. Die Gemüsebrühe und die Kokosmilch hinzugeben und die Soße 8 Minuten lang bei 100 °C auf der Stufe 1 erwärmen.
4. Abschließend den Couscous und die Gewürze hinzugeben, alles vermengen und mit Salz abschmecken und noch etwa 13 Minuten quellen lassen, bis der Couscous weich ist.

CREMIGE NUDELN MIT ERBSEN

(1 Portion, 15 Punkte pro Portion)

Zutaten:

- 80 g Nudeln
- 1 Zwiebel
- 1 Knoblauchzehe
- 40 g Erbsen
- 110 ml Gemüsebrühe
- 80 ml Milch fettarm

- 1 EL Olivenöl
- 2 EL Frischkäse fettarm
- 1 Spritzer Zitronensaft
- 1 TL Kräuter der Provence
- 1 TL Paprika Pulver
- Salz und Pfeffer zum Abschmecken

Zubereitung:

1. Die Zwiebel und den Knoblauch schälen und für 5 Sekunden auf der Stufe 5 in den Thermomix geben.
2. Das Olivenöl hinzugeben und das zerkleinerte Gemüse 2 Minuten lang auf der Stufe 1 im Varoma andünsten.
3. Den Frischkäse, die Milch, die Gemüsebrühe und den Zitronensaft hinzugeben und die Soße 5 Minuten lang bei 100 °C auf der Stufe 1 vermengen und erwärmen.
4. Die Nudeln und die Erbsen hinzugeben und alles 13 Minuten lang bei 100 °C auf der Stufe 1 im Linkslauf, ohne Messbecher, köcheln lassen.
5. Abschließend die Nudeln mit den Kräutern abschmecken.

PAPRIKAFISCH

(4 Portionen, 11 Punkte pro Portion)

Zutaten:

- 750 g Kabeljau
- 750 g Tomaten
- 250 g Garnelen
- 2 rote Paprikas
- 2 Knoblauchzehen
- 1 Gemüsezwiebel
- 1 Zitrone
- 1 Dose Kokosnussmilch
- 1 Bund Koriander
- 1 TL Olivenöl
- Salz und Pfeffer zum Würzen

Zubereitung:

1. Den Knoblauch und die Zwiebel auf Stufe 5 für 5 Sekunden zerkleinern. Mit etwas Olivenöl auf Stufe 1 kurz glasig andünsten.
2. Tomaten und Kokoscreme hinzufügen. Für 5 Minuten auf Stufe 1 einkochen. Danach den in mundgerechte Stücke geschnittenen Fisch und die Garnelen gemeinsam mit den in Streifen geschnittenen Paprikas hinzufügen und für weitere 15 Minuten kochen.
3. Vor dem Servieren den gehackten Koriander sowie Zitronensaft hinzugeben und mit Salz und Pfeffer abschmecken.

FORELLE MIT PETERSILIENSOSSE

(2 Portionen, 9 Punkte pro Portion)

Zutaten:

- 350 g Forelle
- 350 g Kartoffeln
- Saft von 2 Zitronen
- 650 ml Gemüsebrühe
- 200 g Kräuterfrischkäse, fettarm
- 2 EL Olivenöl
- 2 Bund Dill
- 3 Bund frische Petersilie
- Salz und Pfeffer zum Abschmecken

Zubereitung:

1. Zunächst die Forellen ausnehmen und von innen säubern.
2. Anschließend die Zitronen auspressen und die Forellen von innen und außen damit einreiben.
3. Den Dill in die Forellen geben und diese von außen mit Salz und Pfeffer würzen und anschließend in einen Bratschlauch geben.
4. Nun 500ml Gemüsebrühe in den Thermomix geben.
5. Die Kartoffeln schälen, würfeln und in den Garkorb geben.
6. Den Garkorb einhängen und den Thermomix schließen.
7. Den Fisch in den Varoma legen und alles 25 Minuten lang auf der Stufe 1 im Varoma garen.
8. Anschließend die fertigen Kartoffeln mit Salz würzen und zusammen mit dem Fisch warmhalten.
9. Für die Soße zunächst die Petersilie 5 Sekunden lang auf der Stufe 8 in den Thermomix geben. Die restliche Gemüsebrühe, das Olivenöl, den Kräuterfrischkäse und etwas Salz und Pfeffer hinzugeben. Die Soße 3 Minuten lang bei 100°C auf der Stufe 2 erwärmen und über die Kartoffeln und den Fisch geben.

GEMÜSE MIT VEGETARISCHEM BUTTER „CHICKEN"

(2 Portionen, 5 Punkte pro Portion)

Zutaten:

- 2 mittelgroße Möhren
- 2 mittelgroße Kartoffeln
- 250 g Blumenkohl
- 1 rote Zwiebel
- 2 Knoblauchzehen
- 1 Stück Ingwer, daumengroß
- 1 Dose Tomatenstücke
- 100 g Naturjoghurt, fettarm
- 2 EL Halbfettbutter
- 1 TL Chili Pulver
- 2 TL Paprika Pulver
- 1 TL Kurkuma
- ½ TL Garam Masala
- Salz und Pfeffer zum Abschmecken

Zubereitung:

1. Zunächst die Zwiebel, den Knoblauch und den Ingwer schälen und alles 10 Sekunden lang auf der Stufe 5 in den Thermomix geben.
2. Nun die Butter hinzufügen und alles 5 Minuten lang auf der Stufe 1 und bei 100°C andünsten.
3. Folgend die Dose Tomaten, das Chili Pulver, das Paprika Pulver und das Kurkuma mit in den Mixtopf geben und alles 10 Minuten lang bei 100°C auf der Stufe 2 garen.
4. Zwischenzeitlich das Gemüse zubereiten. Hierfür die Möhren und die Kartoffeln schälen und beides in mundgerechte Würfel schneiden.
5. Den Blumenkohl in einzelne mundgerechte Röschen zerteilen.
6. Im Anschluss das zubereitete Gemüse mit in den Thermomix geben und alles zusammen 15 Minuten lang bei 100°C im Linkslauf garen. Wenn das Gemüse noch nicht gar ist dieses noch etwas länger garen lassen.
7. Nun den Naturjoghurt und das Garam Masala hinzugeben, alles vermengen und erneut 2 Minuten lang bei 80°C und im Linkslauf erwärmen.
8. Abschließend alles noch einmal entsprechend der Gewürze abschmecken.

PUTENMIX

(4 Portionen, 5 Punkte pro Portion)

Zutaten:

- 500 g Putengeschnetzeltes
- 1 Brokkoli, in Röschen
- 400 g Möhren, in Scheiben
- 600 g Kartoffeln, in Scheiben
- 2 Zwiebeln, halbiert
- 1 Knoblauchzehe
- 20 g Öl
- 500 g passierte Tomaten
- 200 g warmes Wasser
- 1 Würfel Fleischbrühe
- 2 TL Zucker
- ½ TL Majoran
- ½ TL Thymian
- ½ TL Curry
- 1 TL Salz, Pfeffer

Zubereitung:

1. Den Brokkoli und die Möhren in den Varoma geben und etwas salzen
2. Die Kartoffeln ins Garkörbchen füllen
3. Das Fleisch auf dem Einlegeboden verteilen und salzen und pfeffern
4. Die Zwiebeln und den Knoblauch in den Thermomix geben und für 4 Sekunden auf Stufe 5 zerkleinern
5. Öl dazugeben und für 3 Minuten / Varoma auf Stufe 1 andünsten
6. Alle restlichen Zutaten dazugeben und kurz auf Stufe 3 verrühren
7. Den Gareinsatz einhängen, Varoma mit Einlegeboden aufsetzen und alles für 25 Minuten / Varoma Stufe 1 garen
8. Die Kartoffeln und das Fleisch in eine Schüssel füllen, mit Sauce übergießen und zusammen mit dem Gemüse servieren.

KARTOFFEL-PAPRIKA-TOPF

(2 Portionen, 3 Punkte pro Portion)

Zutaten:

- 200 g Kartoffeln
- 1 rote Paprikaschote
- 1 gelbe Paprikaschote
- 1 grüne Paprikaschote
- 1 Zwiebel

- 1 TL Öl
- 250 g Gemüsebrühe
- 2 TL Tomatenmark
- ½ TL Paprikapulver rosenscharf
- Salz, Pfeffer

Zubereitung:

1. Kartoffeln schälen und in Würfel schneiden.
2. Paprika waschen und in Würfel schneiden.
3. Zwiebel schälen, in den Mixtopf geben und 5 Sek./Stufe 5 zerkleinern. Öl hinzufügen und 2 Min./Varoma/Stufe 1 dünsten.
4. Kartoffel- und Paprikastücke hinzufügen und 5 Min./Varoma/Linkslauf/Stufe 1 mit andünsten.
5. Gemüsebrühe, Tomatenmark und Gewürze hinzufügen und 15 Min./100°C/Linkslauf/Stufe 1 köcheln lassen.

PUTENSCHNITZEL MIT GEDÜNSTETEM GEMÜSE UND TOMATENSAUCE

(2 Portionen, 10 Punkte pro Portion)

Zutaten:

- 2 Putenschnitzel (ca. 250 g gesamt)
- 1 Paprika
- 1 kleine Zucchini
- 600 g Wasser
- 1 EL Gemüsebrühe-Pulver
- 150 g Reis

- 2 EL Tomatenmark
- 100 g saure Sahne fettreduziert
- 1 EL Mehl
- ½ TL Paprikapulver
- (Kräuter-)salz, Pfeffer

Zubereitung:

1. Putenschnitzel von beiden Seiten salzen und pfeffern und nebeneinander in den mit Backpapier ausgelegten Varoma-Einlegeboden geben.
2. Paprika waschen und in Streifen schneiden.
3. Zucchini waschen, der Länge nach halbieren und in Scheiben schneiden.
4. Das Gemüse in den Varomabehälter hinzufügen.
5. Wasser im Wasserkocher kochen, währenddessen Reis im Garkörbchen abwiegen.
6. Garkörbchen mit Reis in den Mixtopf einsetzen und gekochtes Wasser und Gemüsebrühe-Pulver hinzufügen. Varoma aufsetzen und 20 Min./Varoma/Stufe 1 garen. Kochdauer von Reis anpassen je nach Zubereitungsanleitung des Produkts und das Garkörbchen mit Reis bereits vorher entfernen.
7. Varoma abnehmen und wer die Putenschnitzel angebraten möchte, kann sie kurz in der Pfanne von beiden Seiten scharf anbraten während die Sauce köchelt.

SUPPEN

CURRY-CHAMPIGNONSUPPE

(4 Portionen, 7 Punkte pro Portion)

Zutaten:

- 100 g Reisglasnudeln
- 250 g Champignons
- 1 walnussgroßes Stück Ingwer
- 1 Knoblauchzehe
- 1 TL Korianderkörner
- 1 Bund Koriandergrün

- 20 g Sesamöl
- 600 ml Gemüsebrühe
- 160 ml Kokosmilch fettarm
- 2 TL Curry Pulver
- 2 TL Currypaste
- Salz und Pfeffer zum Abschmecken

Zubereitung:

1. Den Ingwer und den Knoblauch schälen und zusammen mit dem Koriander und den Kräutern für 3 Sekunden auf der Stufe 8 in den Thermomix geben.
2. Das Olivenöl hinzugeben und alles 3 Minuten lang auf der Stufe 1 im Varoma andünsten.
3. Folgend die restlichen Zutaten bis auf die Reisglasnudeln zugeben, und die Suppe 10 Minuten lang bei 100°C auf der Stufe 1 aufkochen lassen.
4. Abschließend die Reisglasnudeln in Stücke brechen, zugeben, 2 Minuten lang bei 100°C im Linkslauf auf der Stufe 1 erwärmen und alles noch mit etwas Salz und Pfeffer abschmecken.

BÄRLAUCH-KRESSE-SUPPE

(4 Portionen, 8 Punkte pro Portion)

Zutaten:

- 500 ml Gemüsebrühe
- 100 ml Sahne (fettarm)
- 100 g Crème fraiche (fettarm)
- 50 g Bärlauch
- 3 EL Olivenöl

- 3 Kästen Kresse
- 1 Zwiebel
- 2 Knoblauchzehen
- 1 Prise Muskat
- Salz und Pfeffer zum Würzen

Zubereitung:

1. Zwiebeln und Knoblauch auf Stufe 5 zerkleinern. Im Anschluss das Olivenöl hinzufügen und auf Stufe 1 glasig andünsten.
2. Die Kresse abschneiden und mit dem Bärlauch in dem Thermomix geben. Für eine weitere Minute andünsten und nun die Brühe und die Gewürze hinzufügen. Die Suppe danach für 10 Minuten auf Stufe 3 kochen.
3. Die Suppe auf Stufe 10 pürieren. Mit Sahne und Crème fraîche verfeinern und alles auf Stufe 6 kurz vermengen bis eine gleichmäßige Konsistenz entsteht. Die Suppe im Anschluss noch warm servieren.

BLUMENKOHL-KICHERERBSENSUPPE

(4 Portionen, 0 Punkte pro Portion)

Zutaten:

- 1 mittleren Blumenkohl
- 400 g fertige Kichererbsen
- 1 mittelgroße Zwiebel
- 1 Knoblauchzehe
- 1 TL Pflanzenöl
- 1 TL Kreuzkümmel
- 2 EL Koriander
- 4 EL Magermilchjoghurt
- 1 EL Curry-Gewürzpaste
- 1 Liter Gemüsebrühe
- Salz und Pfeffer zum Abschmecken

Zubereitung:

1. Die Zwiebel und den Knoblauch schälen und beides 5 Sekunden lang auf der Stufe 5 in den Thermomix geben.
2. Das Pflanzenöl hinzugeben und alles 3 Minuten lang auf der Stufe 1 im Varoma andünsten.
3. Nun den Kreuzkümmel dazugeben und diesen für eine weitere Minute mit andünsten.
4. Anschließend die Gemüsebrühe, die Currypaste und die Kichererbsen hinzufügen und den Blumenkohl, in einzelnen Röschen, in den Varoma legen. Alle 20 Minuten lang im Linkslauf im Varoma garen, bis der Blumenkohl bissfest ist.
5. Die Hälfte vom Blumenkohl für 10 Sekunden auf der Stufe 8 in den Thermomix geben.
6. Die andere Hälfte des Blumenkohls zusammen mit den Kichererbsen und den Gewürzen für 30 Sekunden auf der Stufe 2 und im Linkslauf in den Thermomix geben.
7. Abschließend alles miteinander vermengen die Suppe mit jeweils einem Esslöffel Magermilchjoghurt garnieren.

BOHNENEINTOPF MIT METTWÜRSTCHEN

(4 Portionen, 10 Punkte pro Portion)

Zutaten:

- 750 g grüne Bohnen
- 750 ml Gemüsebrühe
- 500 g Kartoffeln
- 150 ml saure Sahne, fettarm
- 4 Mettwürstchen
- 1 EL Bohnenkraut
- 1 Messerspitze Muskat
- Salz und Pfeffer zum Abschmecken

Zubereitung:

1. Die Bohnen und das Bohnenkraut in den Varoma geben.
2. Die Kartoffeln schälen und in Würfel schneiden. Diese zusammen mit der Gemüsebrühe und dem Muskat in den Mixtopf geben, den Varoma aufsetzen und diesen 30 Minuten lang auf der Stufe 1 laufen lassen.
3. Zwischenzeitlich die Mettwürstchen in Scheiben schneiden und diese nach 20 Minuten in den Einlegeboden des Varomas legen.
4. Anschließend den Varoma an die Seite stellen, die Sahne in den Mixtopf geben und die Suppe 15 Sekunden lang auf der Stufe 5 zerkleinern.
5. Die fertigen Bohnen und Würstchen in den Mixtopf geben. Abschließend die Suppe 5 Minuten lang bei 100°C im Linkslauf erwärmen und mit etwas Salz und Pfeffer abschmecken.

BRENNNESSELSUPPE

(4 Portionen, 5 Punkte pro Portion)

Zutaten:

- 50 g Zwiebeln
- 250 g Kartoffeln
- 300 g Brennnesseln ohne Stiele
- 25 g Butter
- 700 ml Gemüsebrühe

- 100 g saure Sahne, fettarm
- 2 EL Schnittlauch
- 2 TL Paprika Pulver
- Salz und Pfeffer zum Abschmecken

Zubereitung:

1. Die Zwiebeln und die Kartoffeln schälen und in groben Stücken 5 Sekunden lang auf der Stufe 5 in den Thermomix geben.
2. Das Olivenöl hinzugeben und alles 4 Minuten lang auf der Stufe 2 im Varoma andünsten.
3. Die Brennnesseln, die Gemüsebrühe und das Paprika Pulver zugeben und die Suppe 17 Minuten lang bei 100°C auf der Stufe 2 garen.
4. Nun die Sahne hinzugeben und die Suppe 20 Sekunden lang auf der Stufe 8 pürieren.
5. Abschließend die Suppe noch mit etwas Salz und Pfeffer abschmecken, servieren und mit dem Schnittlauch garnieren.

BROKKOLI CREMESUPPE

(4 Portionen, 11 Punkte pro Portion)

Zutaten:

- 1 Zwiebel
- 40 g Butter
- 500 g Brokkoli
- 700 g Wasser
- 30 g Mehl

- 2 ½ TL Gemüsebrühe
- 1 Prise Pfeffer
- 100 g Sahne (fettarm)
- 100 g Creme fraiche
- 3 Knoblauchzehen

Zubereitung:

1. Zwiebel und Knoblauch in den Thermomix geben und 3 Sekunden auf Stufe 5 zerkleinern.
2. Butter hinzugeben und für 4 Minuten bei 100 Grad auf Stufe 2 andünsten.
3. Geputzten Brokkoli mit Stil zugeben und für 5 Sekunden auf Stufe 6 zerhacken.
4. Anschließend erneut 4 Minuten bei 100 Grad Celsius auf Stufe 2 andünsten.
5. Wasser, Mehl, Gemüsebrühe und Pfeffer hinzugeben und alles für 15 Minuten bei 100 Grad Celsius auf Stufe 4 garen.
6. Anschließend für 30 Sekunden auf Stufe 8 pürieren.
7. Zum Schluss Sahne und Creme fraiche zugeben und für 5 Minuten bei 90 Grad Celsius auf Stufe 1 fertig garen

SMOOTHIES

BANANEN-APFEL SMOOTHIE

(1 Portion, 1 Punkt pro Portion)

Zutaten:

- 1 Banane
- 1 Apfel
- 100 g Buttermilch (fettarm)

Zubereitung:

1. Banane schälen und Apfel entkernen. Beides in groben Stücken 8 Sekunden lang auf Stufe 5 in den Mixtopf geben.
2. Buttermilch hinzufügen und 1 Minute lang auf Stufe 10 alles pürieren.

BANANEN-SMOOTHIE

(1 Portion, 5 Punkte pro Portion)

Zutaten:

- 2 Bananen
- 200 ml Milch(fettarm)
- 1 TL Zimt
- 1 TL Vanillezucker

Zubereitung:

1. Bananen schälen und in groben Stücken 20 Sekunden lang auf Stufe 8 in den Mixtopf geben.
2. Milch, Zimt und Vanillezucker zufügen und alles 1 Minute lang auf Stufe 10 pürieren.

BEEREN-BANANEN SMOOTHIE

(1 Portion, 2 Punkte pro Portion)

Zutaten:

- 100 g Tiefkühlbeeren
- 100 g Naturjoghurt (fettarm)
- ½ Banane
- 50 ml Wasser

Zubereitung:

1. Banane schälen und zusammen mit den Tiefkühlbeeren und dem Naturjoghurt 8 Sekunden lang auf Stufe 5 in den Mixtopf geben.
2. Wasser hinzugeben und 1 Minute lang auf Stufe 10 pürieren.

FRISCHER OBST-SMOOTHIE

(1 Portion, 2 Punkte pro Portion)

Zutaten:

- ½ Banane
- 1 kleiner Apfel
- 1 Kiwi
- 1 Scheibe Ananas
- 1 EL   Zitronensaft
- 100 g Naturjoghurt (fettarm)

Zubereitung:

1. Banane und Kiwi schälen. Apfel entkernen. Das ganze Obst in groben Stücken 15 Sekunden lang auf Stufe 6 in den Mixtopf geben.
2. Zitronensaft und Naturjoghurt hinzugeben und alles 1 Minute lang auf Stufe 10 pürieren.

ERDBEER-RHABARBER-SHAKE

(4 Portionen, 3 Punkte pro Portion)

Zutaten:

- 400 ml Milch (fettarm)
- 200 g Joghurt (fettarm)
- 300 g Erdbeeren
- 100 g Rhabarber

Zubereitung:

1. Die Erdbeeren waschen und halbieren.
2. Den Rhabarber in grobe Stücke schneiden.
3. Alle Zutaten in den Thermomix füllen und auf Stufe 8 für 60 Sekunden vermischen.
4. Auf vier Gläser verteilen und entweder sofort genießen oder in den Kühlschrank stellen.

BROT

DINKELBROT

Zutaten:

- 500 g Dinkelmehl
- 20 g Hefe
- 250 ml Wasser
- 40 ml Olivenöl
- 1 TL Salz
- 1 TL Zucker

Zubereitung:

1. Die Hefe zuerst mit den Fingern zerkleinern und in ca. 50 ml lauwarmen Wasser einweichen.
2. Die übrigen Zutaten in den Thermomix füllen und auf Stufe 6 für 30 Sekunden vermischen. Nun die flüssige Hefe hinzufügen und für weitere 30 Sekunden bei identischer Einstellung vermengen.
3. Den Teig in eine Schüssel füllen und abgedeckt für ca. 1-2 Stunden ruhen lassen. Im Anschluss in eine eingefettete Backform geben und mit einem Messer glattstreichen.
4. Die Backform in den auf 175°C vorgeheizten Ofen schieben und dort für 30-35 Minuten backen.

JOGHURTBROT

Zutaten:

- 500 g Mehl(Weizenmehl)
- 250 g Joghurt (fettarm)
- 5 g Hefe
- 125 ml Wasser
- 2 TL Honig
- 1 Prise Salz

Zubereitung:

1. Zuerst wird ein Vorteig vorbereitet. Hierfür 100 g Mehl abwiegen und zusammen mit der Hefe, dem Wasser und dem Honig in den Thermomix füllen.
2. Auf Stufe 6 für 30 Sekunden zu einem Teig verarbeiten. Diese in eine Schüssel geben und abgedeckt an einem warmen Ort für 12 Stunden gehen lassen.
3. Den Vorteig mit den übrigen Zutaten in den Thermomix füllen und dort für 60 Sekunden auf Stufe 6 vermengen.
4. Eine Kastenform einfetten und den Teig dort hineinfüllen und gleichmäßig verstreichen.
5. Im vorgeheizten Backofen auf 200°C für 20 Minuten backen und vor dem Verzehr kurz etwas abkühlen lassen.

KARTOFFELBROT

Zutaten:

- 400 g Weizenmehl
- 250 g Kartoffeln vom Vortag
- 200 g saure Sahne (fettarm)
- 25 g Butter
- 20 g Hefe
- 100 ml Wasser
- 2 TL Zucker
- 1 Prise Salz

Zubereitung:

1. Die Hefe zuerst mit den Fingern zerkleinern und für 10 Minuten in ca. 50 ml lauwarmem Wasser einweichen lassen.
2. Die Kartoffeln pellen und im Thermomix auf Stufe 8 für 60 Sekunden sehr fein zerkleinern.
3. Alle übrigen Zutaten hinzufügen und auf Stufe 6 für 60 Sekunden zu einem Teig vermengen. Diesen in eine Schüssel füllen und zugedeckt für 1 Stunde ruhen lassen.
4. Im Anschluss den Teig in eine eingefettete Backform füllen und dort für weitere 60 Minuten ruhen lassen.
5. Den Ofen auf 175°C vorheizen und das Brot dort für 40-45 Minuten backen.

KRÄUTER-VOLLKORNBROT

Zutaten:

- 300 g Dinkelvollkornmehl
- 250 g Weizenvollkornmehl
- 500 g Wasser
- 1 Würfel Hefe (ca. 40 g)
- 1 EL Salz
- 100 g Körner gemischt (z.B. Sonnenblumenkerne, Leinsamen, Sesam, Kürbiskerne etc.)
- 2 EL Balsamico-Essig weiß
- 1 EL getrocknete Kräuter z.B. italienisch

Zubereitung:

1. Backofen auf 200°C Ober- und Unterhitze vorheizen.
2. Alle Zutaten (außer 1 EL zum Bestreuen) in den Mixtopf geben und 2 Min./Knetstufe kneten.
3. Backblech mit Backpapier auslegen und Teig zu einem Laib formen.
4. Mit Wasser bepinseln, mit Körner bestreuen und diese andrücken.
5. Im Ofen ca. 50-60 Min. backen.

VOLLKORN-BRÖTCHEN

Zutaten:

- 500 g Dinkelvollkornmehl
- 300 ml Wasser
- 1 Würfel Hefe (ca. 40 g)
- 1 EL Salz
- 1 TL Zucker
- 2 EL Öl
- 100 g Körner nach Belieben z.B. Sonnenblumenkerne, Leinsamen, etc.

Zubereitung:

1. Backofen auf 200°C Ober- und Unterhitze vorheizen.
2. Alle (außer 1 EL Körner zum Bestreuen) Zutaten in den Mixtopf geben und 2 Min./Knetstufe kneten.
3. Teig zu Brötchen formen und auf ein mit Backpapier ausgelegtes Blech geben. Mit Körner bestreuen und diese andrücken.
4. Im Ofen ca. 20-25 Min. backen.

AUFSTRICHE

APFEL CURRY

Zutaten:

- 1 Apfel
- 2 Frühlingszwiebeln
- 100 g Frischkäse (fettarm)
- ½ TL Curry
- Etwas Zitronensaft
- Pfeffer

Zubereitung:

1. Den Apfel grob raspeln, die Frühlingszwiebeln in kleine Ringe schneiden.
2. Alles mit dem Frischkäse vermischen und mit Curry, Zitronensaft und Pfeffer abschmecken.

APFEL-BIRNE

Zutaten:

- 200 g Tofu
- 50 g Birne
- 50 g Apfel
- 1 EL Zitronensaft

Zubereitung:

1. Apfel und Birne schälen und im Thermomix auf Stufe 8 für 60 Sekunden pürieren.
2. Den Tofu und den Zitronensaft hinzufügen und ebenfalls für weitere 60 Sekunden auf Stufe 8 pürieren.
3. In eine kleine Schüssel füllen und entweder sofort verwenden oder im Kühlschrank lagern

APFELSTRUDEL – AUFSTRICH

Zutaten:

- 2 EL Walnusshälften, geröstet
- 20 g Parmesan, in Stücken(fettarm)
- 3 EL Oliven, schwarz, entsteint
- 125 g Rucola, gewaschen, trockengeschleudert
- 200 g Frischkäse(fettarm)
- Salz, Pfeffer

Zubereitung:

1. Walnüsse und Parmesan im Mixtopf 6 Sek. / Stufe 8 mischen; umfüllen.
2. Oliven im Mixtopf 4 Sekunden / Stufe 6 zerkleinern, zu den Nüssen geben.
3. Rucola im Mixtopf 4 – 5 Mal 10 Sekunden Stufe 5.
4. Zerkleinerte Zutaten mit den restlichen Zutaten mischen und 10 Sekunden / Stufe 3 vermischen.

APRIKOSEN-AUFSTRICH -PIKANT

Zutaten:

- 2 Peperoni
- 100 g getrocknete Aprikosen
- 2 Frühlingszwiebeln
- 200 g Frischkäse(fettarm)
- Pfeffer

Zubereitung:

1. Aprikosen, Frühlingszwiebeln und Peperoni in den Mixtopf geben, 10 Sekunden / Stufe 8 zerkleinern
2. Restliche Zutaten dazugeben und 10 Sekunden / Stufe 8 verrühren.

TOMATEN-KRÄUTER-AUFSTRICH

Zutaten:

- 2 Cocktailtomaten
- 100 g Frischkäse fettreduziert
- 1 EL Schnittlauch gehackt
- Salz, Pfeffer

Zubereitung:

1. Cocktailtomaten waschen und halbieren. In den Mixtopf geben und 5 Sek./Stufe 5 zerkleinern.
2. Frischkäse, Schnittlauch und Gewürze hinzufügen und 10 Sek./Linkslauf/Stufe 3 vermischen, evtl. nochmal abschmecken

SALATE

APFEL-KOHLRABI SALAT MIT JOGHURTDRESSING

(1 Portion, 4 Punkte pro Portion)

Zutaten:

- 125 g Kohlrabi
- 1 kleiner Apfel
- 20 g Rosinen
- 40 g Naturjoghurt 1,5% Fett
- Saft von ½ Zitrone
- Salz und Pfeffer zum Abschmecken

Zubereitung:

1. Den Kohlrabi schälen und in groben Stücken in den Thermomix geben.
2. Bei dem Apfel das Kerngehäuse entfernen und diesen ebenfalls in groben Stücken mit in den Thermomix hinzugeben. Beides 8 Sekunden lang auf der Stufe 4 zerkleinern und anschließend in eine Salatschüssel geben.
3. Nun die restlichen Zutaten mit in die Salatschüssel geben, alles leicht unterheben und abschließend mit etwas Salz und Pfeffer abschmecken.

FRUCHTIGER GEMÜSEMIX

(1 Portion, 6 Punkte pro Portion)

Zutaten:

- 90 g Weißkohl
- 1 mittelgroße Möhre
- 1 kleine Zwiebel
- 1 kleiner Apfel
- 2 EL Naturjoghurt, fettarm
- 1 EL Rapsöl
- ½ EL Essig
- 1 TL Senf
- ½ TL Agavendicksaft
- Salz und Pfeffer zum Abschmecken

Zubereitung:

1. Den Naturjoghurt, das Rapsöl, den Essig, den Senf und den Agavendicksaft 20 Sekunden lang auf der Stufe 6 in den Thermomix geben. Das Dressing in ein Schälchen füllen.
2. Die Zwiebel schälen, den Apfel entkernen und beides, zusammen mit dem Weißkohl und der Möhre, in groben Stücken in den Thermomix geben. Das Gemüse 10 Sekunden lang auf der Stufe 5 zerkleinern.
3. Abschließend das Dressing über das zerkleinerte Gemüse und Obst geben, alles miteinander vermengen und mit Salz und Pfeffer abschmecken.

GRIECHISCHER SALAT

(1 Portion, 10 Punkte pro Portion)

Zutaten:

- 150 g Eisbergsalat
- 2 mittelgroße Tomaten
- ½ Gurke
- 1 rote Paprika
- 1 Knoblauchzehe
- 1 Zweig frische Petersilie

- 60 g Schafskäse, fettarm
- 10 Oliven, entkernt
- 3 TL Olivenöl
- 1 TL Essig
- Salz und Pfeffer zum Abschmecken

Zubereitung:

1. Zunächst den Eisbergsalat in mundgerechte Stücke schneiden.
2. Den Schafskäse und die Oliven 4 Sekunden lang auf der Stufe 5 in den Mixtopf geben und zum Eisbergsalat hinzugeben.
3. Bei der Tomate den Strunk entfernen, die Paprika entkernen und beides zusammen mit der Gurke 4 Sekunden lang auf der Stufe 5 in den Mixtopf geben. Anschließend das zerkleinerte Gemüse mit zum Salat hinzugeben.
4. Für das Dressing zunächst die Knoblauchzehe schälen und diese zusammen mit der Petersilie 3 Sekunden lang auf der Stufe 8 in den Thermomix geben.
5. Nun noch die restlichen Zutaten, welche noch nicht in der Salatschüssel sind, mit in den Thermomix geben und alles 25 Sekunden lang auf der Stufe 4 zu einem Dressing vermengen.
6. Das Dressing über den Salat geben, alles vermengen und den Salat abschließend mit etwas Salz und Pfeffer abschmecken.

MÖHREN-GURKEN SALAT MIT KÖRNIGEN FRISCHKÄSE

(1 Portion, 3 Punkte pro Portion)

Zutaten:

- ¼ Eisbergsalat
- 1 mittelgroße Möhre
- 1 Bund frischer Schnittlauch
- 70 g körniger Frischkäse

- 1 TL Olivenöl
- 1 TL Essig
- Salz und Pfeffer zum Abschmecken

Zubereitung:

1. Möhren schälen und in groben Stücken, zusammen mit dem Eisbergsalat, 7 Sekunden lang auf der Stufe 5 in den Thermomix geben. Zerkleinerten Zutaten in eine Salatschüssel geben.
2. Die restlichen Zutaten in den Thermomix geben und 8 Sekunden lang auf Stufe 3 zu einem Dressing vermengen. Dressing über den Salat geben, mit Salz und Pfeffer abschmecken und durchziehen lassen.

RADIESCHEN-SCHAFSKÄSE SALAT

(1 Portion, 4 Punkte pro Portion)

Zutaten:

- 1/4 Bund Radieschen
- 1 rote Paprika
- ½ Gurke
- 60 g Feta fettarm
- 1 TL Olivenöl
- 1 TL Essig
- Salz und Pfeffer zum Abschmecken

Zubereitung:

1. Den Strunk von den Radieschen abschneiden und die Paprika entkernen.
2. Nun das Gemüse in groben Stücken, zusammen mit den restlichen Zutaten, 7 Sekunden lang auf der Stufe 4 in den Thermomix geben.
3. Abschließend den Salat mit etwas Salz und Pfeffer abschmecken.

Abnehmen auf Knopfdruck
Band 2

Gesunde Low Carb Ernährungspläne für den Thermomix. In nur 6 Wochen schlank und fit werden! Über 150 ausgewählte Rezepte mit Nährwerten und Punkten

Anja Finke

Inhaltsverzeichnis

Einleitung

Herzlichen Glückwunsch!

Beim Abnehmen ist der erste Schritt meist der schwerste – ich kann dir an dieser Stelle gratulieren, denn du hast den ersten Schritt bereits getan, indem du dir dieses Buch gekauft hast. Gemeinsam können wir es schaffen, deine Ziele zu erreichen.

Du wirst sehen, warum die Low-Carb-Ernährung die optimale Ernährungsform ist, wenn du vorhast abzunehmen. Ausgehend von deiner bisherigen Ernährung kann die Umstellung länger oder kürzer sein und vielleicht musst du auch ein paar Rückschläge einstecken.

Doch der 6-Wochen-Ernährungsplan wird dir zeigen, wie vielfältig und genussvoll diese Ernährungsform ist. Du kannst bei deiner Umstellung komplett auf diesen Ernährungsplan setzen, was das Ganze viel einfacher machen wird. Und du sparst dir die Zeit und den Aufwand, welcher nötig wäre, wenn du dich durch die zahlreichen Rezepte im Internet und in diversen Kochbüchern wühlen müsstest.

Die Rezepte in diesem Ratgeber sind alle von mir getestet und bauen aufeinander auf. Geschmacklich bieten sie Abwechslung (du wirst zum Beispiel nicht 4 Tage in Folge Rührei zum Frühstück oder 5 Tage in Folge den gleichen Snack haben). Auch unter Berücksichtigung der Kalorien und des Zeitaufwandes, der für das Kochen notwendig ist, sind die Rezepte aufeinander abgestimmt. Dieses Buch und der Thermomix bilden den Kern deiner Ernährungsumstellung und der folgenden Abnahme.

Abnehmen wollen viele, den Anfang schaffen einige, doch zum Ziel kommen nur die Wenigsten!

Du wirst bemerken, dass dir die Ernährungsumstellung von Woche zu Woche leichter fällt und sie immer mehr zur Gewohnheit wird. Doch stell dir mal vor, du hättest ebendiesen Wochenplan nicht, dann wärst du komplett auf dich alleine gestellt. Du hättest zwar Zugriff auf viele Rezeptdatenbanken, aber müsstest dich jedes Mal neu dazu motivieren, wieder ein neues Rezept auszuprobieren. Du wüsstest nicht, was du wie kombinierst, wüsstest nicht, wie du angefangene Lebensmittel bei anderen Rezepten aufbrauchst, hättest keine optimale Abdeckung der Nährwerte und würdest vermutlich immer auf die gleichen Rezepte zurückgreifen, welche dir schon bekannt sind und welche dich schnell langweilen würden. All dies sind Probleme, welche dazu führen könnten, dass du an der Ernährungsumstellung scheiterst und langfristig nicht dein gewünschtes Gewichtsziel erreichst.

Hinweise zum Ernährungsplan

Die Rezepte sind für 2 Personen ausgelegt. Wenn du für deine Familie mitkochst oder dein Partner sich nicht nach dem Low-Carb-Plan ernähren möchte, dann kann man zu jedem Gericht Kohlenhydratbeilagen zubereiten. Diese können wahlweise Nudeln, Reis, Kartoffeln, Couscous oder auch Brot sein. Du solltest dabei jedoch darauf achten, dass du in etwa die Hälfte des angegebenen Rezeptes isst, damit du kein zu großes Kaloriendefizit fährst.

Wenn du dich an die angegebenen Mengen hältst, werden die Zutaten so gut wie vollständig aufgebraucht. Wird bei einem Rezept beispielsweise ein Becher Magerquark angebrochen, dann wird dieser innerhalb der nächsten Tage bei anderen Rezepten aufgebraucht. Dies hat den klaren Vorteil, dass nichts schlecht wird und du alle verwendeten Zutaten auch aufbrauchst.

Um die genauen Lebensmittel zu bestimmen, die du einkaufen musst, schau dir bitte am Anfang der Woche alle Rezepte an, die in den folgenden 7 Tagen auf dich zukommen. Mache daraus eine Einkaufsliste.

Teilweise musst du Zutaten am Vortag vorbereiten, daher schau dir auch immer die Pläne für den nächsten Tag an.

Ein weiterer wichtiger Aspekt der Ernährungspläne ist der Zeitfaktor. Wenn du eine Familie hast oder wenn du privat und beruflich stark eingespannt bist, wirst du wissen, was ich meine. Nicht jeder hat die Zeit, stundenlang in der Küche zu stehen. Die Ernährungspläne setzen sich daher aus Rezepten zusammen, die nicht aufwendig sind und welche du schnell zubereiten kannst. Teilweise werden auch Gerichte und Snacks in größeren Mengen zubereitet, damit du die vorgekochten Reste an anderen Tagen aufbrauchen kannst.

Aus den genannten Gründen (Zeit, Kalorienverteilung, Nährwertverteilung, Aufbrauchen von Lebensmitteln) ist es ratsam, die Gerichte nicht beliebig untereinander zu tauschen. Du kannst gerne mal das Abendessen und das Mittagessen vertauschen oder auch mal zwischen zwei Tagen die Gerichte tauschen. Aber im Allgemeinen solltest du darauf achten, dass du dich an die vorgegebenen Ernährungspläne hältst. Wenn es dir mal schwerer fallen sollte, dann mach dir bewusst, dass aller Anfang schwer ist und dass sich erst eine gewisse Routine einstellen muss, in welcher du dich nach und nach an die neue Ernährung und an die Rezepte gewöhnen wirst. Je besser du dich an den Plan hältst, desto leichter wird es dir mit der Zeit fallen – und wenn dann erst mal das Gewicht nach unten geht und du Resultate siehst, dann wird es noch einfacher werden.

Viel Spaß und Erfolg wünscht dir deine

Anja Finke

Ernährungsplan – Woche 1

TAG 1

Frühstück:	Mandelbrei mit Himbeeren
Mittagessen:	Herzhafte Pfannenkuchenrolle mit Curry-Hähnchen-Füllung
Abendessen:	Zucchinisuppe
Snack:	Knäckebrot mit Kichererbsenmehl

269 | ANJA FINKE

Frühstück

2 Portionen

ZUTATEN:

- 280 ml Milch, fettarm
- 60 g Mandeln
- 30 g Haferkleie
- 2 EL Xucker light
- 125 g frische Himbeeren

ZUBEREITUNG:

1. Mahle zunächst die Mandeln für 10 Sekunden auf Stufe 8.
2. Nun gib die Haferkleie, die Milch und den Xucker hinzu.
3. Erhitze alles für 8 Minuten bei 100 °C im Linkslauf auf Stufe 2.
4. Anschließend verteilst du den Mandelbrei auf 2 Schälchen und verteilst die Himbeeren darauf.

Hinweis

Dauer: 10 min
Punkte (pro Portion): 10
Nährwerte (pro Portion): 370 kcal, 28 g KH, 14 g EW, 21 g FE

Mittagessen

HERZHAFTE PFANNKUCHENROLLE MIT CURRY-HÄHNCHEN-FÜLLUNG

2 Portionen

ZUTATEN:

Teig

- 3 Eier
- 80 g Frischkäse, 0,2 % Fett

- 1 gestr. TL Salz
- 2 Prisen Pfeffer
- 1 Prise Muskat

Füllung

- 1 Zwiebel
- 250 g Champignons, frisch
- 150 g Hähnchenbrustfilet, gewürfelt 1x1 cm
- 1 TL Currypulver

- 1 TL Kurkuma
- 50 ml Wasser
- 10 Stängel Petersilie, frisch
- 1 EL saure Sahne
- Salz und Pfeffer zum Abschmecken

ZUBEREITUNG:

Pfannkuchenteig:

1. Lege zunächst das Backblech mit Backpapier aus.
2. Anschließend gibst du alle Zutaten für den Teig in den Mixtopf und verrührst sie 15 Sekunden lang auf Stufe 4.
3. Verteile die Masse auf dem Backblech und gib dieses 10–12 Minuten lang bei 170 °C Ober-/ Unterhitze in den Backofen. Du brauchst den Backofen nicht vorheizen. Der Pfannkuchenteig ist fertig, wenn die Ränder beginnen braun zu werden. Lass den Teig 10 Minuten abkühlen, bevor du ihn vom Backpapier löst.

Während der Pfannkuchen backt:

4. Schäle und halbiere die Zwiebel und gib sie zusammen mit den Champignons für 5 Sekunden bei Stufe 5 in den Mixtopf. Anschließend gibst du die gewürfelte Hähnchenbrust sowie Currypulver, Kurkuma und Wasser hinzu und garst alles 10 Minuten lang im Linkslauf bei 100 °C.
5. Füge die saure Sahne und die Petersilie, welche du zuvor klein geschnitten hast, hinzu und schmecke die Füllung mit etwas Salz und Pfeffer ab.
6. Bestreiche den Pfannkuchen mit der Füllung. Dabei lässt du auf einer Seite ca. 3 cm ohne Füllung. Abschließend rollst du den Teig von der Seite mit der Füllung her auf.
7. Fixiere die Pfannkuchenrolle mit Zahnstochern und schneide sie in etwa 2 cm breite Scheiben, welche du auf 2 Tellern servierst.

Hinweis

Dauer: 30 min
Punkte (pro Portion): 1
Nährwerte (pro Portion): 293 kcal, 11 g KH, 34 g EW, 12 g FE

Abendessen

ZUCCHINISUPPE

2 Portionen

ZUTATEN:

- 2 große Zucchini
- 30 g Butter
- 400 ml Gemüsebrühe
- 100 ml Sahne
- ¼ TL Muskatnuss
- 1 EL Olivenöl
- 2 EL Crème fraîche
- Salz und Pfeffer zum Abschmecken

ZUBEREITUNG:

1. Schneide zunächst 8 Scheiben von einer der beiden Zucchini ab.
2. Die restlichen Zucchini schneidest du in grobe Stücke. Gib diese zusammen mit der Butter für 7 Minuten im Linkslauf bei 100 °C auf Stufe 1 in den Mixtopf, um die Zucchini zu dünsten.
3. Anschließend fügst du die Gemüsebrühe hinzu und lässt alles für weitere 15 Minuten im Linkslauf bei 100 °C auf Stufe 1 aufkochen.
4. Während du die Suppe kochst, kannst du bereits die Zucchinischeiben mit dem Olivenöl in einer Pfanne anbraten und sie mit etwas Salz würzen.
5. Anschließend pürierst du die Suppe 20 Sekunden lang auf Stufe 10.
6. Gib nun die Sahne und die Muskatnuss hinzu und erwärme alles nochmal für 1 Minute auf Stufe 3 bei 100 °C. Bevor du die Suppe servierst, schmeckst du sie noch mit etwas Salz und Pfeffer ab.
7. Verteile die Suppe nun auf 2 Teller und gib jeweils 4 Zucchinischeiben und 1 EL Crème fraîche darüber.

Hinweis:

Dauer: 30 min
Punkte (pro Portion): 4
Nährwerte (pro Portion): 395 kcal, 7 g KH, 4 g EW, 38 g FE

Ergänzung:

Koche die doppelte Menge, wenn du dir später Zeit sparen willst. Die 2. Hälfte wird für das Mittagessen in Woche 1 / Tag 4 vorgekocht.

Snack

KNÄCKEBROT MIT KICHERERBSENMEHL

6 Portionen

ZUTATEN:

Teig

- 60 g Kichererbsenmehl
- 60 g Kokosmehl
- 100 g Leinsamen, geschrotet
- 80 g Haferkleie
- 100 g Sonnenblumenkerne
- 50 g Kürbiskerne
- 50 g Sesam, optional
- 5 g Salz
- 2 TL Brotgewürz, optional (je nach Geschmack)
- 20 g Flohsamenschalen
- 20 g Chiasamen
- 400 ml warmes Wasser

ZUBEREITUNG:

1. Gib alle Zutaten in den Mixtopf und verrühre sie 4 Minuten lang im Linkslauf auf Stufe 4. Du kannst zwischendurch alles mit dem Spatel noch einmal nach unten schieben.
2. Verteile nun die eher feste Masse auf einem Backblech, welches du zuvor mit Backpapier ausgelegt hast. Je nachdem, wie dick du den Teig lässt, wirst du 2 oder 3 Backbleche brauchen.
3. Da die Masse aufgrund der Feuchtigkeit schnell verarbeitet werden muss (Backpapier zieht Falten), verteilst du ca. ⅓ des Teiges auf dem ersten Backblech und bedeckst den Teig mit einem weiteren Stück Backpapier. Nun rollst du den Teig dünn aus.
4. Die Bleche gibst du einzeln und jeweils sofort nach dem Ausrollen in den vorgeheizten Backofen bei 160 °C Umluft.
5. Nach 10 Minuten Backzeit teilst du den Teig mit einem Pizzaschneider in einzelne Stücke.
6. Die Backzeit beträgt 50 Minuten (ab 45 Minuten kontrollieren – wenn sich die Ecken der einzelnen Stücke wölben, ist das Knäckebrot fertig).
7. Nach Ablauf der Backzeit löst du die Knäckebrote sofort mit Hilfe eines Pfannenwenders vom Backpapier und lässt sie auskühlen.

Hinweis:

Dauer: 2 h – 2 h 45 min (Zubereitungszeit 15 min, Backzeit 50 min pro Blech)
Punkte (pro Portion): 2
Nährwerte (pro Portion): 408 kcal, 21 g KH, 18 g EW, 26 g FE

Ergänzung:

Nimm ⅓ für heute und gib den Rest der Knäckebrote in eine Dose. Sie sind ein super Snack für zwischendurch oder eine Beilage für Suppen und Salate.

TAG 2

Frühstück:	Fitness-Frühstück mit Quark und Chiasamen
Mittagessen:	Tomaten mit Schafskäsefüllung
Abendessen:	Blumenkohlreis mit Hähnchenbrustfilet
Snack:	Erbsenmuffins

Frühstück

FITNESS-FRÜHSTÜCK MIT QUARK UND CHIASAMEN

2 Portionen

ZUTATEN:

- 250 g Magerquark
- 150 g Naturjoghurt, 1,5 %
- 50 ml Milch
- 100 g gefrorene Himbeeren
- 1 EL Chiasamen
- 1 TL Agavendicksaft
- 1 TL Zimt

ZUBEREITUNG:

1. Gib die Chiasamen zusammen mit der Milch in ein Schälchen und lasse sie 1 Stunde lang quellen.
2. Die leicht angetauten Himbeeren gibst du für 10 Sekunden auf Stufe 5 in den Mixtopf und füllst sie anschließend um.
3. Nun gibst du den Quark, den Joghurt, die gequollenen Chiasamen, den Agavendicksaft und den Zimt in den Mixtopf. Setze den Schmetterling ein und püriere die Zutaten 30 Sekunden lang auf Stufe 4.
4. Verteile den Quark auf 2 Teller und gib die Himbeeren darüber.
5. Abschließend schmeckst du alles mit etwas Zimt ab.

Hinweis:

Dauer: 10 min + 1 h Quellzeit
Punkte (pro Portion): 4
Nährwerte (pro Portion): 206 kcal, 19 g KH, 20 g EW, 4 g FE

Mittagessen

TOMATEN MIT SCHAFSKÄSE-FÜLLUNG

2 Portionen

ZUTATEN:

- 4 große Tomaten
- 1 Bund Rucola
- 1 Knoblauchzehe
- 100 g Schafskäse
- 10 grüne Oliven, entkernt
- 1 EL Olivenöl
- Salz und Pfeffer zum Abschmecken
- 1 EL Olivenöl zum Bepinseln

ZUBEREITUNG:

1. Schneide die obere Hälfte der Tomaten als Deckel ab. Hebe die Tomatendeckel auf und höhle die Tomaten mit Hilfe eines Löffels aus.
2. Gib den Rucola für 5 Sekunden auf Stufe 5 in den Mixtopf, um ihn zu zerkleinern. Fülle ihn im Anschluss um.
3. Nun schälst du den Knoblauch und gibst ihn ebenfalls für 5 Sekunden auf Stufe 5 in den Mixtopf.
4. Füge den Schafskäse und die Oliven hinzu und zerkleinere alles zusammen für 10 Sekunden auf Stufe 4.
5. Jetzt gibst du den Rucola und das Olivenöl hinzu, vermengst die Füllung 30 Sekunden lang im Linkslauf auf Stufe 1 und schmeckst sie mit Salz und Pfeffer ab.
6. Fülle nun die ausgehöhlten Tomaten mit der Schafskäsemasse, bepinsle sie mit Olivenöl und setze sie auf einen Grillrost. Die Tomatendeckel bepinselst du ebenfalls mit Olivenöl und legst sie neben die Tomaten auf den Rost.
7. Gib die Tomaten abschließend für 13 Minuten bei mittlerer Temperatur und Ober-/Unterhitze in den Ofen. Vor dem Servieren setzt du die Deckel wieder oben auf die gefüllten Tomaten.

Hinweis:

Dauer: 25 min
Punkte (pro Portion): 4
Nährwerte (pro Portion): 420 kcal, 6 g KH, 16 g EW, 34 g FE

Abendessen

BLUMENKOHLREIS MIT HÄHNCHENBRUSTFILET

2 Portionen

ZUTATEN:

- 500 g frische Blumenkohlröschen
- 300 g Hähnchenbrustfilet
- 1 EL Olivenöl
- 20 ml Milch, fettarm
- 1 Bund Schnittlauch
- Salz und Pfeffer zum Abschmecken

ZUBEREITUNG:

1. Trenne die einzelnen Blumenkohlröschen voneinander und gib sie zusammen mit dem Schnittlauch für 5 Sekunden auf Stufe 5 in den Mixtopf. Fülle die zerkleinerten Zutaten für später um.
2. Anschließend gibst du das Olivenöl für 3 Minuten auf Stufe 1 in den Mixtopf, um es bei 100 °C zu erhitzen.
3. Wenn das Olivenöl heiß ist, gibst du die Blumenkohlröschen und den Schnittlauch wieder zurück in den Mixtopf, fügst die Milch hinzu und lässt alles 15 Minuten lang im Linkslauf bei 100 °C auf Stufe eins garen.
4. Während der Blumenkohl gart, brätst du zwei Hähnchenbrustfilets in der Pfanne an.
5. Abschließend schmeckst du den Blumenkohl noch mit etwas Salz und Pfeffer ab.

Hinweis:

Dauer: 25 min
Punkte (pro Portion): 2
Nährwerte (pro Portion): 277 kcal, 7 g KH, 40 g EW, 10 g FE

Snack

ERBSENMUFFINS

9 Stück

ZUTATEN:

- 1 kleine Dose Erbsen, abgetropft
- 1 Ei
- 150 ml Milch, fettarm
- 35 g Mandelmehl
- 30 g Kokosmehl
- 2 TL Backpulver
- 1 TL Salz
- 1 Packung Speck

ZUBEREITUNG:

1. Heize den Backofen auf 200 °C Ober-/Unterhitze vor.
2. Danach gibst du alle Zutaten bis auf den Speck in den Mixtopf. Setze den Deckel und den Messbecher auf, um den Teig 45 Sekunden lang auf Stufe 2 zu verrühren.
3. Halbiere nun die Speckscheiben und lege sie über Kreuz auf den Boden deiner Muffinförmchen.
4. Den Teig verteilst du nun gleichmäßig auf die Förmchen und gibst diese für 25 Minuten in den vorgeheizten Backofen.

Hinweis:

Dauer: 35 min (Zubereitungszeit 10 min)
Punkte (pro Portion): 1
Nährwerte (pro Portion): 96 kcal, 4 g KH, 7 g EW, 6 g FE

Ergänzung:

3 heute essen und die restlichen einfrieren.

TAG 3

Frühstück:	Frühstücksquark mit Himbeeren und Banane
Mittagessen:	Hackbällchen mit Zucchininudeln in Kräuter-Paprika-Rahmsoße
Abendessen:	Brokkoli-Lachs-Auflauf
Snack:	Spritzige Zitronenlimonade

Frühstück

FRÜHSTÜCKSQUARK MIT HIMBEEREN UND BANANE

2 Portionen

ZUTATEN:

- 200 g TK-Himbeeren
- 2 kleine Bananen
- 250 g Quark, fettarm
- 50 ml Sahne
- 20 ml Leinöl
- 4 EL Chiasamen

ZUBEREITUNG:

1. Gib die Himbeeren für 5 Sekunden auf Stufe 10 in den Mixtopf.
2. Anschließend brichst du die Bananen in grobe Stücke und gibst sie für weitere 3 Sekunden auf Stufe 5 zu den Himbeeren in den Mixtopf.
3. Füge nun den Quark und die Sahne hinzu und verrühre alles zusammen 10 Sekunden lang auf Stufe 5.
4. Um alles zu binden, gib nun das Leinöl zu der Quarkspeise und stelle den Thermomix für 10 Sekunden auf Stufe 5.
5. Verteile die Quarkspeise auf 2 Schälchen und streue zum Abschluss die Chiasamen darüber.

Hinweis:

Dauer: 10 min
Punkte (pro Portion): 3
Nährwerte (pro Portion): 470 kcal, 31 g KH, 20 g EW, 28 g FE

Mittagessen

HACKBÄLLCHEN MIT ZUCCHININUDELN IN KRÄUTER-PAPRIKA-RAHMSOSSE

2 Portionen

ZUTATEN:

Hackbällchen

- 250 g Hackfleisch
- 1 kleine Zwiebel
- 1 TL Senf
- ¼ TL Salz

- TL Pfeffer
- 1 EL gemahlene Mandeln
- 1 Ei

Beilage

- 2 Zucchini, grob geraspelt
- 400 ml Gemüsebrühe

Soße

- 200 ml Garflüssigkeit
- 70 g Frischkäse, fettarm
- 50 g Schafskäse light
- 2 EL Ajvar
- 2 EL TK-Kräuter, z. B. Gartenkräuter

- 1 TL Guarkernmehl
- ¼ TL Pfeffer
- ½ TL Kräutersalz
- 2 TL Currypulver
- 2 TL Paprika Edelsüß

ZUBEREITUNG:

Hackbällchen:

1. Schäle und teile die Zwiebel in 4 Hälften und gib sie für 5 Sekunden auf Stufe 5 in den Mixtopf.
2. Danach gibst du die restlichen Zutaten für die Hackbällchen mit in den Mixtopf und verrührst alles 3 Minuten lang auf Stufe 2.
3. Währenddessen kannst du das Backpapier für den Einlegeboden zurechtschneiden. Aus der fertigen Masse formst du etwa gleichgroße Hackbällchen und verteilst diese auf dem Einlegeboden.

Zucchininudeln:

4. Gib die Brühe in den Mixtopf und verteile die geraspelten Zucchini im Varoma. Anschließend stellst du den Einlegeboden mit den Hackbällchen in den Varoma, setzt den Deckel darauf und stellst den Varoma auf den Mixtopf. Lass alles zusammen 25 Minuten lang auf Stufe 1 garen.

Soße:

5. Stelle den Varoma beiseite und halte die Hackbällchen warm, während du die Soße zubereitest.
6. Für die Soße fängst du 200 ml von der Garflüssigkeit auf und gibst diese wieder in den Mixtopf zurück.
7. Füge nun die restlichen Zutaten für die Soße hinzu und erwärme alles 4 Minuten lang bei 100 °C auf Stufe 3.
8. Anschließend lässt du die Soße kurz auf Stufe 2 aufkochen und direkt im Anschluss noch 10 Sekunden lang auf Stufe 7 schäumen.
9. Serviere nun die Hackbällchen zusammen mit den Zucchiniraspeln und gib die Soße darüber.

Hinweis:

Dauer: 45 min (Zubereitungszeit 30 min)
Punkte (pro Portion): 9
Nährwerte (pro Portion): 555 kcal, 19 g KH, 38 g EW, 35 g FE

Abendessen

BROKKOLI-LACHS-AUFLAUF

2 Portionen

ZUTATEN:

- 1 Brokkoli, in Röschen
- 100 g Räucherlachs, in Streifen
- 200 g kerniger Frischkäse
- 100 g Schmand
- 3 kleine Eier
- Salz, Pfeffer, Muskat und Dill zum Abschmecken

ZUBEREITUNG:

1. Fülle die Brokkoliröschen in das Garkörbchen, setze dieses in den Varoma ein und lass den Blumenkohl 13 Minuten auf Stufe 1 im Varoma garen.
2. Anschließend gibst du den gegarten Brokkoli zusammen mit dem Lachs in eine gefettete Auflaufform.
3. Leere nun den Mixtopf und gib den kernigen Frischkäse, den Schmand und die Eier in den Mixtopf. Vermenge alles 15 Sekunden lang auf Stufe 5 und schmecke es mit den Gewürzen ab.
4. Verteile die Soße über den Brokkoli und den Lachs und stelle den Auflauf 20 Minuten lang bei 200 °C Ober-/Unterhitze in den Backofen.

Hinweis:

Dauer: 45 min (Zubereitungszeit 10 min)
Punkte (pro Portion): 2
Nährwerte (pro Portion): 442 kcal, 10 g KH, 36 g EW, 27 g FE

Snack

SPRITZIGE ZITRONENLIMONADE

2 Portionen

ZUTATEN:

- 4 Zitronen, Bio
- 800 ml Mineralwasser
- 70 g Birkenzucker

ZUBEREITUNG:

1. Wasche und teile die Zitronen in vier Teile, bevor du sie in den Mixtopf gibst.
2. Anschließend gibst du das Mineralwasser und den Birkenzucker hinzu und drückst 4-mal, jeweils eine Sekunde, die Turbofunktion des Thermomix.
3. Du kannst die Zitronenlimonade nun für später in den Kühlschrank stellen oder direkt trinken. Gib direkt vor dem Trinken noch ein paar Eiswürfel hinzu.

Hinweis:

Dauer: 5 min
Punkte (pro Portion): 1
Nährwerte (pro Portion): 105 kcal, 24 g KH, 1 g EW, 1 g FE

TAG 4

Frühstück:	*Eiweißbrot ohne Nüsse mit Frischkäse und Gurke*
Mittagessen:	*Zucchinisuppe*
Abendessen:	*Thunfisch-Wrap*
Snack:	*Eiskaffee*

Frühstück

EIWEISSBROT OHNE NÜSSE MIT FRISCHKÄSE UND GURKE

1 Brot (Kastenform 25 cm) 6 Portionen

ZUTATEN:

Teig
- 250 g Haferkleie
- 50 g Weizenkleie
- 35 g Chiasamen
- 1 Pck. Backpulver
- 1 TL Salz
- 2 TL Brotgewürz
- 500 g Magerquark
- 5 große Eier
- 50 ml Wasser

Zum Bestreuen
- 35 g Sesam
- Belag
- 100 g Frischkäse, fettarm
- ⅓ Gurke

ZUBEREITUNG:

1. Heize den Backofen zunächst auf 170 °C Umluft vor.
2. Danach gibst du alle Zutaten für den Teig in den Mixtopf. Stell die Knetstufe ein und lass den Teig 4 Minuten lang durchkneten.
3. Zwischenzeitlich legst du eine Kastenform mit Backpapier aus.
4. Fülle den fertigen Teig in die Kastenform und streue den Sesam darüber.
5. Gib das Brot für 50 Minuten in den vorgeheizten Ofen und lass es abkühlen, bevor du es aus der Form nimmst und in Scheiben schneidest.

Hinweis:

Dauer: 1 h (Zubereitungszeit 10 min)
Punkte (pro Portion): 9
Nährwerte (pro Portion): 518 kcal, 37 g KH, 29 g EW, 28 g FE

Ergänzung:

Heute ein Drittel des Brotes für das Frühstück verwenden und den Rest in Scheiben schneiden und einfrieren.

Mittagessen

ZUCCHINISUPPE

2 Portionen

ZUTATEN:

- Suppe, bereits fertig
- 1 kleine Zucchini
- 1 EL Olivenöl
- 2 EL Crème fraîche
- Salz zum Abschmecken

ZUBEREITUNG:

1. Schneide zunächst die Zucchini in Scheiben und brate sie zusammen mit dem Olivenöl in einer Pfanne an. Würze sie dabei mit etwas Salz.
2. Währenddessen kannst du bereits die fertige Suppe von Tag 1 in einem Topf erwärmen.
3. Wenn du die Suppe aufgewärmt hast, verteile sie auf 2 Teller und gib jeweils die Hälfte der angebratenen Zucchinischeiben und 1 EL Crème fraîche darüber.

Hinweis:

Dauer: 5 min (Suppe bereits am Tag 1 zubereitet)
Punkte (pro Portion): 8
Nährwerte (pro Portion): 435 kcal, 8 g KH, 5 g EW, 42 g FE

Abendessen

THUNFISCH-WRAP

2 Portionen

ZUTATEN:

Teig

- 50 g Emmentaler
- 100 g Magerquark
- 2 kleine Eier

- 1 TL Salz
- ¼ TL Pfeffer

Füllung

- 100 g Schafskäse
- 2 Eier, hartgekocht
- 1 Dose Thunfisch im eigenen Saft
- 1 Zwiebel
- 1 Tomate

- 1 Portion Rucola
- ⅔ Gurke
- 50 g körniger Frischkäse

ZUBEREITUNG:

1. Heize den Ofen auf 180 °C vor.
2. Gib den Emmentaler für 5 Sekunden auf Stufe 5 in den Mixtopf.
3. Dann gibst du die restlichen Zutaten für den Teig mit in den Mixtopf. Lass alles 10 Sekunden lang auf Stufe 5 zu einem Teig verrühren.
4. Lege ein Backblech mit Backpapier aus und verteile den Teig gleichmäßig darauf. Schiebe das Backblech nun für 25 Minuten in den vorgeheizten Ofen und bereite in der Zwischenzeit die Füllung zu.
5. Schneide hierfür die gekochten Eier und die Tomaten in kleine Würfel. Die Zwiebel schälst du und schneidest sie, ebenso wie die Gurke, in dünne Scheiben.
6. Den Thunfisch lässt du gut abtropfen und den Rucola schneidest du in kleine Stücke.
7. Wenn der Teig fertig ist, holst du ihn aus dem Ofen und verteilst auf dem noch warmen Teig den Schafskäse und den körnigen Frischkäse.
8. Nun verteilst du die restlichen Zutaten gleichmäßig auf dem Teig.
9. Lass an einem Ende einen freien Rand von etwa 2 cm, auf dem du keine Füllung verteilst. Nun rollst du den Teig von der Seite auf, auf der die Füllung bis zum Rand geht.
10. Du kannst den Wrap nun noch mit Zahnstochern fixieren und abschließend in 2 Hälften teilen. Er lässt sich sowohl warm als auch kalt genießen.

Hinweis:

Dauer: 35 min (Zubereitungszeit 20 min)
Punkte (pro Portion): 8
Nährwerte (pro Portion): 190 kcal, 5 g KH, 18 g EW, 10 g FE

Snack

EISKAFFEE

2 Portionen

ZUTATEN:

- 25 g Xucker
- 1 EL löslicher Kaffee, gehäuft
- 100 g Eiswürfel
- 250 ml Milch, fettarm

ZUBEREITUNG:

1. Gib den Xucker und den löslichen Kaffee für 10 Sekunden auf Stufe 10 in den Mixtopf.
2. Danach gibst du die Eiswürfel hinzu und zerkleinerst sie 10 Sekunden lang auf Stufe 10.
3. Abschließend füllst du noch die Milch mit in den Mixtopf und schäumst alles zusammen 15 Sekunden lang auf Stufe 6 auf.
4. Verteile den Eiskaffee auf 2 Gläser und lass ihn nicht zu lange stehen, damit die Eiswürfel nicht komplett schmelzen.

Hinweis:

Dauer: 5 min
Punkte (pro Portion): 3
Nährwerte (pro Portion): 27 kcal, 4 g KH, 1 g EW, 1 g FE

TAG 5

Frühstück:	Frühstücksquark als Morgen-Kick
Mittagessen:	Schmelzkäse-Suppe
Abendessen:	Reste-Pizza
Snack:	Blumenkohl-Käse-Snack

Frühstück

FRÜHSTÜCKSQUARK ALS MORGEN-KICK

2 Portionen

ZUTATEN:

- 500 g Magerquark
- 1 EL Eiweißpulver, gehäuft
- 1 EL Agavendicksaft
- 200 ml Milch
- 2 EL Mandelblättchen
- 2 EL Kokosraspel

ZUBEREITUNG:

1. Gib den Magerquark, das Eiweißpulver, den Agavendicksaft und die Milch für 30 Sekunden auf Stufe 4 in den Mixtopf.
2. Anschließend verteilst du den Quark auf 2 Portionen und streust die Mandelblättchen und die Kokosraspel darüber.

Hinweis:

Dauer: 5 min
Punkte (pro Portion): 12
Nährwerte (pro Portion): 125 kcal, 7 g KH, 14 g EW, 5 g FE

Mittagessen

SCHMELZKÄSE-SUPPE

4 Portionen

ZUTATEN:

- 1 Zwiebel
- 40 g Butter
- 40 g Mehl
- 1 l Gemüsebrühe
- 250 g Schmelzkäse
- 100 ml Sahne   100 ml Milch, fettarm
- 100 g Erbsen
- Salz und Pfeffer zum Abschmecken
- etwas Schnittlauch zum Garnieren

ZUBEREITUNG:

1. Schäle und viertel die Zwiebel und gib sie für 5 Sekunden auf Stufe 5 in den Mixtopf.
2. Jetzt gibst du die Butter dazu und dünstest die Zwiebel 3 Minuten lang auf Stufe 1 an.
3. Füge nun das Mehl hinzu und verrühre es mit der Zwiebel und der Butter, um es 2 Minuten lang bei 100 °C auf Stufe 2 anzuschwitzen.
4. Danach löschst du es mit der Gemüsebrühe ab, gibst den Schmelzkäse hinzu und vermengst alles zusammen für 30 Sekunden auf Stufe 4.
5. Nun stellst du den Mixtopf auf 10 Minuten und lässt die Suppe bei 100 °C auf Stufe 2 leicht köcheln.
6. Füge anschließend die Sahne, die Milch und die Erbsen hinzu, schmecke die Suppe mit Salz und Pfeffer ab und püriere sie 15 Sekunden lang auf Stufe 8.
7. Verteile nun die Hälfte der Suppe auf 2 Teller und gib etwas Schnittlauch darüber.
8. Den Rest der Suppe frierst du für Woche 2 / Tag 1 ein.

Hinweis:

Dauer: 25 min
Punkte (pro Portion): 13
Nährwerte (pro Portion): 390 kcal, 15 g KH, 5 g EW, 33 g FE

Ergänzung:

Verwende die restliche Suppe für das Abendessen in Woche 2 / Tag 1.

Abendessen

RESTE-PIZZA

2 Portionen

ZUTATEN:

Teig

- 150 g geschrotete Leinsamen
- 2 Eier
- 80 g geriebener Parmesan
- 1 Prise Salz

Belag

250 g Tomatensoße, zuckerfrei
150 g Lachs
250 g Pilze
150 g Gouda light

ZUBEREITUNG:

1. Heize zunächst den Backofen auf 180 °C Ober-/Unterhitze vor.
2. Nun gibst du die Zutaten für den Teig in den Thermomix, um sie 10 Sekunden lang auf Stufe 4 zu vermengen.
3. Lege ein Backblech mit Backpapier aus, gib den Teig darauf und rolle ihn mit einem Nudelholz aus. Den Teig gibst du 8 Minuten lang in den vorgeheizten Backofen.
4. Währenddessen kannst du den Gouda reiben und die Pilze in Scheiben schneiden.
5. Wenn der Teig fest ist, nimmst du ihn wieder aus dem Ofen. Verteile die Tomatensoße auf dem Teig und belege ihn mit dem Lachs und den Pilzen.
6. Anschließend verteilst du den geriebenen Gouda auf der Pizza und gibst sie noch einmal für 18 Minuten bei 200 °C Ober-/Unterhitze in den Backofen.

Hinweis:

Dauer: 45 min (Zubereitungszeit 15 min)
Punkte (pro Portion): 19
Nährwerte (pro Portion): 339 kcal, 4 g KH, 25 g EW, 24 g FE

Snack

BLUMENKOHL-KÄSE-SNACK

2 Portionen

ZUTATEN:

- 50 g Parmesan
- 100 g Gouda light
- 300 g Blumenkohl
- 1 Ei
- 2 TL Oregano
- Salz und Pfeffer zum Abschmecken

ZUBEREITUNG:

1. Schneide den Parmesan in grobe Stücke und gib diese 15 Sekunden lang auf Stufe 10 in den Mixtopf. Fülle den zerkleinerten Parmesan in ein Schälchen und stelle dieses für später zur Seite.
2. Dann gibst du den Gouda für 10 Sekunden auf Stufe 5 in den Mixtopf und gibst ihn ebenfalls für später in ein Schälchen.
3. Zerteile nun den Blumenkohl in grobe Röschen und gib diese 6 Sekunden lang auf Stufe 5 in den Mixtopf.
4. Nun fügst du den Parmesan, die Hälfte des Goudas, das Ei und den Oregano zum Blumenkohl hinzu und vermengst alles 10 Sekunden lang im Linkslauf auf Stufe 5.
5. Verteile die Blumenkohl-Käse-Masse auf einem Backblech, welches du zuvor mit Backpapier ausgelegt hast, und streiche die Masse glatt.
6. Gib das Backblech 20 Minuten lang bei 170 °C Heißluft in den Ofen.
7. Verteile im Anschluss den restlichen Gouda über der Blumenkohl-Käse-Masse und gib das Backblech abschließend für weitere 10 Minuten in den Backofen.

Hinweis:

Dauer: 1 h (Zubereitungszeit 30 min)
Punkte (pro Portion): 8
Nährwerte (pro Portion): 721 kcal, 4 g KH, 63 g EW, 48 g FE

TAG 6

Frühstück:	Heidelbeer-Quark
Mittagessen:	Gefüllte Aubergine
Abendessen:	Hühnerfrikassee-Suppe
Snack:	Rucola-Dip + Rohkost

Frühstück

HEIDELBEER-QUARK

2 Portionen

ZUTATEN:

- 500 g Magerquark
- 250 g Heidelbeeren
- 10 g Leinsamen
- 10 g Nüsse
- 1 TL Leinöl
- 1 TL Zimt
- ½ TL Kurkuma

ZUBEREITUNG:

1. Gib die Leinsamen für 10 Sekunden auf Stufe 10 in den Mixtopf, um sie zu schroten.
2. Anschließend gibst du die Nüsse für 10 Sekunden auf Stufe 10 hinzu, um diese zu zerkleinern.
3. Gib nun die restlichen Zutaten, bis auf die Heidelbeeren, mit in den Mixtopf und vermenge alles 1 Minute lang auf Stufe 4.
4. Verteile den Quark auf 2 Schälchen und gib abschließend die Heidelbeeren darüber.

Hinweis:

Dauer: 10 min
Punkte (pro Portion): 6
Nährwerte (pro Portion): 224 kcal, 17 g KH, 22 g EW, 7 g FE

Mittagessen

GEFÜLLTE AUBERGINE

2 Portionen

ZUTATEN:

- 2 Auberginen
- 2 Zwiebeln
- 1 Knoblauchzehe
- 100 g Gouda light
- 200 g Rinderhack
- 100 g Schmand
- 1 Ei
- 1 EL gehackte frische Kräuter
- 1 TL Pfeffer
- 1 TL Salz
- 180 ml Gemüsebrühe
- 20 g Tomatenmark

ZUBEREITUNG:

1. Gib zunächst den Gouda 10 Sekunden lang auf Stufe 5 in den Thermomix. Danach füllst du ihn in ein Schälchen um und stellst dieses für später zur Seite.
2. Nun schneidest du den Strunk von den Auberginen ab und halbierst diese.
3. Entferne mit einem Löffel das Fruchtfleisch und gib dieses in den Mixtopf.
4. Anschließend schälst und halbierst du die Zwiebel und die Knoblauchzehe und gibst beides zusammen mit den Kräutern in den Mixtopf zu dem Auberginen-Fruchtfleisch. Zerkleinere alles 3 Sekunden lang auf Stufe 6.
5. Nun gibst du das Hackfleisch, den Schmand, das Ei, den Pfeffer, das Salz und 1 EL von dem zerkleinerten Gouda mit in den Mixtopf, um alles 1 Minute lang auf Stufe 4 miteinander zu vermengen.
6. Heize nun den Backofen auf 200 °C Ober-/Unterhitze vor.
7. Verteile die Auberginenhälften in einer Auflaufform, befülle sie mit der Masse aus dem Mixtopf und streue den übrigen Gouda darüber.
8. Nun gibst du die Gemüsebrühe und das Tomatenmark für 2 Minuten auf Stufe 2 bei 100 °C in den Mixtopf, um die Soße zu erwärmen.
9. Gib die Soße zu den Auberginenhälften in die Auflaufform und gib diese mit einem Deckel für 30 Minuten in den vorgeheizten Backofen.
10. Im Anschluss nimmst du den Deckel ab und gibst die Auflaufform noch einmal für 20 Minuten bei 220 °C in den Backofen.

Hinweis:

Dauer: 1h 15 min (Zubereitungszeit 25 min)
Punkte (pro Portion): 18
Nährwerte (pro Portion): 624 kcal, 24 g KH, 42 g EW, 38 g FE

Abendessen

HÜHNERFRIKASSEE-SUPPE

2 Portionen

ZUTATEN:

- 200 g Hähnchenbrustfilet
- 20 g Butter
- 1 kleine Dose Champignons
- 1 kleines Glas Spargel
- 300 ml Gemüsebrühe
- 100 ml Sahne
- 1 EL Mehl
- 1 TL Zitronensaft
- Salz und Pfeffer zum Abschmecken

ZUBEREITUNG:

1. Schneide die Hähnchenbrustfilets in Streifen und den Spargel in einzelne Stücke.
2. Danach gibst du die Gemüsebrühe in den Mixtopf.
3. Nun verteilst du die Hähnchenbrustfilet-Streifen auf dem Varoma-Einlegeboden und die Champignons und die Spargelstücke im Varoma.
4. Verschließe alles und lass das Fleisch und das Gemüse 35 Minuten lang auf Stufe 1 garen.
5. Im Anschluss stellst du den Varoma zur Seite und fängst die Flüssigkeit aus dem Mixtopf auf.
6. Nun gibst du die Butter und das Mehl für 3 Minuten bei 100 °C auf Stufe 2 in den Mixtopf, um sie anzuschwitzen.
7. Im Anschluss gibst du 300 ml der aufgefangenen Flüssigkeit und den Zitronensaft mit zur Mehlschwitze und verrührst alles 3 Sekunden lang auf Stufe 4. Danach lässt du alles 5 Minuten lang bei 100 °C auf Stufe 2 aufkochen.
8. Nun gibst du die gegarten Hähnchenbrustfilet-Streifen und die Sahne zur Soße hinzu und lässt sie für weitere 3 Minuten bei 100 °C auf Stufe 2 im Linkslauf aufkochen.
9. Abschließend gibst du den Spargel und die Champignons hinzu, vermengst alles und verteilst die Suppe auf 2 Teller.

Hinweis:

Dauer: 1 h (Zubereitungszeit 25 min)
Punkte (pro Portion): 11
Nährwerte (pro Portion): 384 kcal, 10 g KH, 29 g EW, 24 g FE

Snack

2 Portionen

ZUTATEN:

Dip

- 1 Bund Rucola
- 1 Zwiebel
- 1 rote Paprika
- 250 g Frischkäse
- Salz und Pfeffer zum Abschmecken

Rohkost

- ½ Gurke
- 250 g Cocktailtomaten
- 1 kleiner Kohlrabi

ZUBEREITUNG:

1. Bereite zunächst den Dip zu. Hierfür entkernst du die Paprika und schneidest diese in grobe Stücke, welche du in den Mixtopf gibst.
2. Die Zwiebel schälst und viertelst du, bevor du sie ebenfalls in den Mixtopf gibst.
3. Gib nun noch den Rucola hinzu und zerkleinere alles 5 Sekunden lang auf Stufe 5.
4. Anschließend fügst du den Frischkäse hinzu, würzt den Dip mit Salz und Pfeffer und verrührst ihn 7 Sekunden lang auf Stufe 4. Du kannst ihn nun nochmal mit Salz und Pfeffer abschmecken.
5. Fülle den Dip in ein Schälchen und bereite anschließend das Gemüse zum Dippen vor.
6. Die Gurke schneidest du in dicke Scheiben, die Cocktailtomaten kannst du zum Dippen ganz lassen und den Kohlrabi schälst du, um ihn anschließend in Stifte zu schneiden.

Hinweis:

Dauer: 25 min
Punkte (pro Portion): 2
Nährwerte (pro Portion): 469 kcal, 25 g KH, 15 g EW, 33 g FE

TAG 7

Frühstück:	Brötchen mit Ei und Gouda
Mittagessen:	Gefüllte Zucchini Mediterran
Abendessen:	Kürbiseintopf mit Hähnchenbrustfilet
Snack:	Quarkschnitten

Frühstück

BRÖTCHEN MIT EI UND GOUDA

8 Portionen

ZUTATEN:

Teig

- 100 g Mandeln
- 100 g Sesam
- 50 g Flohsamenschalen
- 50 g Sonnenblumenkerne
- 2 EL Kokosflocken
- 200 g körniger Frischkäse

- 5 Eier
- 1 Pck. Backpulver
- 1 TL Salz
- 1 TL Brotgewürz
- 1 EL Apfelessig

Belag

- 50 g körniger Frischkäse
- ½ Gurke
- 2 Eier, hartgekocht
- 50 g Gouda

ZUBEREITUNG:

1. Bevor du anfängst den Teig zuzubereiten, kannst du den Backofen bereits auf 180 °C Ober-/ Unterhitze vorheizen.
2. Nun gibst du die Mandeln für 15 Sekunden auf Stufe 10 in den Mixtopf, um sie zu mahlen. Fülle die gemahlenen Mandeln danach in ein Schälchen um.
3. Die Kokosflocken gibst du ebenfalls 15 Sekunden lang auf Stufe 10 in den Mixtopf, um sie zu mahlen.
4. Gib nun die gemahlenen Mandeln zusammen mit den anderen trockenen Zutaten für den Teig in den Mixtopf und vermenge sie 20 Sekunden lang auf Stufe 4.
5. Anschließend fügst du den Frischkäse, die Eier und den Apfelessig hinzu und lässt den Teig 3 Minuten lang in der Knetstufe durchkneten.
6. Feuchte deine Hände mit Wasser an und forme 8 etwa gleichgroße Brötchen aus dem Teig. Verteile die Brötchen auf einem Backblech, welches du zuvor mit Backpapier ausgelegt hast, und schiebe die Brötchen für 45 Minuten in den vorgeheizten Backofen.
7. 4 der Brötchen sind für das heutige Frühstück und die restlichen frierst du ein.
8. Als Belag nimmst du den körnigen Frischkäse, Gouda und eine halbe Gurke vom Vortag und kochst 2 Eier in einem Topf.

Hinweis:

Dauer: 1 h (Zubereitungszeit 20 min)
Punkte (pro Portion): 2
Nährwerte (pro Portion): 388 kcal, 7 g KH, 15 g EW, 32 g FE

Mittagessen

GEFÜLLTE ZUCCHINI MEDITERRAN

2 Portionen

ZUTATEN:

- 2 Zucchini
- 1 Zwiebel
- 150 g Feta
- 4 Tomaten
- 100 g Frischkäse, fettreduziert
- 10 ml Olivenöl
- 100 g Schinkenwürfel
- 1 TL Paprikapulver
- Salz, Pfeffer und italienische Kräuter zum Abschmecken

ZUBEREITUNG:

1. Halbiere zunächst die Zucchini der Länge nach und entferne das Fruchtfleisch mit einem Löffel. Gib das Fruchtfleisch in eine Schüssel und stell diese für später zur Seite.
2. Anschließend schälst und viertelst du die Zwiebel und gibst diese 5 Sekunden lang auf Stufe 5 in den Mixtopf.
3. Gib das Fruchtfleisch der Zucchini wieder mit in den Mixtopf und vermenge alles 4 Sekunden lang auf Stufe 4.
4. Anschließend fügst du die Schinkenwürfel, die Tomaten und das Olivenöl zum Fruchtfleisch hinzu und dünstest alles 5 Minuten lang auf Stufe 1 im Linkslauf im Varoma an.
5. Gib anschließend die restlichen Zutaten mit in den Mixtopf und lass diesen 3 Sekunden lang auf Stufe 4 laufen, bevor du die Masse mit den Gewürzen abschmeckst.
6. Befülle die Zucchini mit der Masse, verteile sie auf dem Varoma Einlegeboden und befülle den Mixtopf mit Wasser. Setze nun den Varoma darauf und lass ihn 35 Minuten lang im Linkslauf laufen.

Hinweis:

Dauer: 1 h (Zubereitungszeit 15 min)
Punkte (pro Portion): 7
Nährwerte (pro Portion): 409 kcal, 16 g KH, 36 g EW, 21 g FE

Abendessen

KÜRBISEINTOPF MIT HÄHNCHENBRUSTFILET

2 Portionen

ZUTATEN:

- 150 g Hähnchenbrustfilet
- 1 Zwiebel
- 1 kleiner Hokkaido-Kürbis
- 1 Dose Kokosnussmilch
- 250 ml Gemüsebrühe
- 1 EL Olivenöl
- 1 TL Currypulver
- 1 TL Paprika edelsüß
- 1 TL Salz
- ⅓ TL Pfeffer

ZUBEREITUNG:

1. Du schälst und viertelst zunächst die Zwiebel und gibst diese 5 Sekunden lang auf Stufe 5 in den Mixtopf.
2. Füge nun das Olivenöl hinzu und dünste die Zwiebel 3 Minuten lang im Varoma auf Stufe 1 an.
3. Nun gibst du die Kokosnussmilch und die Gewürze hinzu und vermengst alles 5 Sekunden lang auf Stufe 5.
4. Würfle den Kürbis und das Hähnchenbrustfilet. Verteile die Kürbiswürfel im Varoma und fülle den Mixtopf mit der Gemüsebrühe auf.
5. Lege nun den Einsatz des Varomas mit Backpapier aus und verteile das gewürfelte Hähnchenbrustfilet darauf.
6. Nun garst du alles zusammen für 20 Minuten auf Stufe 1,5 im Varoma.
7. Stelle danach den Varoma zur Seite, setze den Messbecher ein, gib die Kürbiswürfel hinzu und püriere die Zutaten 15 Sekunden lang im Mixtopf. Stelle die Stufe hierfür langsam bis Stufe 9 hoch.
8. Schmecke den Kürbiseintopf nun noch einmal mit den Gewürzen ab, gib das Hähnchenbrustfilet hinzu und serviere den Eintopf auf 2 Tellern.

Hinweis:

Dauer: 40 min (Zubereitungszeit 20 min)
Punkte (pro Portion): 12
Nährwerte (pro Portion): 549 kcal, 35 g KH, 23 g EW, 34 g FE

Snack

QUARKSCHNITTEN

2 Portionen

ZUTATEN:

Teig

- 2 Eier
- 1 Vanilleschote
- 25 g Mandelmehl
- 10 g Kokosmehl
- 35 g Xucker
- 10 g Backkakao
- 10 ml Mineralwasser
- 1 Pck. Backpulver

Füllung

- 250 g Magerquark
- 40 g Xucker
- 1 Pck. Gelatinepulver
- 3 EL Wasser
- 1 Vanilleschote
- 2 TL Zitronensaft

ZUBEREITUNG:

Füllung

1. Für die Füllung vermengst du das Gelatinepulver mit dem Wasser und lässt es 10 Minuten stehen. Dann gibst du die fest gewordene Gelatine 2 Minuten lang bei 70 °C auf Stufe 1 in den Mixtopf. Die Gelatine sollte sich hierbei auflösen.
2. Anschließend gibst du die restlichen Zutaten für die Füllung hinzu, setzt den Schmetterling ein und vermengst alles 2 Minuten lang auf Stufe 4.
3. Fülle die Füllung im Anschluss in ein Schälchen und stelle sie 2 Stunden lang im Kühlschrank kalt.
4. In der Zwischenzeit kannst du den Teig zubereiten. Hierfür heizt du den Backofen auf 180 °C Umluft vor.
5. Dann gibst du die Eier, das Mark der Vanilleschote und den Xucker in den Mixtopf und vermischst alles 30 Sekunden lang auf Stufe 4, bis die Masse cremig ist.
6. Gib nun die restlichen Zutaten für den Teig hinzu und vermische alles 30 Sekunden lang auf Stufe 4.
7. Lege ein Backblech mit Backpapier aus, verteile die Teigmasse darauf und gib das Backblech 15 Minuten lang in den vorgeheizten Backofen.
8. Lass den Teig nun abkühlen und schneide ihn in der Mitte durch.
9. Die fest gewordene Quarkmasse gibst du noch einmal 10 Sekunden lang auf Stufe 4 in den Mixtopf, um sie cremig zu schlagen, bevor du die eine Teighälfte damit bestreichst.
10. Lege die 2. Teighälfte auf die Quarkmasse, drücke sie leicht an und schneide sie in einzelne Quarkschnitten.
11. Stelle die Quarkschnitten nun noch über Nacht in den Kühlschrank.

Hinweis:
Dauer: 2 h (Zubereitung 30 min, 2 h kaltstellen) + über Nacht in den Kühlschrank
Punkte (pro Portion): 4
Nährwerte (pro Portion): 324 kcal, 27 g KH, 32 g EW, 9 g FE

Ernährungsplan – Woche 2

TAG 1

Frühstück:	Frühstücks-Shake
Mittagessen:	Ofen-Gemüse
Abendessen:	Schmelzkäse-Suppe
Snack:	Kokoskuchen

Frühstück

FRÜHSTÜCKS-SHAKE

2 Portionen

ZUTATEN:

- 50 g Mandeln
- 50 g Haferflocken
- 2 TL Chiasamen
- 2 TL Flohsamenschalen
- 2 TL Hirseflocken
- 2 TL Leinsamen
- 2 TL Weizenkeime
- 2 Äpfel
- 2 Birnen
- 1 Banane
- 800 ml Wasser

ZUBEREITUNG:

1. Gib alle trockenen Zutaten für 10 Sekunden auf Stufe 10 in den Mixtopf, um sie zu mahlen.
2. Dann schälst und entkernst du die Äpfel und die Birnen. Die Banane schälst du ebenfalls und gibst das Obst in groben Stücken mit in den Mixtopf.
3. Gib das Wasser hinzu und püriere den Shake 10 Sekunden lang auf Stufe 8.

Hinweis:

Dauer: 10 min
Punkte (pro Portion): 10
Nährwerte (pro Portion): 487 kcal, 58 g KH, 13 g EW, 21 g FE

Mittagessen

OFEN-GEMÜSE

2 Portionen

ZUTATEN:

Gemüse

- 2 Zucchini
- 2 Paprika
- 10 Cocktailtomaten
- 100 g Feta

Marinade

- 3 EL Olivenöl
- 1 EL Balsamico-Essig
- 3 EL Tomatenmark
- 1 TL Salz
- 1 Prise Pfeffer
- 3 TL Kräuter der Provence

ZUBEREITUNG:

1. Entkerne und würfle die Paprika. Die Zucchini halbierst du längs und schneidest sie dann in Scheiben. Die Cocktailtomaten kannst du halbieren. Nun gibst du das Gemüse in eine Schüssel und bereitest die Marinade zu.
2. Für die Marinade gibst du alle benötigten Zutaten in den Mixtopf und verrührst sie 10 Sekunden lang auf Stufe 3.
3. Danach gibst du die Marinade über das Gemüse in der Schüssel. Vermenge alles vorsichtig und stelle die Schüssel 15 Minuten lang in den Kühlschrank, damit die Marinade durchziehen kann.
4. Heize zwischenzeitlich den Backofen auf 200 °C Ober-/Unterhitze vor.
5. Verteile dann das Gemüse in einer Auflaufform und zerbrösle den Feta darüber.
6. Die Auflaufform gibst du zunächst für 10 Minuten in den vorgeheizten Backofen.
7. Nach 10 Minuten stellst du den Ofen auf 250 °C Ober-/Unterhitze und lässt den Auflauf abschließend für weitere 10 Minuten im Backofen.

Hinweis:

Dauer: 1 h (Zubereitungszeit 20 min)
Punkte (pro Portion): 9
Nährwerte (pro Portion): 494 kcal, 31 g KH, 17 g EW, 32 g FE

Abendessen

SCHMELZKÄSE-SUPPE

4 Portionen

ZUTATEN:

- Suppe, bereits fertig
- 150 g Schinkenwürfel
- 1 EL Olivenöl

ZUBEREITUNG:

1. Nimm die Suppe bereits am Vortag aus der Gefriertruhe, um sie aufzutauen.
2. Zum Erwärmen gibst du sie in einen Topf, erwärmst sie langsam und schmeckst sie abschließend noch einmal mit etwas Salz und Pfeffer ab.
3. Während du die Suppe erwärmst, brätst du die Schinkenwürfel mit dem Olivenöl in einer Pfanne an.
4. Verteile die Suppe auf 2 Teller und gib die angebratenen Schinkenwürfel darüber.

Hinweis:

Dauer: 5 min (Suppe bereits zubereitet und eingefroren)
Punkte (pro Portion): 16
Nährwerte (pro Portion): 485 kcal, 14 g KH, 24 g EW, 36 g FE

Snack

KOKOSKUCHEN

12 Portionen

ZUTATEN:

Teig

- 4 große Eier
- 60 g Kokosöl
- 1 Prise Salz

- 30 g Honig
- 70 g Kokosmehl
- 1 TL Backpulver

Zimttopping

- 40 g Kokosöl
- 40 g Kokosblütenzucker
- 20 g Kokosmehl
- 2 TL Zimt

ZUBEREITUNG:

1. Fette die Kastenform ein und bestäube sie mit etwas Kokosmehl.
2. Heize den Ofen auf 175 °C Ober-/Unterhitze vor.
3. Für den Kuchenteig trennst du zunächst die Eier. Gib die Eiweiße mit dem Salz in den Mixtopf, setz den Schmetterling ein und schlage die Eiweiße 4 Minuten auf Stufe 3,5 steif. Fülle den Eischnee für später in eine Schüssel um.
4. Nun gibst du das Kokosöl, den Honig und die Eigelbe für 2 Minuten auf Stufe 4 in den Mixtopf.
5. Gib anschließend das Backpulver und das Kokosmehl hinzu und vermenge alles für 1 Minute auf Stufe 4.
6. Hebe nun den Eischnee vorsichtig unter. Fülle den fertigen Kuchenteig in deine Kastenform und streiche ihn glatt.
7. Bereite nun das Zimttopping zu. Hierfür gibst du das Kokosöl und den Kokosblütenzucker 1 Minute lang auf Stufe 4 in den Mixtopf.
8. Danach gibst du das Kokosmehl und den Zimt hinzu und verrührst alles nochmal 20 Sekunden lang auf Stufe 4.
9. Verteile das Zimttopping auf dem Kuchenteig und gib den Kuchen 35 Minuten in den vorgeheizten Backofen.
10. Lasse den Kuchen anschließend auskühlen und teile ihn in 3 gleichgroße Teile. 1 Teil ist der Snack für heute und die anderen beiden Teile frierst du ein.

Hinweis:

Dauer: 1 h (Zubereitungszeit 25 min)
Punkte (pro Portion): 6
Nährwerte (pro Portion): 145 kcal, 8 g KH, 3 g EW, 11 g FE

TAG 2

Frühstück:	Quinoa-Kokos-Frühstück mit Beeren
Mittagessen:	Puten-Cannelloni
Abendessen:	Gemüse-Rinderhack-Eintopf
Snack:	Knäckebrot mit Kichererbsenmehl

Frühstück

QUINOA-KOKOS-FRÜHSTÜCK MIT BEEREN

2 Portionen

ZUTATEN:

- 100 g Quinoa
- 200 ml Kokosmilch, fettreduziert
- 10 g Honig
- 20 g Kokosraspel
- 40 g Himbeeren
- 40 g Blaubeeren

ZUBEREITUNG:

1. Wasche die Quinoa 2-mal mit heißem Wasser, damit die Bitterstoffe verschwinden.
2. Danach gibst du die Quinoa zusammen mit der Kokosmilch und dem Honig für 20 Minuten auf Stufe 1 bei 90 °C in den Mixtopf.
3. Abschließend gibst du das Obst mit in den Mixtopf und vermengst alles 5 Sekunden lang auf Stufe 3.

Hinweis:

Dauer: 25 min
Punkte (pro Portion): 20
Nährwerte (pro Portion): 497 kcal, 39 g KH, 8 g EW, 27 g FE

Mittagessen

PUTEN-CANNELLONI

2 Portionen

ZUTATEN:

- 100 g Gouda
- 3 Karotten
- 1 mittelgroße Zucchini
- 100 g Champignons
- 1 Zwiebel
- 1 Zehe Knoblauch
- 50 g Frischkäse
- 10 ml Olivenöl
- 200 g Putenbrustaufschnitt
- 1 Dose stückige Tomaten
- Salz und Pfeffer zum Abschmecken

ZUBEREITUNG:

1. Gib den Gouda 10 Sekunden lang auf Stufe 5 in den Mixtopf, um ihn zu zerkleinern. Fülle den Käse für später in ein Schälchen um.
2. Danach schälst du die Zwiebel, den Knoblauch, die Karotten und die Champignons. Gib das geschälte Gemüse und die Zucchini, in groben Stücken, für 10 Sekunden auf Stufe 5 in den Mixtopf.
3. Dann gibst du das Olivenöl hinzu und dünstest das Gemüse, ohne Messbecher, 7 Minuten lang auf Stufe 1,5 an.
4. Gib den Frischkäse und etwas Salz und Pfeffer hinzu und vermenge alles 15 Sekunden lang auf Stufe 3.
5. Leg nun den Putenbrustaufschnitt in Scheiben nebeneinander und streich die Masse, welche du zuvor etwas abkühlen lässt, jeweils auf das untere Drittel des Aufschnitts.
6. Rolle die Scheiben auf und lege sie jeweils mit der Naht nach unten in eine Auflaufform.
7. Nun gibst du die pürierten Tomaten und etwas Salz und Pfeffer in den Mixtopf. Den Mixtopf brauchst du zuvor nicht zu spülen. Lasse die Tomatensoße 10 Sekunden lang auf Stufe 3 laufen.
8. Verteile die Soße über den Röllchen und streue den Käse darüber.
9. Abschließend gibst du die Auflaufform für 25 Minuten bei 175 °C Ober-/Unterhitze in den Backofen.

Hinweis:

Dauer: 45 min (Zubereitungszeit 20 min)
Punkte (pro Portion): 6
Nährwerte (pro Portion): 575 kcal, 29 g KH, 43 g EW, 30 g FE

Abendessen

GEMÜSE-RINDERHACK-EINTOPF

2 Portionen

ZUTATEN:

- 1 Zwiebel
- 1 Zucchini
- 1 Paprika
- 150 ml Gemüsebrühe
- 150 ml Rama Cremefine, 7 %
- 1 Dose passierte Tomaten
- 250 g Rinderhackfleisch
- 50 g rote Linsen
- Salz, Pfeffer und Kräuter zum Abschmecken

ZUBEREITUNG:

1. Schäle und halbiere zunächst die Zwiebel und gib sie 5 Sekunden lang auf Stufe 5 in den Mixtopf.
2. Danach entkernst du die Paprika und schneidest sie, zusammen mit der Zucchini, in grobe Stücke. Gib diese ebenfalls mit in den Mixtopf und zerkleinere das Gemüse 5 Sekunden lang auf Stufe 4.
3. Nun lockerst du das Rinderhackfleisch auf, fügst es hinzu und dünstest es 10 Minuten lang im Linkslauf im Varoma an.
4. Füge die restlichen Zutaten hinzu und lass alles für 20 Minuten bei 95 °C im Linkslauf leicht köcheln.
5. Abschließend kannst du den Eintopf erneut mit den Gewürzen abschmecken.

Hinweis:

Dauer: 30 min
Punkte (pro Portion): 21
Nährwerte (pro Portion): 390 kcal, 42 g KH, 37 g EW, 16 g FE

315 | ANJA FINKE

Snack

KNÄCKEBROT MIT KICHERERBSENMEHL

2 Portionen

ZUTATEN:

- Knäckebrot, bereits fertig

ZUBEREITUNG:

1. Nimm für den heutigen Snack die Hälfte von dem Knäckebrot aus der Dose.

Hinweis:

Dauer: Bereits zubereitet
Punkte (pro Portion): 2
Nährwerte (pro Portion): 408 kcal, 21 g KH, 18 g EW, 26 g FE

TAG 3

Frühstück:	Quarkbällchen
Mittagessen:	Hähnchen-Gyros mit Gemüse
Abendessen:	Süßkartoffel-Zitronengras-Suppe
Snack:	Mozzarella-Pesto-Spieße

Frühstück

QUARKBÄLLCHEN

4 Portionen

ZUTATEN:

- 170 g gemahlene Mandeln
- 30 g Leinsamenmehl
- 2 Eier
- 1 kleiner Becher Quark
- 4 TL Kokosblütenzucker
- 2 TL gemahlene Vanille
- 2 TL Zimtpulver

Sonstiges

- 1 l Rapsöl

ZUBEREITUNG:

1. Gib zunächst den Quark, die Eier, den Kokosblütenzucker, die Vanille und den Zimt in den Mixtopf und vermenge alles 1 Minute lang auf Stufe 4.
2. Dann gibst du die gemahlenen Mandeln und das Leinsamenmehl hinzu und lässt den Teig 4 Minuten lang in der Knetstufe durchkneten.
3. Fülle das Öl in einen Topf und erhitze es auf 170 °C.
4. Danach füllst du den Teig in einen Gefrierbeutel und schneidest eine 2 cm große Ecke heraus.
5. Stelle nun ein breites Messer schräg in den Topf hinein und drücke ein 3 cm langes Stück Teig auf das Messer, so dass das Teigstück langsam in das heiße Öl gleiten kann.
6. Fahre solange fort, bis etwa 7–10 Bällchen im Topf sind. Die genaue Anzahl ist abhängig von deiner Topfgröße. Die Bällchen sollten nicht aneinander drücken.
7. Wende die Bällchen mit einer Gabel bis sie goldbraun sind. Die Frittierzeit beträgt 5 Minuten.
8. Nach dem Frittieren legst du die Bällchen nebeneinander auf einen Teller mit Küchenpapier.
9. Lasse die Bällchen abkühlen, bevor du sie servierst.

Hinweis:

Dauer: 30 min
Punkte (pro Portion): 12
Nährwerte (pro Portion): 411 kcal, 10 g KH, 20 g EW, 31 g FE

Mittagessen

HÄHNCHEN-GYROS MIT GEMÜSE

2 Portionen

ZUTATEN:

- ½ Zucchini
- ½ Lauch
- 2 kleine Karotten
- 250 g Champignons
- 250 g Hähnchenfleisch, geschnetzelt (Gyros-Art)
- ½ TL Salz
- 1 Prise Pfeffer
- 1 Prise Muskat
- 20 g Butter

ZUBEREITUNG:

1. Schäle die Karotten und gib diese in groben Stücken 4 Sekunden lang auf Stufe 5 in den Mixtopf.
2. Anschließend schneidest du den Lauch in Ringe und gibst beides zusammen mit dem Hähnchenfleisch in eine Pfanne.
3. Füge das Olivenöl und die Gewürze hinzu und brate alles scharf in einer Pfanne an, bis das Hähnchenfleisch durch ist.
4. Währenddessen gibst du die Zucchini in groben Stücken zusammen mit den Champignons 4 Sekunden lang auf Stufe 5 in den Mixtopf.
5. Gib nun auch die Zucchini und die Champignons mit in die Pfanne, vermenge alles und brate es zusammen für weitere 2 Minuten an.
6. Du kannst nun nochmal alles mit den Gewürzen abschmecken, bevor du es auf zwei Tellern servierst.

Hinweis:

Dauer: 20 min
Punkte (pro Portion): 7
Nährwerte (pro Portion): 252 kcal, 6 g KH, 33 g EW, 10 g FE

Abendessen

SÜSSKARTOFFEL-ZITRONENGRAS-SUPPE

4 Portionen

ZUTATEN:

- 2 Zwiebeln
- 1 Stück Ingwer (3 cm)
- 1 Stängel Zitronengras
- 2 EL Olivenöl
- 650 g Süßkartoffeln
- 1 TL Gewürzpaste
- 400 ml Kokosmilch, fettreduziert
- 500 ml Wasser
- 1 EL Zitronensaft
- Salz und Cayennepfeffer zum Abschmecken

ZUBEREITUNG:

1. Schäle zunächst die Zwiebel und den Ingwer. Danach entfernst du die äußeren Blätter vom Zitronengras und lässt alles in das laufende Messer im Mixtopf fallen. Lasse den Mixtopf 6 Sekunden lang auf Stufe 5 laufen.
2. Füge das Olivenöl hinzu und dünste das Gemüse 3 Minuten lang bei 120 °C auf Stufe 2 an.
3. Nun schälst du die Süßkartoffeln und gibst sie, in groben Stücken, für 5 Sekunden auf Stufe 5 in den Mixtopf.
4. Füge das Wasser und die Gewürzpaste hinzu und lass die Suppe 15 Minuten lang bei 100 °C auf Stufe 2 garen.
5. Nun pürierst du die Suppe 45 Sekunden, schrittweise ansteigend von Stufe 5 bis Stufe 9.
6. Füge nun die Kokosmilch hinzu und püriere die Suppe 20 Sekunden lang auf Stufe 9.
7. Abschließend schmeckst du sie mit dem Zitronensaft, dem Salz und dem Pfeffer ab.
8. Teile die Suppe in 2 Teile. Die eine Hälfte frierst du ein und die 2. Hälfte ist für das heutige Abendessen.

Hinweis:

Dauer: 30 min
Punkte (pro Portion): 15
Nährwerte (pro Portion): 484 kcal, 44 g KH, 4 g EW, 31 g FE

Snack

MOZZARELLA-PESTO-SPIESSE

2 Portionen

ZUTATEN:

- 60 g Parmesan
- 30 g Pinienkerne
- 2 Knoblauchzehen
- 1 Packung italienische TK-Kräuter
- 80 ml Olivenöl
- 1 Packung Mozzarella light, in kleinen Kugeln
- 1 Bund Basilikum

ZUBEREITUNG:

1. Schäle zunächst den Knoblauch und schneide den Parmesan in grobe Stücke.
2. Nun gibst du beides, zusammen mit den Pinienkernen und den italienischen Kräutern, für 7 Sekunden auf Stufe 8 in den Mixtopf.
3. Füge das Olivenöl hinzu und lass alles 30 Sekunden lang auf Stufe 5 zu einem cremigen Pesto verrühren, welches du in eine größere Schale umfüllst.
4. Gib die Mozzarellakugeln zum Pesto hinzu, vermenge alles von Hand und stell die Schale 2 Stunden im Kühlschrank kalt, um das Pesto durchziehen zu lassen.
5. Zum Schluss kannst du die Blätter vom Basilikum abzupfen und diese abwechselnd mit den Mozzarellakugeln auf Spieße stecken.

Hinweis:

Dauer: 2 h 15 min (Zubereitungszeit 15 min + 2 h kaltstellen im Kühlschrank)
Punkte (pro Portion): 13
Nährwerte (pro Portion): 640 kcal, 6 g KH, 29 g EW, 53 g FE

TAG 4

Frühstück:	Haferflocken-Birnen-Joghurt
Mittagessen:	Ungarisches Gulasch
Abendessen:	Reste-Ofengemüse mit Thunfisch-Oliven-Dip
Snack:	Erdbeer-Bananen-Eis

Frühstück

HAFERFLOCKEN-BIRNEN-JOGHURT

2 Portionen

ZUTATEN:

- 2 Birnen
- 2 TL Zimt
- 100 ml Wasser
- 1 EL Zitronensaft
- 500 g Naturjoghurt, fettarm
- 60 g Haferflocken
- 20 g Mandeln

ZUBEREITUNG:

1. Entkerne die Birnen und gib sie, in groben Stücken, zusammen mit dem Wasser und dem Zimt in den Mixtopf und gare sie 12 Minuten lang im Linkslauf auf Stufe 1 bei 80 °C.
2. Dann gibst du den Zitronensaft hinzu.
3. Den Joghurt gibst du, zusammen mit den Haferflocken und den Mandeln, in eine Schale. Vermenge alles mit einem Löffel und lass die Haferflocken 10 Minuten lang durchziehen.
4. Anschließend verteilst du die Joghurt-Haferflocken-Masse auf 2 Schälchen und gibst die leicht warme Birnenmasse darüber.

Hinweis:

Dauer: 15 min
Punkte (pro Portion): 5
Nährwerte (pro Portion): 346 kcal, 49 g KH, 16 g EW, 8 g FE

Mittagessen

UNGARISCHES GULASCH

2 Portionen

ZUTATEN:

- 300 g Rindergulasch
- 1 große Zwiebel
- 2 Knoblauchzehen
- 2 Paprika
- 100 g Champignons
- 400 g passierte Tomaten
- 60 g Tomatenmark
- 50 ml Gemüsebrühe
- 1 EL Zitronensaft
- 4 TL Paprikapulver
- 1 TL Kümmel

ZUBEREITUNG:

1. Schneide zunächst das Fett vom Rindergulasch ab. Dann gibst du das Rindergulasch, zusammen mit etwas Wasser, in die Pfanne und brätst es scharf an. Brate es solange an, bis der ausgetretene Saft verdunstet ist.
2. Zwischenzeitlich kannst du das Gemüse im Thermomix zubereiten.
3. Hierfür schälst du die Zwiebel und den Knoblauch und gibst beides 5 Sekunden lang auf Stufe 5 in den Mixtopf.
4. Füge die passierten Tomaten, das Tomatenmark und die Gewürze für 3 Sekunden auf Stufe 10 hinzu.
5. Gib nun das fertige Fleisch, den restlichen Bratensaft und die Gemüsebrühe mit in den Mixtopf, um das Gulasch 45 Minuten lang im Varoma im Linkslauf zu garen.
6. Entkerne in der Zwischenzeit die Paprika und schneide sie, zusammen mit den Champignons, in Würfel.
7. Nach den 45 Minuten Garzeit gibst du die Paprika und die Champignons zum Gulasch hinzu und lässt alles zusammen erneut für 13 Minuten im Varoma im Linkslauf garen.

Hinweis:

Dauer: 1 h 15 min (Zubereitungszeit 20 min)
Punkte (pro Portion): 4
Nährwerte (pro Portion): 399 kcal, 36 g KH, 41 g EW, 9 g FE

Abendessen

RESTE-OFENGEMÜSE MIT THUNFISCH-OLIVEN-DIP

2 Portionen

ZUTATEN:

Dip

- 2 Zwiebeln
- 2 Bund Petersilie
- 2 Knoblauchzehen
- 1 Dose Thunfisch
- 250 g Frischkäse
- 10 schwarze Oliven
- Salz und frisch gemahlener Pfeffer

Gemüse

- 150 g Champignons
- ½ Hokkaido
- 1 Zucchini
- 1 TL Paprikapulver
- 1 TL Salz
- 1 EL Olivenöl

ZUBEREITUNG:

1. Bereite zunächst das Ofengemüse zu. Hierfür legst du ein Backblech mit Backpapier aus.
2. Schneide die Champignons und die Zucchini in Scheiben und würfle den Kürbis. Gib das Gemüse nun mit dem Olivenöl, dem Salz und dem Paprikapulver in eine Schüssel und vermenge alles miteinander.
3. Nun verteilst du das Gemüse auf dem Backblech und gibst es für 25 Minuten bei 180 °C Ober-/Unterhitze in den Backofen.
4. Zwischenzeitlich kannst du den Dip zubereiten.
5. Hierfür schälst und halbierst du zunächst die Zwiebeln und den Knoblauch und gibst beides, zusammen mit der Petersilie, 3 Sekunden lang auf Stufe 7 in den Thermomix.
6. Schiebe danach alles mit dem Spatel wieder nach unten, gib die restlichen Zutaten für den Dip hinzu und vermische den Dip 15 Sekunden lang auf Stufe 5.
7. Wenn das Ofengemüse fertig ist, kannst du es zusammen mit dem Dip servieren.

Hinweis:

Dauer: 40 min
Punkte (pro Portion): 5
Nährwerte (pro Portion): 399 kcal, 36 g KH, 41 g EW, 9 g FE

Snack

ERDBEER-BANANENEIS

2 Portionen

ZUTATEN:

- 50 g Xylit
- 300 g gefrorene Erdbeeren
- 1 zerkleinerte gefrorene Banane

ZUBEREITUNG:

1. Gib den Xylit 5 Sekunden lang auf Stufe 10 in den Mixtopf.
2. Anschließend fügst du das gefrorene Obst für 25 Sekunden auf Stufe 10 hinzu und servierst das Eis direkt in 2 Schälchen, bevor es schmilzt.

Hinweis:

Dauer: 5 min
Punkte (pro Portion): 2
Nährwerte (pro Portion): 136 kcal, 30 g KH, 2 g EW, 1 g FE

TAG 5

Frühstück:	Eiweißbrot ohne Nüsse mit Reste-Aufschnitt
Mittagessen:	Puten-Chili
Abendessen:	Rosenkohl-Omelett
Snack:	Low-Carb-Raffaello

Frühstück

EIWEISSBROT OHNE NÜSSE MIT RESTE-AUFSCHNITT

2 Portionen

ZUTATEN:

Eiweißbrot

* Brot aufbacken

Aufschnitt

* Frischkäse
* ½ Gurke
* 2 Tomaten
* Salz und Pfeffer zum Würzen

ZUBEREITUNG:

1. Nimm bereits am Vorabend die Hälfte von dem eingefrorenen Brot aus der Tiefkühltruhe und backe es vor dem Essen auf. Warm schmeckt es auch sehr gut.
2. Währenddessen kannst du die Gurke und die Tomaten in Scheiben schneiden und diese noch mit etwas Salz und Pfeffer würzen.
3. Bestreiche die Brotscheiben mit dem Frischkäse und verteile die Gurken- und Tomatenscheiben darüber.

Hinweis:

Dauer: 10 min (Brot bereits zubereitet und eingefroren)
Punkte (pro Portion): 9
Nährwerte (pro Portion): 534 kcal, 40 g KH, 29 g EW, 28 g FE

Mittagessen

PUTEN-CHILI

2 Portionen

ZUTATEN:

- 200 g Putenfilet
- 1 kleine Zwiebel
- 1 Knoblauchzehe
- 2 Paprika
- 1 Zucchini
- 1 kleine Chilischote
- 250 g Dosentomaten
- 1 EL Olivenöl
- 1 TL Paprikapulver
- 1 TL Currypulver
- Salz und Pfeffer zum Abschmecken

ZUBEREITUNG:

1. Schneide zunächst das Putenfilet in Würfel und brate diese mit der Hälfte des Olivenöls in einer Pfanne an. Würze es mit dem Currypulver, dem Salz und dem Pfeffer.
2. Anschließend schälst du die Zwiebel und den Knoblauch und gibst beides 3 Sekunden lang auf Stufe 5 in den Mixtopf.
3. Nun gibst du das restliche Olivenöl mit in den Mixtopf und dünstest die Zwiebel und den Knoblauch 3 Minuten lang im Varoma auf Stufe 3 an.
4. Danach entkernst du die Paprika und gibst diese, zusammen mit der Zucchini und der Chilischote, in groben Stücken für 4 Sekunden auf Stufe 4 in den Mixtopf.
5. Füge die Dosentomaten und die Gewürze hinzu und lass das Chili 10 Minuten lang bei 100 °C im Linkslauf auf Stufe 1 leicht köcheln.
6. Abschließend gibst du die Putenwürfel aus der Pfanne mit in den Mixtopf und vermengst alles 10 Sekunden lang im Linkslauf auf Stufe 3. Du kannst das Chili vor dem Servieren noch einmal mit den Gewürzen abschmecken.

Hinweis:

Dauer: 25 min
Punkte (pro Portion): 2
Nährwerte (pro Portion): 323 kcal, 24 g KH, 33 g EW, 10 g FE

Abendessen

ROSENKOHL-OMELETT

2 Portionen

ZUTATEN:

- 100 g Rosenkohl
- 1 l Wasser
- 30 g Gouda
- 2 Stängel Petersilie, frisch
- 4 Eier
- 1 Prise Muskat, frisch gerieben
- Salz und Pfeffer zum Abschmecken

ZUBEREITUNG:

1. Entferne die äußeren Blätter vom Rosenkohl. Würze ihn danach mit 1 TL Salz und verteile ihn ihm Garkörbchen.
2. Nun gibst du 500 ml Wasser in den Mixtopf, hängst das Garkörbchen ein und garst den Rosenkohl 15 Minuten lang bei 100 °C auf Stufe 2.
3. Leere dann den Mixtopf und gib den Gouda für 10 Sekunden auf Stufe 10 in den Mixtopf.
4. Danach gibst du die Petersilie, ohne Stiele, für 5 Sekunden auf Stufe 7 in den Mixtopf zum Gouda hinzu.
5. Füge die Eier, den Muskat, etwas Salz und Pfeffer hinzu und verquirle alles 5 Sekunden lang auf Stufe 4.
6. Schneide nun ein Backpapier so zurecht, dass es in den Varoma passt. Achte dabei darauf, dass es die Seitenschlitze nicht verdeckt.
7. Feuchte das Backpapier mit etwas Wasser an und lege es in den Varoma.
8. Nun gibst du erneut 500 ml Wasser in den Mixtopf und setzt den Varoma auf. Den zuvor gegarten Rosenkohl verteilst du auf dem Backpapier im Varoma.
9. Gib nun die Eiermasse über den Rosenkohl und lass das Omelett 15 Minuten lang im Varoma auf Stufe 1 garen.

Hinweis:

Dauer: 1 h (Zubereitungszeit 30 min)
Punkte (pro Portion): 2
Nährwerte (pro Portion): 294 kcal, 14 g KH, 22 g EW, 16 g FE

Snack

LOW-CARB-RAFFAELLO

16 Portionen

ZUTATEN:

Raffaello-Masse

- 50 g gemahlene Mandeln
- 250 g Magerquark
- 20 g Kokosflocken
- 25 g Eiweißpulver
- 1 Spritzer Süßstoff

Deko

- 16 ganze Mandeln
- Kokosflocken zum Wälzen

ZUBEREITUNG:

1. Gib alle Zutaten, bis auf die Zutaten für die Deko, in den Mixtopf und vermische sie 10 Sekunden lang auf Stufe 10.
2. Danach knetest du den Teig per Hand noch einmal durch, bis er eine gleichmäßige Masse ergibt, und formst 16 etwa gleichgroße Kugeln daraus.
3. Stecke in die Mitte jeweils eine ganze Mandel und wälze die Kugel abschließend in den Kokosflocken.
4. Stell die Kugeln für etwa vier Stunden im Kühlschrank kalt.
5. Für den heutigen Snack nimmst du 8 Kugeln und die übrigen 8 lässt du in einem Schälchen im Kühlschrank stehen.

Hinweis:

Dauer: 30 min
Punkte (pro Portion): 1
Nährwerte (pro Portion): 52 kcal, 1 g KH, 4 g EW, 3 g FE

TAG 6

Frühstück:	Zucchinipuffer
Mittagessen:	Ei im Spinatnest
Abendessen:	Blumenkohlpizza
Snack:	Erbsenmuffins

Frühstück

ZUCCHINIPUFFER

2 Portionen

ZUTATEN:

- 100 g Mandelmehl
- 1 TL Backpulver
- 3 Eier
- 75 ml Milch, fettarm
- 1 kleine Zucchini
- 1 kleine Paprika
- 1 EL gehackter Thymian
- Salz und Pfeffer zum Abschmecken
- Olivenöl zum Anbraten

ZUBEREITUNG:

1. Entkerne die Paprika und gib diese, zusammen mit der Zucchini, in groben Stücken für 15 Sekunden auf Stufe 3 in den Mixtopf.
2. Dann gibst du alle weiteren Zutaten, bis auf das Olivenöl, mit in den Mixtopf und vermengst den Teig 25 Sekunden lang im Linkslauf auf Stufe 3.
3. Erhitze nun das Olivenöl in einer Pfanne und brate den Teig als Puffer darin aus. Wende die Puffer zwischendrin, bis sie die gewünschte Bräune haben.

Hinweis:

Dauer: 20 min
Punkte (pro Portion): 7
Nährwerte (pro Portion): 352 kcal, 15 g KH, 37 g EW, 15 g FE

Mittagessen

EI IM SPINATNEST

2 Portionen

ZUTATEN:

- 50 g Gouda
- 40 g Butter
- 300 g Blattspinat
- 700 ml Wasser
- 4 Eier
- Salz und Pfeffer zum Abschmecken

ZUBEREITUNG:

1. Gib zunächst den Gouda für 4 Sekunden auf Stufe 5 in den Mixtopf und fülle den Käse anschließend für später in ein Schälchen.
2. Dann gibst du 30 g von der Butter, den Spinat und 1 Prise Salz für 10 Minuten im Linkslauf bei 100 °C auf Stufe 1 in den Mixtopf, um den Spinat zu dünsten. Den Messbecher setzt du dazu schräg ein. Fülle anschließend auch den Spinat für später in ein Schälchen.
3. Nun füllst du das Wasser in den Mixtopf und erwärmst es 6 Minuten lang bei 100 °C auf Stufe 1.
4. Zwischenzeitlich nimmst du vier Alu-Souffléförmchen und fettest diese mit Butter ein. Fülle den Spinat hinein und verteile den zerkleinerten Käse darauf.
5. Schlage nun in jedes Schälchen ein Ei auf und würze dieses mit Salz und Pfeffer. Die zubereiteten Förmchen stellst du nun nebeneinander in den Varoma.
6. Setze den Varoma auf und gare die Spinatnester 8 Minuten lang auf Stufe 1 im Varoma.

Hinweis:

Dauer: 35 min
Punkte (pro Portion): 9
Nährwerte (pro Portion): 388 kcal, 2 g KH, 16 g EW, 34 g FE

Abendessen

BLUMENKOHLPIZZA

2 Portionen

ZUTATEN:

Pizzateig

- 200 g Blumenkohl
- 100 g Gouda
- 1 Ei

- 1 TL gekörnte Gemüsebrühe
- 1 TL Pizzagewürz
- Salz und Pfeffer zum Abschmecken

Belag

- 200 ml passierte Tomaten
- 500 ml Wasser
- 250 g Champignons
- 100 g Schinkenscheiben
- 1 Mozzarella light

ZUBEREITUNG:

1. Gib zunächst den Käse 10 Sekunden lang auf Stufe 8 in den Mixtopf und fülle ihn für später in ein Schälchen um.
2. Danach gibst du den Blumenkohl in groben Stücken für 6 Sekunden auf Stufe 6 in den Mixtopf.
3. Fülle nun den Blumenkohl in den Varoma um, fülle 500 ml Wasser in den Mixtopf und setze den Varoma auf. Danach lässt du den Blumenkohl 20 Minuten lang im Varoma auf Stufe 1 garen.
4. Leere den Mixtopf und gib den gegarten Blumenkohl zusammen mit dem Käse, dem Ei, dem Salz, dem Pfeffer, der Gemüsebrühe und dem Pizzagewürz hinzu und verrühre alles 10 Sekunden lang auf Stufe 4.
5. Lege nun ein Backblech mit Backpapier aus und verteile den Blumenkohlteig darauf. Gib das Backblech nun zunächst 15 Minuten lang bei 230 °C Ober-/ Unterhitze in den Backofen.
6. Zwischenzeitlich kannst du den Belag zubereiten. Schneide hierfür die Champignons und den Mozzarella in Scheiben.
7. Nimm das Backblech zum Belegen wieder aus dem Ofen. Bestreiche den Teig mit den passierten Tomaten und würze die Soße mit etwas Salz und Pfeffer.
8. Belege die Pizza mit dem Schinken, den Champignons und abschließend mit dem Mozzarella.
9. Gib den Teig nun für 15 Minuten bei 230 °C Ober-/Unterhitze in den Backofen. Je nach Pizzadicke kann die Pizza schon schneller fertig sein. Wenn die Pizza vor Ablauf der Zeit gebräunt ist, kannst du sie bereits früher aus dem Backofen nehmen und auf 2 Tellern servieren.

Hinweis:

Dauer: 1 h 15 min (Zubereitungszeit 20 min)
Punkte (pro Portion): 8
Nährwerte (pro Portion): 445 kcal, 9 g KH, 46 g EW, 23 g FE

Snack

ERBSENMUFFINS

2 Portionen

ZUTATEN:

- Erbsenmuffins, bereits fertig

ZUBEREITUNG:

1. Nimm für den heutigen Snack die Muffins bereits am Vorabend aus der Tiefkühltruhe.
2. Vor dem Verzehr kannst du sie dann noch einmal bei 180 °C Ober-/Unterhitze im Backofen aufbacken. (Wenn du die Muffins mit zur Arbeit nehmen möchtest, kannst du sie morgens, während du frühstückst, einmal kurz aufbacken).

Hinweis:

Dauer: 5 min (Muffins bereits zubereitet und eingefroren)
Punkte (pro Portion): 1
Nährwerte (pro Portion): 96 kcal, 4 g KH, 7 g EW, 6 g FE

TAG 7

Frühstück:	Quarkbrötchen mit Reste-Aufschnitt
Mittagessen:	Bananen-Avocado-Milchshake
Abendessen:	Peking-Suppe
Snack:	Apfel-Quarkmuffins mit Zimt

Frühstück

QUARKBRÖTCHEN MIT RESTE-AUFSCHNITT

4 Portionen

ZUTATEN:

Brötchenteig

- 3 Eier
- 250 g Quark
- 100 g Mandeln
- 30 g Chiasamen
- 20 g Flohsamenschalen
- 10 g Kokosmehl
- 1 TL Salz
- 50 g Sonnenblumenkerne
- 1 Pck. Backpulver

Aufschnitt

- Reste von Woche 2 / Tag 5 aufbrauchen

ZUBEREITUNG:

1. Gib zunächst die Mandeln für 10 Sekunden auf Stufe 10 in den Mixtopf, um sie zu mahlen. Fülle sie anschließend für später in ein Schälchen um.
2. Nun gibst du die Eier, den Quark und das Salz für 8 Sekunden auf Stufe 4 in den Mixtopf.
3. Jetzt fügst du die restlichen Zutaten für den Teig in den Mixtopf und vermengst den Teig 10 Sekunden lang auf Stufe 4. Decke ihn ab und lass ihn an einem warmen Ort für 20 Minuten quellen.
4. Zwischenzeitlich kannst du den Backofen bereits auf 180 °C Ober-/Unterhitze vorheizen.
5. Forme aus dem fertigen Teig 4 gleichgroße Brötchen und lege diese auf ein Backblech, welches du zuvor mit Backpapier ausgelegt hast.
6. Gib das Backblech mit den Brötchen für 25 Minuten in den vorgeheizten Backofen.
7. Wenn die Brötchen fertig sind, lass sie kurz etwas abkühlen und belege sie mit dem restlichen Aufschnitt aus Woche 2 / Tag 5.

Hinweis:

Dauer: 1 h (Zubereitungszeit 15 min)
Punkte (pro Portion): 9
Nährwerte (pro Portion): 394 kcal, 9 g KH, 20 g EW, 30 g FE

Mittagessen

BANANEN-AVOCADO-MILCHSHAKE

2 Portionen

ZUTATEN:

- 1 Avocado
- 2 Bananen
- 500 ml Milch, fettarm

ZUBEREITUNG:

1. Schäle zunächst die Bananen und die Avocado und entferne den Kern der Avocado.
2. Dann gibst du sie in groben Stücken zusammen mit der Milch für 1 Minute auf Stufe 10 in den Mixtopf.
3. Verteile den Shake auf 2 Gläser und genieße ihn frisch.

Hinweis:

Dauer: 5 min
Punkte (pro Portion): 9
Nährwerte (pro Portion): 204 kcal, 10 g KH, 2 g EW, 17 g FE

Abendessen

PEKING-SUPPE

2 Portionen

ZUTATEN:

- 100 g Hähnchenbrustfilet
- 150 g TK-Chinagemüse
- 1 Ei
- 500 ml Hühnerbrühe
- 1 EL Olivenöl
- 1 EL Sojasoße
- ½ EL Essig
- ½ EL Speisestärke
- 20 ml Wasser
- Salz und Pfeffer zum Abschmecken

ZUBEREITUNG:

1. Schneide zunächst das Hähnchenbrustfilet in kleine Streifen und verteile diese im Varoma.
2. Füge das Olivenöl hinzu und dünste das Fleisch 3 Minuten lang auf Stufe 1 im Varoma an.
3. Nun gibst du die Hühnerbrühe, die Sojasoße, den Essig, das Salz und den Pfeffer zum Fleisch hinzu und lässt alles 15 Minuten lang auf Stufe 1 im Varoma garen.
4. 1 Minute vor Ende der Garzeit rührst du die Speisestärke mit dem Wasser zusammen und gibst die Flüssigkeit zur Suppe hinzu.
5. Verquirle das Ei und gib dieses abschließend über das laufende Messer zur Suppe hinzu.

Hinweis:

Dauer: 30 min
Punkte (pro Portion): 2
Nährwerte (pro Portion): 180 kcal, 5 g KH, 15 g EW, 11 g FE

Snack

APFEL-QUARKMUFFINS MIT ZIMT

2 Portionen

ZUTATEN:

- 1 Ei
- 1 Apfel
- 100 g Magerquark
- 50 g Mandelmehl
- 50 g Eiweißpulver
- 50 ml Milch
- ½ TL Backpulver
- 1 TL Zimt

ZUBEREITUNG:

1. Heize zunächst den Backofen auf 180 °C Ober-/Unterhitze vor.
2. Anschließend entkernst du den Apfel und schneidest ihn in kleine, feine Stücke.
3. Gib nun alle Zutaten, bis auf die Apfelstücke, für 2,5 Minuten im Knetmodus in den Mixtopf.
4. Nach 2 Minuten gibst du für die restlichen 30 Sekunden die Apfelstücke durch das Mixtopfloch mit zum Teig hinzu.
5. Fülle den fertigen Teig in Muffinförmchen, stelle die Muffins auf ein Backblech und gib dieses 20 Minuten lang in den vorgeheizten Backofen.

Hinweis:

Dauer: 30 min
Punkte (pro Portion): 4
Nährwerte (pro Portion): 291 kcal, 12 g KH, 44 g EW, 6 g FE

Ernährungsplan – Woche 3

TAG 1

Frühstück:	Kokos-Chia-Pudding mit Mango
Mittagessen:	Zwiebelkuchen
Abendessen:	Garnelen mit Gemüse
Snack:	Quark-Mousse au Chocolat

Frühstück

KOKOS-CHIA-PUDDING MIT MANGO

2 Portionen

ZUTATEN:

- 45 g Chiasamen
- 200 ml Kokosmilch
- 130 ml Milch
- 2 Mangos

ZUBEREITUNG:

1. Bereite den Pudding bereits am Vorabend zu. Schäle und entkerne dafür zunächst eine der zwei Mangos und gib diese in groben Stücken in den Mixtopf.
2. Nun fügst du die Chiasamen, die Kokosmilch und die Milch hinzu und vermengst alles 30 Sekunden lang auf Stufe 4 miteinander.
3. Fülle den Pudding in 2 Schälchen um und stell diese über Nacht in den Kühlschrank, damit die Chiasamen quellen können.
4. Am nächsten Tag nimmst du die Schälchen aus dem Kühlschrank.
5. Schäle, entkerne und viertel abschließend die zweite Mango und verteile die Mangowürfel auf die zwei Schälchen.

Hinweis:

Dauer: 10 min (mind. 4 h kaltstellen)
Punkte (pro Portion): 16
Nährwerte (pro Portion): 451 kcal, 30 g KH, 8 g EW, 32 g FE

Mittagessen

ZWIEBELKUCHEN

2 Portionen

ZUTATEN:

- 100 g Gouda light
- 4 Zwiebeln
- 1 Knoblauchzehe, optional
- 1 EL Butter oder Öl
- 400 g körniger Frischkäse
- 4 Eier
- 2 EL beliebige TK-Kräuter
- Salz und Pfeffer zum Abschmecken
- Oregano zu Bestreuen

ZUBEREITUNG:

1. Gib den Käse zunächst 10 Sekunden lang auf Stufe 8 in den Mixtopf und fülle ihn danach für später in ein Schälchen um.
2. Nun schälst und halbierst du die Zwiebeln und gibst diese 4 Sekunden lang auf Stufe 5 in den Mixtopf.
3. Füge die Butter hinzu und dünste die Zwiebelstücke 4 Minuten lang auf Stufe 1 im Varoma an.
4. Zwiebeln (und, wer mag, Knoblauch) in Stücken in den Mixtopf geben und 4 Sekunden auf Stufe 5 garen, nach unten schieben und etwas Butter oder Öl dazugeben, dann 4 Minuten mit Varoma auf Stufe 1 andünsten.
5. Körnigen Frischkäse, Eier, Salz, Pfeffer, Kräuter und gut die Hälfte des geriebenen Käses dazu geben. 10 Sekunden im Linkslauf auf Stufe 3 vermischen.
6. Masse in eine oder zwei Auflaufformen verteilen und mit dem restlichen geriebenen Käse bestreuen.
7. Anschließend, je nach Ofen, Auflaufform ca. 40 Minuten bei 180 °C im Backofen backen und anschließend mit Oregano bestreuen.

Hinweis:

Dauer: 1 h (Zubereitungszeit 20 min)
Punkte (pro Portion): 13
Nährwerte (pro Portion): 694 kcal, 30 g KH, 54 g EW, 38 g FE

Abendessen

GARNELEN MIT GEMÜSE

2 Portionen

ZUTATEN:

- 2 Zwiebeln
- 1 EL Öl
- 16 Garnelen
- 2 Tomaten
- 1 Zucchini
- 50 g Frischkäse
- 1 TL Currypulver
- 2 EL Soßenbinder
- 2 EL italienische TK-Kräuter
- Salz und Pfeffer zum Abschmecken

ZUBEREITUNG:

1. Schäle und halbiere die Zwiebeln und gib sie 4 Sekunden lang auf Stufe 5 in den Mixtopf.
2. Danach gibst du das Olivenöl hinzu und dünstest die Zwiebeln 3 Minuten lang auf Stufe 1 bei 100 °C an.
3. Zwischenzeitlich würfelst du die Tomaten und die Zucchini.
4. Gib danach die Garnelen und das Gemüse mit in den Mixtopf, würze alles mit dem Currypulver, dem Salz und dem Pfeffer und gare es 10 Minuten lang bei 98 °C im Linkslauf im Varoma.
5. Anschließend gibst du den Frischkäse, die TK-Kräuter und den Soßenbinder hinzu und erwärmst alles für weitere 5 Minuten im Linkslauf bei 98 °C.
6. Schmecke anschließend alles noch mit den Gewürzen ab und serviere es auf 2 Tellern.

Hinweis:

Dauer: 30 min
Punkte (pro Portion): 5
Nährwerte (pro Portion): 414 kcal, 31 g KH, 30 g EW, 18 g FE

Snack

QUARK-MOUSSE AU CHOCOLAT

2 Portionen

ZUTATEN:

- 50 g dunkle Schokolade, mindestens 70 %
- 200 ml Milch, 1,5 %
- 250 g Magerquark

ZUBEREITUNG:

1. Gib zunächst die Schokolade 5 Sekunden lang auf Stufe 6 in den Mixtopf.
2. Dann gibst du die Milch hinzu und lässt die Schokolade 3 Minuten lang bei
3. 50 °C auf Stufe 2 darin schmelzen.
4. Füge danach den Quark hinzu und vermenge die Mousse au Chocolat 20 Sekunden lang auf Stufe 6.
5. Fülle sie anschließend in 2 Schälchen und stelle diese für mindestens 1 Stunde im Kühlschrank kalt.

Hinweis:

Dauer: 1 h 10 min (Zubereitungszeit 10 min, 1 h kaltstellen)
Punkte (pro Portion): 11
Nährwerte (pro Portion): 268 kcal, 23 g KH, 20 g EW, 10 g FE

TAG 2

Frühstück:	Himbeer-Milchshake
Mittagessen:	Spargelauflauf mit Senfkruste
Abendessen:	Blumenkohlsuppe mit Krabben
Snack:	Haselnuss-Kekse

Frühstück

HIMBEER-MILCHSHAKE

2 Portionen

ZUTATEN:

- 250 g Himbeeren
- 550 ml Milch
- 2 TL Honig
- 100 ml Sahne

ZUBEREITUNG:

1. Gib alle Zutaten für 10 Sekunden auf Stufe 8 in den Mixtopf.
2. Anschließend verteilst du den Shake auf 2 Gläser und genießt ihn direkt. Frisch schmeckt er am besten.

Hinweis:

Dauer: 5 min
Punkte (pro Portion): 7
Nährwerte (pro Portion): 399 kcal, 23 g KH, 9 g EW, 28 g FE

Mittagessen

SPARGELAUFLAUF MIT SENFKRUSTE

2 Portionen

ZUTATEN:

- 500 ml Wasser
- 300 g Spargel
- 3 Eier
- 75 g Käse
- 2 EL Senf
- 50 g Frischkäse
- 100 g gekochter Schinken
- ½ TL Thymian
- Salz und Pfeffer zum Abschmecken

ZUBEREITUNG:

1. Koche zunächst die Eier und schrecke sie anschließend mit kaltem Wasser ab.
2. Lass sie erkalten und schneide sie anschließend in Scheiben.
3. Während die Eier kalt werden, kannst du bereits den Spargel schälen und in 3 cm lange Stücke schneiden, welche du im Varoma verteilst.
4. Fülle danach das Wasser und 1 TL Salz in den Mixtopf.
5. Setze den Varoma mit dem Spargel auf und gare den Spargel 20 Minuten lang auf Stufe 1.
6. Zwischenzeitlich würfelst du den Schinken.
7. Wenn der Spargel gar ist, schüttest du das Wasser wieder aus dem Mixtopf.
8. Gib nun den Käse in groben Stücken in den Mixtopf und zerkleinere ihn 4 Sekunden lang auf Stufe 7.
9. Du kannst nun bereits den Backofen auf 200 °C Ober-/Unterhitze vorheizen.
10. Dann gibst du den Frischkäse, den Senf, den Thymian und etwas Salz und Pfeffer zum Käse hinzu und vermengst alles 20 Sekunden lang im Linkslauf auf Stufe 4.
11. Nun nimmst du dir eine ausreichend große Auflaufform, gibst die gegarten Spargelstücke, die Eierscheiben und den gewürfelten Schinken hinein, vermengst alles miteinander und gibst die Käse-Senf-Soße darüber.
12. Abschließend gibst du den Auflauf für 25 Minuten in den vorgeheizten Backofen.

Hinweis:

Dauer: 1 h (Zubereitungszeit 30 min)
Punkte (pro Portion): 5
Nährwerte (pro Portion): 361 kcal, 7 g KH, 31 g EW, 22 g FE

Abendessen

BLUMENKOHLSUPPE MIT KRABBEN

4 Portionen

ZUTATEN:

Suppe:

- 1 Blumenkohl
- 3 kleine Karotten
- 1 Zwiebel
- 1 Knoblauchzehe
- 80 g Frischkäse
- 6 TL Olivenöl
- 1 TL Paprikapulver
- 750 ml Gemüsebrühe
- Salz und Pfeffer zum Abschmecken

Beilage:

- 100 g Krabben
- 2 EL Olivenöl

ZUBEREITUNG:

1. Schäle und halbiere zunächst die Zwiebel und den Knoblauch. Gib beides 5 Sekunden lang auf Stufe 8 in den Mixtopf.
2. Nun fügst du das Olivenöl hinzu und dünstest die Zwiebel 3 Minuten lang bei 100 °C im Linkslauf im Varoma an.
3. Zerteile danach den Blumenkohl in Röschen und schäle und halbiere die Karotten.
4. Gib den Blumenkohl und die Karotten, zusammen mit der Gemüsebrühe, für 15 Minuten auf Stufe 2 bei 100 °C in den Mixtopf und lass die Suppe leicht köcheln.
5. Anschließend fügst du den Frischkäse und das Paprikapulver hinzu und pürierst die Suppe stufenweise. Fange dabei mit Stufe 4 an und steigere langsam bis Stufe 8. Schmecke die Suppe noch mit dem Salz und dem Pfeffer ab.
6. Abschließend brätst du die Krabben zusammen mit dem Olivenöl in einer Pfanne an.
7. Serviere die Hälfte der Suppe auf 2 Tellern und garniere sie mit den Krabben. Die 2. Hälfte der Suppe frierst du ein.

Hinweis:

Dauer: 40 min (Zubereitungszeit 20 min)
Punkte (pro Portion): 4
Nährwerte (pro Portion): 353 kcal, 8 g KH, 10 g EW, 30 g FE

Snack

HASELNUSS-KEKSE

30 Portionen

ZUTATEN:

- 3 Eier
- 100 g Xylit
- 300 g gemahlene Haselnüsse

ZUBEREITUNG:

1. Heize den Backofen anfangs bereits auf 150 °C Ober-/Unterhitze vor.
2. Nun gibst du die Eier und den Xylit für 4 Minuten auf Stufe 4 in den Mixtopf.
3. Danach gibst du die gemahlenen Haselnüsse zu der Eiermasse hinzu und vermengst den Teig eine Minute lang auf Stufe 4.
4. Lege ein Backblech mit Backpapier aus und verteile darauf, mit Hilfe von 2 Teelöffeln, 30 etwa gleichgroße Teigkleckse.
5. Gib das Backblech für 25 Minuten in den vorgeheizten Backofen.
6. Abschließend nimmst du die Kekse aus dem Ofen und lässt sie auskühlen. 10 der Kekse sind der heutige Snack. Die restlichen 20 Kekse gibst du für später in eine Dose.

Hinweis:

Dauer: 40 min
Punkte (pro Portion): 3
Nährwerte (pro Portion): 77 kcal, 2 g KH, 2 g EW, 1 g FE

TAG 3

Frühstück:	Brötchen mit Frischkäse und Ei
Mittagessen:	Karottennudeln mit Bolognesesoße
Abendessen:	Gemüse-Käse-Puffer
Snack:	Apfel-Mandel-Muffins

Frühstück

BRÖTCHEN MIT FRISCHKÄSE UND EI

2 Portionen

ZUTATEN:

Brötchen

- Brötchen aufbacken

Belag

- 50 g Frischkäse
- ½ Gurke
- 2 Tomaten
- 2 hartgekochte Eier
- Salz und Pfeffer zum Abschmecken

ZUBEREITUNG:

1. Nimm die Brötchen am Vorabend aus der Tiefkühltruhe, um sie auftauen zu lassen. Morgens bäckst du sie 10 Minuten lang bei 180 °C Ober-/Unterhitze im Backofen auf.
2. Schneide zwischenzeitlich die Gurke, die Tomaten und die Eier in Scheiben und würze diese mit etwas Salz und Pfeffer.
3. Bestreiche die aufgebackenen Brötchen mit dem Frischkäse und belege sie abschließend mit den Gurken-, Tomaten- und Eierscheiben.

Hinweis:

Dauer: 10 min (Brötchen bereits zubereitet und eingefroren)
Punkte (pro Portion): 10
Nährwerte (pro Portion): 463 kcal, 12 g KH, 23 g EW, 34 g FE

Mittagessen

KAROTTENNUDELN MIT BOLOGNESESOSSE

2 Portionen

ZUTATEN:

Soße

- 2 EL Olivenöl
- 1 Zwiebel
- 1 Knoblauchzehe
- 1 Chilischote
- 200 g Hackfleisch, halb und halb
- 1 Bund Suppengrün (Karotte, Sellerie, Lauch)
- 100 ml Gemüsebrühe

- 1 Dose stückige Tomaten
- 2 Tomaten
- 2 EL Tomatenmark
- 2 TL Paprikapulver
- ½ TL Thymian
- Salz und Pfeffer zum Abschmecken

Karottennudeln

- 3 große Karotten
- 1 EL Olivenöl
- Salz und Pfeffer zum Abschmecken

ZUBEREITUNG:

1. Schäle und halbiere zunächst die Zwiebel und den Knoblauch und gib beides, zusammen mit der Chilischote, für 5 Sekunden auf Stufe 5 in den Mixtopf. Fülle die zerkleinerten Zutaten für später in ein Schälchen um.
2. Anschließend schälst du die Karotten und den Sellerie. Gib beides, zusammen mit dem Lauch, für 5 Sekunden auf Stufe 5 in den Mixtopf.
3. Nun gibst du die Zwiebel, den Knoblauch und die Chilischote zusammen mit dem Olivenöl in eine Pfanne und dünstest alles an, bis die Zwiebeln glasig werden.
4. Gib anschließend das Hackfleisch und das zerkleinerte Suppengrün hinzu und brate alles zusammen in der Pfanne an.
5. Wenn das Hackfleisch durch ist, gibst du den Inhalt der Pfanne in den Mixtopf.
6. Füge schließlich die Gemüsebrühe, das Tomatenmark und die Dosentomaten hinzu.
7. Die Tomaten würfelst du und gibst sie, zusammen mit dem Paprikapulver und dem Thymian, ebenfalls in den Mixtopf. Würze die Soße nun noch mit etwas Salz und Pfeffer und lass sie 60 Minuten lang bei 100 °C im Linkslauf auf Stufe 2 leicht köcheln. Du verwendest hierbei keinen Deckel und setzt den Gareinsatz als Spritzschutz ein.
8. Während die Soße kocht, wäschst du die Karotten und schälst sie mit einem Gemüseschäler der Länge nach zu dünnen Streifen.
9. Erhitze nun das Olivenöl in einer Pfanne und schwenke die Karottennudeln darin. Würze sie dabei mit etwas Salz und Pfeffer.
10. Wenn die Soße fertig ist, gibst du die Karottennudeln in den Mixtopf, vermengst sie mit der Soße und servierst sie auf 2 Tellern.

Hinweis:

Dauer: 1 h 30 min (Zubereitungszeit 30 min)
Punkte (pro Portion): 14
Nährwerte (pro Portion): 565 kcal, 47 g KH, 19 g EW, 32 g FE

Abendessen

GEMÜSE-KÄSE-PUFFER

2 Portionen

ZUTATEN:

- 2 mittelgroße Zucchini
- 2 Karotten
- 70 g Haferflocken
- 50 g Gouda light
- 2 Eier
- 1 TL gekörnte Gemüsebrühe
- Salz und Pfeffer zum Abschmecken

ZUBEREITUNG:

1. Gib alle Zutaten zusammen für 1 Minute auf Stufe 5 in den Mixtopf.
2. Dann legst du ein Backblech mit Backpapier aus und formst aus dem Teig 6 Gemüsepuffer, welche du auf dem Backpapier verteilst.
3. Gib das Backblech bei 180 °C Umluft für 25 Minuten in den Backofen.

Hinweis:

Dauer: 35 min
Punkte (pro Portion): 8
Nährwerte (pro Portion): 350 kcal, 32 g KH, 21 g EW, 15 g FE

Snack

APFEL-MANDEL-MUFFINS

6 Portionen

ZUTATEN:

Teig

- 2 Eier
- 100 g gemahlene Mandeln
- 50 g Butter
- 1 Fläschchen Vanille-Aroma

- 1 TL Zimt
- 4 TL Xylit
- 1 Pck. Backpulver

Apfelmasse

- 1 Apfel
- 1 EL Zitronensaft
- 1 TL Zimt
- 1 EL Xylit

ZUBEREITUNG:

1. Trenne die Eier und gib die Eiweiße in den Mixtopf.
2. Danach setzt du den Schmetterling ein und schlägst die Eiweiße 4 Minuten lang auf Stufe 4 steif. Fülle den Eischnee für später in ein Schälchen um und spüle den Mixtopf für die weitere Zubereitung einmal aus.
3. Nun gibst du die beiden Eigelbe, die gemahlenen Mandeln, die Butter, das Vanille-Aroma, den Zimt, das Backpulver und den Xylit für 30 Sekunden auf Stufe 4 in den Mixtopf.
4. Fülle die Eigelbmasse zum Eischnee und hebe sie vorsichtig mit einem Spatel unter. Decke den Teig ab und lasse ihn 15 Minuten lang ruhen.
5. Spüle nun erneut den Mixtopf sauber bevor du mit der weiteren Zubereitung fortfährst.
6. Schäle und entkerne nun die Äpfel und gib sie 4 Sekunden lang auf Stufe 8 in den Mixtopf.
7. Füge den Zitronensaft, den Zimt und den Xylit hinzu und vermenge alles 30 Sekunden lang auf Stufe 4.
8. Gib die Apfelmasse mit zum Teig hinzu, wenn dieser 15 Minuten lang geruht hat, und vermenge alles vorsichtig miteinander.
9. Teile den Teig auf 6 Muffin-Förmchen auf, verteile diese auf einem Backblech und backe die Muffins 25 Minuten lang bei 160 °C Ober-/Unterhitze.
10. Nach der Backzeit lässt du die Muffins abkühlen. 2 Muffins sind für den heutigen Snack vorgesehen und die restlichen 4 Muffins frierst du ein.

Hinweis:

Dauer: 1 h (Zubereitung 25 min)
Punkte (pro Portion): 3
Nährwerte (pro Portion): 651 kcal, 23 g KH, 16 g EW, 53 g FE

TAG 4

Frühstück:	Eiweißbrot ohne Nüsse mit Reste-Aufschnitt
Mittagessen:	Gemüseeintopf
Abendessen:	Eiersalat mit Spargel
Snack:	Kokoskuchen

Frühstück

EIWEISSBROT OHNE NÜSSE MIT RESTE-AUFSCHNITT

2 Portionen

ZUTATEN:

Brot

- Brot aufbacken

Aufschnitt

- 50 g Butter
- 100 g Gouda light
- ½ Gurke
- Salz und Pfeffer zum Abschmecken

ZUBEREITUNG:

1. Nimm bereits am Vorabend den Rest von dem eingefrorenen Brot aus der Tiefkühltruhe und backe es vor dem Essen auf.
2. Währenddessen kannst du die Gurke in Scheiben schneiden.
3. Bestreiche die Brotscheiben mit der Butter und belege sie mit dem Gouda, welchen du zuvor in Scheiben schneidest. Lege abschließend die Gurkenscheiben darüber und würze diese mit etwas Salz und Pfeffer.

Hinweis:

Dauer: 10 min (Brot bereits zubereitet und eingefroren)
Punkte (pro Portion): 17
Nährwerte (pro Portion): 750 kcal, 36 g KH, 49 g EW, 49 g FE

Mittagessen

GEMÜSEEINTOPF

4 Portionen

ZUTATEN:

- 40 g Butter
- 1 große Zwiebel
- 4 große Karotten
- 1 Kohlrabi
- 1 Bund Suppengrün (Karotte, Lauch, Sellerie, Petersilie)
- 800 ml Wasser
- 2 Würste
- 4 TL gekörnte Gemüsebrühe
- 1 TL Paprikapulver
- 1 Msp. Muskat
- Salz und Pfeffer zum Abschmecken

ZUBEREITUNG:

1. Schäle die Zwiebel, den Kohlrabi, den Sellerie und eine Karotte. Schneide alles, zusammen mit dem Lauch und der Petersilie, grob in Stücke und gib diese 8 Sekunden lang auf Stufe 5 in den Mixtopf.
2. Gib nun die Butter hinzu und dünste das zerkleinerte Gemüse 3 Minuten lang im Varoma auf Stufe 1 an. Dann füllst du alles für später in ein Schälchen um.
3. Anschließend schälst du die restlichen Karotten und gibst diese in groben Stücken für 6 Sekunden auf Stufe 4 in den Mixtopf.
4. Danach gibst du das Wasser und die Gemüsebrühe mit in den Mixtopf und verschließt diesen.
5. Verteile das zuvor angedünstete Gemüse und die Würste im Varoma-Aufsatz. Würze das Ganze mit Salz, Pfeffer und Muskat, setze den Varoma auf und lass alles 45 Minuten lang im Varoma auf Stufe 1 garen.
6. Fülle nun alles zusammen in eine große Schüssel und vermenge es miteinander.
7. Verteile die Hälfte der Suppe, inklusive beider Würste, auf 2 Teller und friere die zweite Hälfte der Suppe ein.

Hinweis:

Dauer: 1 h 15 min (Zubereitungszeit 25 min)
Punkte (pro Portion): 7
Nährwerte (pro Portion): 254 kcal, 13 g KH, 9 g EW, 18 g FE

Abendessen

EIERSALAT MIT SPARGEL

2 Portionen

ZUTATEN:

- 5 Eier
- 2 EL Naturjoghurt
- 1 kleines Glas Spargel
- 10 Cherrytomaten
- 600 ml Wasser
- 2 TL Senf
- 1 TL Pfeffer
- 2 TL Currypulver
- Salz zum Abschmecken

ZUBEREITUNG:

1. Gib den Senf, den Joghurt, das Salz, den Pfeffer und das Currypulver für 6 Sekunden auf Stufe 7 in den Mixtopf.
2. Fülle das Dressing für später in ein Schälchen um.
3. Anschließend gibst du die Eier und das Wasser 14 Minuten lang bei 100 °C auf Stufe 1 in den Garkorb.
4. Nimm den Garkorb im Anschluss wieder heraus und stelle ihn zum Abkühlen der Eier an die Seite.
5. Gieße nun den Spargel ab und schneide ihn in mundgerechte Stücke. Gib diese in eine Salatschüssel.
6. Danach halbierst du die Cocktailtomaten und gibst diese zum Spargel.
7. Die abgekühlten Eier schälst du und schneidest sie in Scheiben.
8. Gib die Eierscheiben, zusammen mit dem Dressing, in die Salatschüssel und vermenge alles miteinander.

Hinweis:

Dauer: 30 min
Punkte (pro Portion): 0
Nährwerte (pro Portion): 254 kcal, 13 g KH, 17 g EW, 14 g FE

Snack

KOKOSKUCHEN

2 Portionen

ZUTATEN:

- Kuchen auftauen lassen

ZUBEREITUNG:

1. Nimm bereits am Vorabend die Hälfte von dem eingefrorenen Kuchen aus der Tiefkühltruhe, damit er auftauen kann.
2. Vor dem Essen kannst du ihn noch einmal im Backofen aufbacken.

Hinweis:

Dauer: 5 min (Kuchen bereits zubereitet und eingefroren)
Punkte (pro Portion): 6
Nährwerte (pro Portion): 145 kcal, 8 g KH, 3 g EW, 11 g FE

TAG 5

Frühstück:	Käsemuffins mit Schinkenwürfeln
Mittagessen:	Hähnchen-Paprika-Gemüse
Abendessen:	Gemüse-Püree
Snack:	Gefüllte Eier

Frühstück

KÄSE-MUFFINS MIT SCHINKENWÜRFELN

6 Portionen

ZUTATEN:

- 150 g Gouda
- 2 Eier
- 30 g gemahlene Mandeln
- 50 g Speckwürfel
- Salz zum Abschmecken

ZUBEREITUNG:

1. Bevor du mit den Muffins anfängst, heize den Backofen auf 180 °C Ober-/Unterhitze vor.
2. Anschließend gibst du den Gouda 5 Sekunden lang auf Stufe 5 in den Mixtopf.
3. Gib die restlichen Zutaten hinzu und vermenge alles 6 Sekunden lang auf Stufe 3,5.
4. Schmecke den Teig nun noch mit etwas Salz ab und lasse ihn anschließend 5 Minuten lang quellen.
5. Danach verteilst du den Teig auf 6 Muffin-Förmchen. Stelle die Muffinförmchen auf ein Backblech und gib dieses 25 Minuten lang in den vorgeheizten Backofen.
6. Vier der Muffins sind für das heutige Frühstück und die zwei weiteren Muffins frierst du ein.

Hinweis:

Dauer: 35 min
Punkte (pro Portion): 4
Nährwerte (pro Portion): 169 kcal, 1 g KH, 11 g EW, 13 g FE

Mittagessen

HÄHNCHEN-PAPRIKA-GEMÜSERIPT:;

2 Portionen

ZUTATEN:

Hähnchen-Paprika-Gemüse

- 3,5 Paprika
- 2 Hähnchenbrustfilets
- 1 EL Olivenöl
- 1 EL Sojasoße

- 1 TL Paprikapulver
- 1 TL gekörnte Gemüsebrühe
- Salz zum Abschmecken
- 500 ml Wasser

Soße

- 1 Zwiebel
- 1 Knoblauchzehe
- 2 EL Olivenöl
- 1 EL Frischkäse

- 2 EL Sojasoße
- 1 TL Mehl
- ½ TL Majoran
- Salz und Pfeffer zum Abschmecken

ZUBEREITUNG:

1. Entkerne zunächst die Paprika und schneide sie in Streifen, die du danach im Varoma verteilst.
2. Anschließend schneidest du die Hähnchenbrustfilets in Streifen. Gib die Hähnchenstreifen zusammen mit dem Olivenöl, der Sojasoße und den Gewürzen für das Hähnchen-Paprika-Gemüse in eine Schüssel und vermische alles gut miteinander.
3. Nun verteilst du die Hähnchenstreifen auf dem Einlegeboden des Varomas.
4. Gib das Wasser zusammen mit der Gemüsebrühe in den Mixtopf, setze den Varoma auf und gare alles 22 Minuten lang im Varoma auf Stufe 1.
5. Anschließend stellst du den Varoma zur Seite. Gieße die Garflüssigkeit weg und fange 100 ml davon auf.
6. Für die Soße schäle zunächst die Zwiebel und den Knoblauch und gib beides 5 Sekunden lang auf Stufe 5 in den Mixtopf.
7. Füge das Olivenöl hinzu und dünste alles 3 Minuten lang auf Stufe 2 im Varoma.
8. Anschließend gibst du die restlichen Zutaten für die Soße hinzu und lässt die Soße 4 Minuten lang bei 100 °C auf Stufe 3 leicht köcheln.
9. Verteile das Paprikagemüse und das Hähnchenfleisch auf zwei Teller und gib abschließend die Soße darüber.

Hinweis:

Dauer: 45 min (Zubereitungszeit 25 min)
Punkte (pro Portion): 7

Nährwerte (pro Portion): 479 kcal, 21 g KH, 37 g EW, 26 g FE

Abendessen

GEMÜSE-PÜREE

2 Portionen

ZUTATEN:

- 1 kleiner Knollensellerie
- 1 Rote Beete
- 1 kleiner Blumenkohl
- 15 g Butter
- 1 TL gekörnte Gemüsebrühe
- 1 Msp. Muskat
- Salz und Pfeffer zum Abschmecken

ZUBEREITUNG:

1. Entferne zunächst die Blätter vom Blumenkohl, zerteile diesen in grobe Röschen und gib diese 4 Sekunden lang auf Stufe 6 in den Mixtopf. Fülle den zerkleinerten Blumenkohl in den Varoma um.
2. Anschließend schälst du den Knollensellerie und die Rote Beete. Gib beides für 4 Sekunden auf Stufe 6 in den Mixtopf.
3. Füge die Butter und die Gemüsebrühe hinzu, schließe den Mixtopf und setze den Varoma auf.
4. Dünste alles 20 Minuten lang auf Stufe 1 im Varoma.
5. Nimm den Varoma herunter und gib den Muskat zum Sellerie und zur Roten Beete.
6. Nun setzt du den Messerbecher ein und pürierst alles 1 Minute lang im Linkslauf auf Stufe 8.
7. Abschließend schmeckst du das Essen noch mit etwas Salz und Pfeffer ab und verteilst es auf 2 Teller.

Hinweis:

Dauer: 45 min (Zubereitungszeit 20 min)
Punkte (pro Portion): 3
Nährwerte (pro Portion): 182 kcal, 18 g KH, 10 g EW, 8 g FE

Snack

GEFÜLLTE EIER

2 Portionen

ZUTATEN:

- 4 Eier
- 600 ml Wasser
- 2 EL Kapern
- 1 rote Paprika
- 1 Tomate
- 1 Frühlingszwiebel
- 20 g Frischkäse
- 2 TL Senf
- 100 g Kochschinken
- Salz und Pfeffer zum Abschmecken

ZUBEREITUNG:

1. Gib anfangs die Eier und das Wasser 14 Minuten lang auf Stufe 1 in den Varoma.
2. Nimm den Garkorb im Anschluss wieder heraus und stelle ihn zum Abkühlen der Eier zur Seite.
3. Entkerne die Paprika und gib sie 6 Sekunden lang auf Stufe 6 in den Mixtopf.
4. Danach gibst du die Kapern, den Frischkäse und den Senf zur Paprika und vermengst alles 1 Minute lang auf Stufe 2.
5. Entferne den Strunk der Tomate und schneide diese in kleine Stücke.
6. Gib die Tomatenstücke mit in den Mixtopf und vermenge alles erneut 2 Minuten lang auf Stufe 2. Schmecke die Füllung mit etwas Salz und Pfeffer ab.
7. Nun schneidest du den Kochschinken in kleine Stücke und die Frühlingszwiebel in dünne Ringe.
8. Schäle die Eier und halbiere sie. Entferne das Eigelb und gib dieses zusammen mit dem Schinken und den Frühlingszwiebeln mit in den Mixtopf und vermenge die Füllung 3 Minuten lang auf Stufe 1.
9. Abschließend füllst du die Eierhälften mit der Füllung und gibst etwas Pfeffer darüber.

Hinweis:

Dauer: 30 min
Punkte (pro Portion): 1
Nährwerte (pro Portion): 267 kcal, 10 g KH, 22 g EW, 15 g FE

TAG 6

Frühstück:	Magerquark Power
Mittagessen:	Spinatrolle mit Käse und Schinken
Abendessen:	Schnitzel mit Zucchini-Feta-Haube
Snack:	Erbsenmuffins

368 | ABNEHMEN AUF KNOPFDRUCK KOMPLETTSET

Frühstück

2 Portionen

ZUTATEN:

- 300 g gefrorene Himbeeren
- 400 g Magerquark, 20 %
- 1 TL Zimt
- 1 EL Xylit
- 50 ml Wasser

ZUBEREITUNG:

1. Gib alle Zutaten für 3 Minuten auf Stufe 6 in den Mixtopf und verteile den Quark anschließend auf 2 Schälchen. Frisch schmeckt der Quark am besten.

Hinweis:

Dauer: 5 min
Punkte (pro Portion): 4
Nährwerte (pro Portion): 215 kcal, 23 g KH, 26 g EW, 2 g FE

Mittagessen

SPINATROLLE MIT KÄSE UND SCHINKEN

2 Portionen

ZUTATEN:

Spinatrolle

- 250 g TK-Spinat, aufgetaut
- 4 Eier
- 100 g Gouda light
- Salz und Pfeffer zum Abschmecken

Belag

- 4 Scheiben Schinken
- 100 g Frischkäse

ZUBEREITUNG:

1. Heize anfangs den Backofen auf 200 °C Ober-/Unterhitze vor.
2. Danach gibst du den Gouda 7 Sekunden lang auf Stufe 6 in den Mixtopf. Fülle den zerkleinerten Gouda für später in ein Schälchen um.
3. Nun gibst du den Spinat, welchen du zuvor aufgetaut hast, in den Mixtopf. Lass den Spinat und die Eier 25 Sekunden lang auf Stufe 4 schaumig schlagen.
4. Zwischenzeitlich kannst du bereits ein Backblech mit Backpapier auslegen. Verteile anschließend die Eier-Spinatmasse auf dem Backpapier.
5. Streue den geriebenen Gouda über die Masse und gib das Backblech 15 Minuten lang in den vorgeheizten Backofen.
6. Lass den Teig anschließend etwas abkühlen.
7. Danach bestreichst du ihn mit dem Frischkäse, würzt ihn noch einmal mit etwas Salz und Pfeffer und legst die Schinkenscheiben auf den Frischkäse.
8. Rolle den Teig von der einen Seite her auf, befestige ihn mit Zahnstochern und teile ihn in 2 Portionen auf.

Hinweis:

Dauer: 35 min
Punkte (pro Portion): 6
Nährwerte (pro Portion): 677 kcal, 11 g KH, 51 g EW, 46 g FE

Abendessen

SCHNITZEL MIT ZUCCHINI-FETA-HAUBE

2 Portionen

ZUTATEN:

- 2 Schweineschnitzel
- 2 mittelgroße Zucchini
- 1 EL Öl
- 150 g Frischkäse
- Salz und Pfeffer zum Abschmecken

ZUBEREITUNG:

1. Heize den Backofen auf 200 °C Ober-/Unterhitze vor.
2. Danach erhitzt du das Olivenöl in einer Pfanne und brätst die Schnitzel darin an. Brate sie von jeder Seite 3 Minuten lang an und würze sie anschließend mit Salz und Pfeffer.
3. Lege die Schnitzel nebeneinander in eine Auflaufform.
4. Gib nun die Zucchini in groben Stücken 10 Sekunden lang auf Stufe 5 in den Mixtopf.
5. Nun gibst du den Frischkäse hinzu und vermengst alles 10 Sekunden lang im Linkslauf auf Stufe 5.
6. Verteile die Zucchini-Frischkäsemasse auf den Schnitzeln und gib die Auflaufform für 30 Minuten in den vorgeheizten Backofen.

Hinweis:

Dauer: 45 min (Zubereitungszeit 15 min)
Punkte (pro Portion): 5
Nährwerte (pro Portion): 503 kcal, 6 g KH, 35 g EW, 36 g FE

Snack

ERBSENMUFFINS

2 Portionen

ZUTATEN:

- Erbsenmuffins, bereits fertig

ZUBEREITUNG:

1. Nimm für den heutigen Snack die Muffins bereits am Vorabend aus der Tiefkühltruhe.
2. Vor dem Verzehr kannst du sie dann noch einmal bei 180 °C Ober-/Unterhitze im Backofen aufbacken.

Hinweis:

Dauer: 5 min (Muffins bereits zubereitet und eingefroren)
Punkte (pro Portion): 1
Nährwerte (pro Portion): 96 kcal, 4 g KH, 7 g EW, 6 g FE

TAG 7

Frühstück:	Frühstücks-Omelett
Mittagessen:	Gemüsenudeln
Abendessen:	Garnelen-Curry-Suppe
Snack:	Zwetschgenkuchen

Frühstück

FRÜHSTÜCKS-OMELETT

2 Portionen

ZUTATEN:

- 4 Eier
- 100 g Feta
- 1 Bund Petersilie
- 1 Paprika
- 1 kleine Zwiebel
- 8 Cherrytomaten
- 1 Packung Bacon
- 500 ml Wasser
- Salz und Pfeffer zum Abschmecken

ZUBEREITUNG:

1. Schäle zunächst die Zwiebel und entkerne die Paprika. Gib beides in groben Stücken 3 Sekunden lang in den Mixtopf auf Stufe 4,5. Fülle das zerkleinerte Gemüse anschließend in ein Schälchen um.
2. Halbiere die Cherrytomaten.
3. Gib nun 50 g Feta 5 Sekunden lang auf Stufe 8 in den Mixtopf.
4. Gib die Eier und etwas Salz hinzu und vermenge alles 15 Sekunden lang auf Stufe 4.
5. Lege nun den Varoma-Einlegeboden mit Backpapier aus und verteile die Bacon-Scheiben darauf.
6. Verteile die Zwiebel- und die Paprikastücke auf dem Bacon, lege darauf die Tomaten und gieße abschließend die Eiermasse darüber.
7. Fülle nun das Wasser in den Mixtopf, verschließe den Mixtopf und setze den Varoma darauf. Gare das Omelett 25 Minuten lang mit Heizstufe im Varoma.
8. Zwischenzeitlich hackst du die Petersilie.
9. Verteile das fertige Omelett auf 2 Teller und streue 50 g zerbröselten Feta über das Omelett.
10. Abschließend verteilst du die Petersilie darüber und würzt alles nochmal mit etwas Salz und Pfeffer.

Hinweis:

Dauer: 45 min (Zubereitungszeit 20 min)
Punkte (pro Portion): 9
Nährwerte (pro Portion): 453 kcal, 13 g KH, 26 g EW, 31 g FE

Mittagessen

ZUCCHININUDELN MIT SPINAT-FETA-PESTO

2 Portionen

ZUTATEN:

Zucchininudeln

- 3 Zucchini
- 700 ml Wasser

Soße

- 1 Knoblauchzehe
- 125 g Spinatblätter
- 150 g Feta
- 2 EL Rapsöl
- Salz und Pfeffer zum Abschmecken

ZUBEREITUNG:

1. Schäle die Knoblauchzehe und gib sie 8 Sekunden lang auf Stufe 8 in den Mixtopf.
2. Anschließend gibst du die Spinatblätter und 100 g Feta für 5 Sekunden auf Stufe 8 mit in den Mixtopf.
3. Füge nun das Rapsöl hinzu und vermenge alles 10 Sekunden lang auf Stufe 5. Fülle das Pesto für später in ein Schälchen um und spüle den Mixtopf danach aus.
4. Mit Hilfe eines Spiralschneiders schneidest du die Zucchini zu Zucchininudeln. Gib die Zucchininudeln in den Varoma.
5. Danach füllst du das Wasser in den Mixtopf, setzt den Varoma auf und dünstest die Zucchininudeln 12 Minuten lang auf Stufe 1 im Varoma.
6. Verteile anschließend die Nudeln auf 2 Teller und gib das Pesto darüber. Verteile nun noch die restlichen 50 g Feta über das Essen und würze es abschließend mit etwas Salz und Pfeffer.

Hinweis:

Dauer: 30 min
Punkte (pro Portion): 2
Nährwerte (pro Portion): 298 kcal, 9 g KH, 14 g EW, 22 g FE

Abendessen

GARNELEN-CURRY-SUPPE

2 Portionen

ZUTATEN:

- 1 Paprika
- 1 mittelgroße Zucchini
- 125 g Cherrytomaten
- 1 Frühlingszwiebel
- 150 g TK-Garnelen
- 1 TL Sesamöl
- 1 TL rote Currypaste
- 1 TL Zitronengraspaste
- 1 EL Limettensaft
- 160 ml Kokosmilch
- 150 ml Wasser
- Salz und Pfeffer zum Abschmecken

ZUBEREITUNG:

1. Gib das Sesamöl, die Currypaste und die Zitronengraspaste für 5 Sekunden auf Stufe 5 in den Mixtopf und dünste die Zutaten danach 2 Minuten lang auf Stufe 1 im Varoma.
2. Füge nun die Kokosmilch und das Wasser hinzu und lass die Soße 4 Minuten lang bei 100 °C auf Stufe 1 aufkochen. Setze dafür den Messbecher ein.
3. Zwischenzeitlich entkernst du die Paprika und schneidest diese in kleine Stücke. Die Zucchini halbierst du längs und schneidest sie in Scheiben.
4. Gib die Paprika und die Zucchini, zusammen mit den Garnelen, 4 Minuten lang bei 90 °C auf Stufe 0,5 in den Mixtopf und lass die Suppe leicht köcheln. Auch hierbei setzt du wieder den Messbecher ein.
5. Halbiere in der Zwischenzeit die Tomaten und schneide die Frühlingszwiebel in Ringe. Gib beides, zusammen mit dem Limettensaft, für 4 Minuten bei 90 °C in den eingesetzten Messerbecher, im Linkslauf auf Stufe 0,5.
6. Abschließend schmeckst du die Suppe noch mit etwas Salz und Pfeffer ab und servierst sie in 2 tiefen Tellern.

Hinweis:

Dauer: 25 min
Punkte (pro Portion): 8
Nährwerte (pro Portion): 447 kcal, 17 g KH, 20 g EW, 32 g FE

Snack

ZWETSCHGENKUCHEN

4 Portionen

ZUTATEN:

- 350 g Zwetschgen
- 250 g Magerquark
- 100 g gemahlene Mandeln
- 50 g Proteinpulver Vanille
- 40 g Xylit
- ½ Pck. Backpulver
- 1 Ei
- 2 TL Zimt

ZUBEREITUNG:

1. Heize den Backofen auf 180 °C Ober-/Unterhitze vor.
2. Anschließend gibst du das Ei, den Xylit und den Magerquark 15 Sekunden lang auf Stufe 5 in den Mixtopf.
3. Vermische danach die trockenen Zutaten in einer Schale und gib sie mit zu der Eier-Quark-Masse in den Mixtopf. Vermenge alles 15 Sekunden lang auf Stufe 5.
4. Nun legst du den Boden deiner Springform mit Backpapier aus und füllst den fertigen Kuchenteig hinein. Streiche ihn abschließend noch etwas glatt.
5. Entferne nun die Kerne der Zwetschgen und halbiere sie.
6. Lege die Zwetschgen mit der Schnittfläche nach oben kreisförmig, von außen beginnend, auf den Teig in der Springform.
7. Gib den zubereiteten Kuchen nun für 60 Minuten in den vorgeheizten Backofen.
8. Abschließend streust du den Zimt über den Kuchen.
9. Teile den Kuchen nun auf 2 Hälften auf. Die eine Hälfte ist für den heutigen Snack und die zweite Hälfte frierst du ein, sobald der Kuchen abgekühlt ist.

Hinweis:

Dauer: 1 h 30 min (Zubereitungszeit 30 min)
Punkte (pro Portion): 13
Nährwerte (pro Portion): 636 kcal, 35 g KH, 50 g EW, 31 g FE

Ernährungsplan – Woche 4

TAG 1

Frühstück:	Powerfrühstück mit Obst
Mittagessen:	Kohlrabi-Karotten-Gemüse
Abendessen:	Käse-Paprika-Hähnchen
Snack:	Kidneybohnen-Brownies

Frühstück

POWERFRÜHSTÜCK MIT OBST

2 Portionen

ZUTATEN:

- 1 EL Chiasamen
- 1 EL Leinsamen
- 35 g Mandeln
- 250 g Naturjoghurt, fettarm
- 2 TL Leinöl
- 1 Apfel
- 1 Banane
- 1 Orange

ZUBEREITUNG:

1. Gib zunächst die Chiasamen und die Leinsamen 7 Sekunden lang auf Stufe 8 in den Mixtopf, um sie zu schroten.
2. Nun gibst du die Mandeln für 5 Sekunden auf Stufe 6 hinzu.
3. Anschließend gibst du den Naturjoghurt und das Leinöl hinzu und vermengst alles 30 Sekunden lang auf Stufe 2,5.
4. Verteile den Joghurt auf 2 Schälchen und bereite anschließend das Obst zu.
5. Hierfür entkernst du den Apfel und schneidest ihn in kleine Stücke. Die Banane schälst du und schneidest sie in Scheiben. Die Orange schälst du ebenfalls und schneidest sie, wie den Apfel, in kleine Stücke.
6. Verteile das Obst abschließend über dem Joghurt.

Hinweis:

Dauer: 15 min
Punkte (pro Portion): 6
Nährwerte (pro Portion): 361 kcal, 30 g KH, 12 g EW, 20 g FE
https://www.rezeptwelt.de/grundrezepte-rezepte/powerfruehstueck-mit-chia-low-carb-vegan/wykmg1dt-e7ec3-128439-cfcd2-uhbsphu9

Mittagessen

KOHLRABI-KAROTTEN-GEMÜSE

2 Portionen

ZUTATEN:

Gemüse

- 3 mittelgroße Karotten
- 1 großer Kohlrabi
- 1 l Gemüsebrühe

Soße

- 1 Zwiebel
- 20 g Butter
- ½ TL Johannisbrotkernmehl
- 50 ml kaltes Wasser
- 200 ml Sahne

- 1 Bund Petersilie
- 2 TL Paprikapulver
- ½ TL Chilipulver
- 1 Prise Muskat
- Salz und Pfeffer zum Abschmecken

ZUBEREITUNG:

1. Schäle zunächst die Karotten und schneide sie in dicke Scheiben.
2. Nun schälst du den Kohlrabi und schneidest diesen in Würfel.
3. Danach gibst du 500 ml Gemüsebrühe in den Mixtopf, setzt den Gareinsatz ein und verteilst die Karotten darin. Gare die Karotten 15 Minuten lang bei 100 °C auf Stufe 1 im Varoma.
4. Fülle die Karotten für später in eine Schüssel um und gib die restlichen 500 ml der Gemüsebrühe in den Mixtopf.
5. Hänge den Gareinsatz wieder ein und verteile die Kohlrabiwürfel darin. Lass diese 20 Minuten lang bei 100 °C im Varoma auf Stufe 1 garen.
6. Für die Soße fängst du, für die spätere Zubereitung, 500 ml der Gemüsebrühe in einem Glas auf.
7. Schäle und halbiere danach die Zwiebel und gib diese 4 Sekunden lang auf Stufe 5 in den Mixtopf.
8. Danach verrührst du das Johannisbrotkernmehl mit dem kalten Wasser.
9. Gib nun die Butter zur Zwiebel hinzu und dünste die Zwiebel 3,5 Minuten lang bei 100 °C auf Stufe 1 an.
10. Fülle die aufgefangene Gemüsebrühe mit in den Mixtopf. Füge nun die Sahne und das Johannisbrotkernmehl-Wasser hinzu. Lass die Soße 10 Minuten lang bei 100 °C im Varoma auf Stufe 3 aufkochen.
11. Zwischenzeitlich kannst du die Petersilie fein hacken.
12. Gib anschließend das Paprikapulver, das Chilipulver und den Muskat hinzu und schmecke die Soße mit etwas Salz und Pfeffer ab. Vermische sie nun noch einmal 3 Sekunden lang auf Stufe 3.

13. Nun gibst du die gegarten Karottenscheiben, die gegarten Kohlrabiwürfel und die Petersilie zur Soße hinzu. Vermenge abschließend alles vorsichtig 10 Minuten lang bei 50 °C im Linkslauf, so dass das Gemüse den Geschmack der Soße aufnehmen kann, und serviere es in 2 tiefen Tellern.

Hinweis:

Dauer: 1 h 30 min (Zubereitungszeit 30 min)
Punkte (pro Portion): 18
Nährwerte (pro Portion): 447 kcal, 23 g KH, 7 g EW, 35 g FE

Abendessen

KÄSE-PAPRIKA-HÄHNCHEN

2 Portionen

ZUTATEN:

Käse-Paprika-Hähnchen

- 2 Paprika
- 2 Hähnchenbrustfilets
- 1 TL Thymianpulver
- 100 g Gouda light
- Salz zum Abschmecken

Marinade

- 50 g Gouda light
- 1 EL Olivenöl
- 1 TL Knoblauchpulver
- 1 TL Paprikapulver
- Salz und Pfeffer zum Abschmecken

ZUBEREITUNG:

1. Heize den Ofen auf 200 °C Ober-/Unterhitze vor.
2. Entkerne und halbiere die Paprika.
3. Lege ein Backblech mit Backpapier aus und verteile die Paprikahälften mit der Öffnung nach oben darauf.
4. Nun gibst du 50 g Gouda für die Marinade in groben Stücken 5 Sekunden lang auf Stufe 8 in den Mixtopf.
5. Gib den zerkleinerten Gouda zusammen mit dem Knoblauchpulver, dem Paprikapulver und dem Olivenöl in eine Schüssel. Rühre die Marinade gründlich um und schmecke sie mit etwas Salz und Pfeffer ab.
6. Halbiere nun die Hähnchenbrustfilets und gib sie zusammen mit dem Thymian, dem Salz und 100 g Gouda 6 Sekunden lang auf Stufe 10 in den Mixtopf.
7. Fülle nun die Hähnchenbrustfiletmasse in die Paprika und gib abschließend die Marinade darüber.
8. Zum Schluss gibst du die Paprika 25 Minuten lang in den vorgeheizten Backofen.

Hinweis:

Dauer: 40 Minuten (Zubereitungszeit 15 min)
Punkte (pro Portion): 5
Nährwerte (pro Portion): 574 kcal, 12 g KH, 66 g EW, 27 g FE

Snack

KIDNEYBOHNEN-BROWNIES

2 Portionen

ZUTATEN:

- 30 g Mandeln
- 1 Dose Kidneybohnen
- 2 Eier
- 4 EL Backkakao
- 3 EL Rapsöl
- 8 Datteln
- 1 Pck. Vanillezucker
- 1 Pck. Backpulver

ZUBEREITUNG:

1. Heize den Backofen zunächst auf 200 °C Umluft vor.
2. Entkerne die Datteln und gib diese, zusammen mit den Mandeln, 10 Sekunden lang auf Stufe 5 in den Mixtopf.
3. Lass nun die Kidneybohnen gut abtropfen und gib diese, zusammen mit den restlichen Zutaten, in den Mixtopf.
4. Lege eine Auflaufform mit Backpapier aus und fülle den Teig hinein. Die Auflaufform gibst du 20 Minuten lang in den vorgeheizten Backofen.

Hinweis:

Dauer: 30 min
Punkte (pro Portion): 17
Nährwerte (pro Portion): 579 kcal, 46 g KH, 19 g EW, 33 g FE

TAG 2

Frühstück:	Erbsenmuffins
Mittagessen:	Gemüsespaghetti mit Basilikum-Walnuss-Pesto
Abendessen:	Käse-Schinken-Pfannkuchen
Snack:	Knäckebrot mit Kichererbsenmehl

Frühstück

2 Portionen

ZUTATEN:

- Erbsenmuffins, bereits fertig

ZUBEREITUNG:

1. Nimm für den heutigen Snack die 3 restlichen Muffins bereits am Vorabend aus der Tiefkühltruhe.
2. Vor dem Verzehr kannst du sie dann noch einmal bei 180 °C Ober-/Unterhitze im Backofen aufbacken.

Hinweis:

Dauer: 5 min (Muffins bereits zubereitet und eingefroren)
Punkte (pro Portion): 1
Nährwerte (pro Portion): 96 kcal, 4 g KH, 7 g EW, 6 g FE

Mittagessen

GEMÜSESPAGHETTI MIT BASILIKUM-WALNUSS-PESTO

2 Portionen

ZUTATEN:

Pesto

- 2 Knoblauchzehen
- 50 g Parmesan
- 50 g Walnüsse
- 50 g Basilikum
- ½ TL Salz
- 30 ml Olivenöl
- 40 g geröstete Pinienkerne

Gemüsespaghetti

- 3 mittelgroße Zucchini
- 1 l Wasser
- Salz und Pfeffer zum Abschmecken

ZUBEREITUNG:

1. Gib den Parmesan 8 Sekunden lang auf Stufe 5 in den Mixtopf und fülle ihn für später in ein Schälchen um.
2. Nun schälst du den Knoblauch und lässt ihn 3 Sekunden lang auf Stufe 8 in das laufende Messer fallen.
3. Danach gibst du den zerkleinerten Parmesankäse, die Walnüsse, das Basilikum, die Pinienkerne und das Salz für 10 Sekunden auf Stufe 8 in den Mixtopf.
4. Füge nun das Olivenöl hinzu und lass das Pesto 5 Sekunden lang auf Stufe 3 vermengen. Gib das Pesto für später in ein Schälchen und spüle den Mixtopf kurz aus.
5. Mit Hilfe eines Spiralschneiders schneidest du die Zucchini zu Zucchinispaghetti. Gib die Zucchinispaghetti in den Varoma und würze sie mit etwas Salz und Pfeffer.
6. Anschließend füllst du den Mixtopf mit dem Wasser auf, setzt den Varoma auf und garst die Zucchinispaghetti 20 Minuten lang auf Stufe 1 im Varoma.
7. Abschließend gibst du das fertige Pesto über die Zucchinispaghetti, vermengst beides miteinander und servierst es auf 2 tiefen Tellern.

Hinweis:

Dauer: 35 min
Punkte (pro Portion): 8
Nährwerte (pro Portion): 554 kcal, 11 g KH, 23 g EW, 44 g FE

Abendessen

KÄSE-SCHINKEN-PFANNKUCHEN

2 Portionen

ZUTATEN:

- 150 g Gouda light
- 100 g Mehl
- 250 ml Milch, fettarm
- 4 Eier
- 1 Packung gekochter Schinken
- 150 g Frischkäse
- Salz und Pfeffer zum Abschmecken

ZUBEREITUNG:

1. Gib zunächst den Gouda für 5 Sekunden auf Stufe 7 in den Mixtopf.
2. Danach gibst du das Mehl, die Milch, die Eier und eine Prise Salz hinzu und vermengst den Teig 10 Sekunden lang auf Stufe 4.
3. Heize nun den Backofen auf 220 °C Umluft vor und lege ein Backblech mit Backpapier aus.
4. Verteile den Teig auf dem Backblech und gib dieses 17 Minuten lang in den Backofen.
5. Nach der Backzeit kannst du den warmen Pfannkuchen direkt mit dem Frischkäse bestreichen, den Schinken darauf verteilen und den Pfannkuchen mit etwas Salz und Pfeffer würzen.
6. Rolle den Pfannkuchen von einer Seite her auf, halbiere ihn und verteile ihn auf 2 Teller.

Hinweis:

Dauer: 35 min (Zubereitungszeit 15 min)
Punkte (pro Portion): 17
Nährwerte (pro Portion): 787 kcal, 46 g KH, 66 g EW, 35 g FE
https://www.rezeptwelt.de/backen-herzhaft-rezepte/kaese-schinken-

Snack

KNÄCKEBROT MIT KICHERERBSENMEHL

2 Portionen

ZUTATEN:

- Knäckebrot, bereits fertig

ZUBEREITUNG:

1. Nimm für den heutigen Snack das restliche Knäckebrot aus der Dose.

Hinweis:

Dauer: Bereits zubereitet
Punkte (pro Portion): 2
Nährwerte (pro Portion): 408 kcal, 21 g KH, 18 g EW, 26 g FE

TAG 3

Frühstück:	Apfel-Zimt-Rührei
Mittagessen:	Griechischer Salat
Abendessen:	Zucchini-Crèmesuppe
Snack:	Zwetschgenkuchen

Frühstück

APFEL-ZIMT-RÜHREI

2 Portionen

ZUTATEN:

- 20 g Butter
- ½ Gurke
- 3 Eier
- 2 säuerliche Äpfel
- 20 ml Mineralwasser
- 1 TL Zimt

ZUBEREITUNG:

1. Entkerne und viertle zunächst die Äpfel, bevor du sie 8 Sekunden lang auf Stufe 5 in den Mixtopf gibst.
2. Dann gibst du die restlichen Zutaten, bis auf die Butter und die Gurke, zu den Äpfeln und vermengst alles 10 Sekunden lang im Linkslauf auf Stufe 3.
3. Lass die Butter in der Pfanne schmelzen, gib den Teig in die Pfanne und brate die Eier-Apfelmasse in der Pfanne an. Währenddessen kannst du den Teig mit einem Pfannenwender zerpflücken, um den Teig von allen Seiten gut anzubraten.
4. Abschließend schneidest du die Gurke in Scheiben und verteilst sie, zusammen mit dem Rührei, auf 2 Teller.

Hinweis:

Dauer: 15 min
Punkte (pro Portion): 4
Nährwerte (pro Portion): 239 kcal, 14 g KH, 8 g EW, 16 g FE

Mittagessen

GRIECHISCHER SALAT

2 Portionen

ZUTATEN:

Salat

- 150 g Feta light
- 1 kleiner Eisbergsalat
- 2 Tomaten
- ½ Gurke

Dressing

- 1 Knoblauchzehe
- 1 Bund Petersilie
- 2 EL Olivenöl
- 1 EL Balsamico
- Salz und Pfeffer zum Abschmecken

ZUBEREITUNG:

1. Gib den Feta 3 Sekunden lang auf Stufe 5 in den Mixtopf und fülle ihn anschließend für später in ein Schälchen um.
2. Dann schneidest du den Eisbergsalat klein und gibst diesen in eine ausreichend große Salatschüssel.
3. Die Tomaten schneidest du in Würfel und die Gurke halbierst du längs, bevor du sie in Scheiben schneidest. Gib beides zum Eisbergsalat hinzu.
4. Für das Dressing schälst du den Knoblauch und gibst diesen zusammen mit der Petersilie 3 Sekunden lang auf Stufe 8 in den Mixtopf.
5. Gib das Olivenöl und den Balsamico mit in den Mixtopf und vermenge das Dressing 25 Sekunden lang auf Stufe 4. Schmecke es abschließend noch mit etwas Salz und Pfeffer ab.
6. Abschließend gibst du den Feta zum Salat, vermengst alles vorsichtig miteinander und gibst das Dressing darüber.

Hinweis:

Dauer: 20 min
Punkte (pro Portion): 8
Nährwerte (pro Portion): 370 kcal, 11 g KH, 15 g EW, 28 g FE

Abendessen

ZUCCHINI-CRÈMESUPPE

2 Portionen

ZUTATEN:

- 1 Zwiebel
- 1 Knoblauchzehe
- 2 mittelgroße Zucchini
- 1 Bund Petersilie
- 70 g Crème fraîche
- 400 ml Gemüsebrühe
- 1 EL Olivenöl
- 1 Prise Muskat
- Salz und Pfeffer zum Abschmecken

ZUBEREITUNG:

1. Schäle und halbiere zunächst die Zwiebel und den Knoblauch und gib beides zusammen für 5 Sekunden auf Stufe 5 in den Mixtopf.
2. Nun gibst du das Olivenöl hinzu und dünstest die Zwiebel und den Knoblauch 2 Minuten lang bei 100 °C auf Stufe 1 im Mixtopf an.
3. Gib nun die Zucchini in groben Stücken 3 Sekunden lang auf Stufe 5 mit in den Mixtopf und dünste alles zusammen für weitere 2 Minuten bei 100 °C auf Stufe 1 an.
4. Danach fügst du die Gemüsebrühe hinzu und lässt die Suppe 15 Minuten lang bei 98 °C auf Stufe 1 leicht köcheln.
5. Anschließend gibst du die Crème fraîche dazu und pürierst die Suppe 30 Sekunden lang. Fange dabei mit Stufe 6 an und erhöhe langsam bis auf Stufe 9.
6. Schmecke die Suppe abschließend mit dem Muskat, dem Salz und dem Pfeffer ab und serviere sie in 2 tiefen Tellern.

Hinweis:

Dauer: 20 min
Punkte (pro Portion): 7
Nährwerte (pro Portion): 243 kcal, 12 g KH, 5 g EW, 18 g FE

Snack

ZWETSCHGENKUCHEN

2 Portionen

ZUTATEN:

- Zwetschgenkuchen, bereits fertig

ZUBEREITUNG:

1. Nimm für den heutigen Snack den Zwetschgenkuchen bereits am Vorabend aus der Tiefkühltruhe.
2. Vor dem Verzehr kannst du ihn dann noch einmal bei 180 °C Ober-/Unterhitze im Backofen aufbacken.

Hinweis:

Dauer: 5 min (Kuchen bereits zubereitet und eingefroren)
Punkte (pro Portion): 13
Nährwerte (pro Portion): 636 kcal, 35 g KH, 50 g EW, 31 g FE

TAG 4

Frühstück:	Apfel-Pflaumen-Hirsebrei
Mittagessen:	Kohlrabi-Curry-Salat
Abendessen:	Dorade in Salzkruste mit Selleriepüree
Snack:	Energiekugeln

395 | ANJA FINKE

Frühstück

2 Portionen

ZUTATEN:

Hirsebrei

- 50 g Hirseflocken
- 2 mittelgroße Äpfel
- 6 Pflaumen
- 140 ml Wasser
- 2 TL Honig
- 1 TL Zimt

Topping

- 1 kleine Banane
- 4 Pflaumen

ZUBEREITUNG:

1. Entkerne und halbiere die Äpfel und gib sie 3 Sekunden lang auf Stufe 5 in den Mixtopf.
2. Entkerne die Pflaumen und gib diese, zusammen mit dem Wasser und den Hirseflocken, mit in den Mixtopf zu den Äpfeln.
3. Lasse den Hirsebrei nun 10 Minuten lang bei 100 °C auf Stufe 1 aufkochen.
4. Füge im Anschluss den Honig und den Zimt hinzu und püriere alles 10 Sekunden lang auf Stufe 8.
5. Fülle den Brei in 2 Schälchen um und lass ihn 10 Minuten lang quellen.
6. Zwischenzeitlich bereitest du das Obst für das Topping zu.
7. Für das Topping entkernst du die Pflaumen und schneidest diese in kleine Würfel. Die Banane schneidest du in Scheiben.
8. Verteile das Obst abschließend über dem Hirsebrei.

Hinweis:

Dauer: 20 min
Punkte (pro Portion): 4
Nährwerte (pro Portion): 270 kcal, 60 g KH, 3 g EW, 1 g FE

Mittagessen

KOHLRABI-CURRY-SALAT

2 Portionen

ZUTATEN:

- 500 ml Wasser
- 1 kleiner Becher griechischer Joghurt, fettarm
- 2 Eier
- 2 mittelgroße Kohlrabi
- 1 kleine Dose Erbsen
- 1 rote Paprika
- 2 TL Currypulver
- Salz und Pfeffer zum Abschmecken

ZUBEREITUNG:

1. Gib zunächst das Wasser in den Mixtopf und hänge den Gareinsatz ein.
2. Lege die Eier in den Gareinsatz und setze danach den Varoma auf.
3. Nun schälst und würfelst du den Kohlrabi. Verteile die Kohlrabiwürfel im Varomabehälter und lass alles 20 Minuten lang auf Stufe 1 garen.
4. Gib die gegarten Kohlrabiwürfel, zusammen mit den Erbsen aus der Dose, in eine ausreichend große Salatschüssel.
5. Nun schreckst du die Eier mit Wasser ab. Danach pellst und viertelst du die Eier und gibst die Eierwürfel mit in die Salatschüssel.
6. Entkerne die Paprika, würfle diese und gib die Paprikawürfel ebenfalls mit zum Salat hinzu.
7. Anschließend gibst du den Naturjoghurt mit den Gewürzen 5 Sekunden lang auf Stufe 8 in den Mixtopf. Gib das Dressing nun noch mit in die Salatschüssel und vermenge alles miteinander. Stelle den Salat eine Stunde im Kühlschrank kalt, damit alles durchziehen kann.

Hinweis:

Dauer: 1 h 30 min (Zubereitungszeit 15 min, 1 h kaltstellen)
Punkte (pro Portion): 0
Nährwerte (pro Portion): 269 kcal, 30 g KH, 18 g EW, 8 g FE

Abendessen

DORADE IN SALZKRUSTE MIT SELLERIEPÜREE

2 Portionen
ZUTATEN:

Püree

- 700 ml Wasser
- 500 g Sellerie
- 2 mittelgroße Kartoffeln
- 50 g Butter
- 1 Prise Muskat
- Salz und Pfeffer zum Abschmecken

Dorade

- 1 Dorade, ausgenommen und geputzt
- 500 g grobes Meersalz

ZUBEREITUNG:

1. Gib das Wasser in den Mixtopf und erwärme es 8 Minuten lang im Varoma auf Stufe 1.
2. Zwischenzeitlich schälst und würfelst du den Sellerie und die Kartoffeln und verteilst beides im Garkörbchen. Hänge das Garkörbchen ein.
3. Danach verteilst du eine ordentliche Schicht Salz im Varoma, legst die Dorade darauf und gibst das restliche Salz darüber, so dass der Fisch gut ummantelt ist.
4. Setze den Varoma auf und gare den Sellerie, die Kartoffeln und die Dorade 20 Minuten lang auf Stufe 1 im Varoma.
5. Leere anschließend den Mixtopf und gib den Sellerie und die Kartoffeln zusammen mit den restlichen Zutaten für das Püree in den Mixtopf. Püriere sie 10 Sekunden lang auf Stufe 7.
6. Löse nun die Salzkruste von dem Fisch, ziehe die Haut ab, entnimm die oberen Filets und gib diese auf einen Teller.
7. Nun entfernst die Gräten und gibst die unteren Filets auf einen zweiten Teller.
8. Verteile abschließend das Selleriepüree auf die beiden Teller und gib noch etwas Meersalz darüber.

Hinweis:

Dauer: 45 min
Punkte (pro Portion): 12
Nährwerte (pro Portion): 414 kcal, 22 g KH, 32 g EW, 21 g FE

Snack

ENERGIEKUGELN

8 Portionen

ZUTATEN:

Kugeln

- 200 g gemahlene Mandeln
- 50 g Backkakao
- 8 getrocknete Datteln, entkernt
- 1 Vanilleschote
- 1 Prise Salz

zum Wälzen

- 50 g gemahlene Mandeln

ZUBEREITUNG:

1. Gib die Datteln 10 Sekunden lang auf Stufe 10 in den Mixtopf.
2. Füge die gemahlenen Mandeln, den Backkakao, das Mark der Vanilleschote und das Salz hinzu. Vermenge alles 10 Sekunden lang auf Stufe 8.
3. Forme aus dem Teig 8 etwa gleichgroße Energiekugeln und wälze diese abschließend in den gemahlenen Mandeln.

Hinweis:

Dauer: 15 min
Punkte (pro Portion): 8
Nährwerte (pro Portion): 107 kcal, 2 g KH, 6 g EW, 4 g FE

TAG 5

Frühstück:	Eiweißbrot mit Gouda, Tomate und Gurke
Mittagessen:	Kohlrabi-Hackauflauf
Abendessen:	Überbackene Zwiebelsuppe
Snack:	Vanillepudding

Frühstück

EIWEISSBROT MIT GOUDA, TOMATE UND GURKE

6 Portionen

ZUTATEN:

Brot

- 500 g Magerquark
- 250 g Haferkleie
- 50 g Dinkelkleie
- 6 Eier
- 1 EL Leinsamen
- 1 EL Chiasamen
- 1 EL Sonnenblumenkerne
- 1 TL Salz
- 1 TL Kümmel
- 1 Pck. Backpulver

Belag

- 80 g Gouda
- 2 Tomaten
- ½ Gurke
- Salz und Pfeffer zum Abschmecken

ZUBEREITUNG:

1. Heize den Backofen auf 200 °C Ober-/Unterhitze vor.
2. Dann gib alle Zutaten für das Brot zusammen für 1 Minute ohne Temperatur im Linkslauf auf Stufe 4 in den Mixtopf. Schiebe zwischendrin den Teig immer mal wieder mit dem Spatel nach unten.
3. Lege eine Kastenform mit Backpapier aus und gib den Teig hinein.
4. Gib das Brot 50 Minuten in den vorgeheizten Backofen und lasse es anschließend abkühlen, bevor du es aus der Form holst.
5. Wenn es abgekühlt ist, schneidest du das ganze Brot in Scheiben. Ein Drittel der Scheiben sind für das heutige Frühstück und die restlichen frierst du ein.
6. Schneide für das heutige Frühstück den Gouda, die Tomaten und die Gurke in Scheiben. Belege das Brot mit dem Gouda und dem Gemüse und würze es abschließend noch mit etwas Salz und Pfeffer.

Hinweis:

Dauer: 1 h (Zubereitungszeit 15 min)
Punkte (pro Portion): 8
Nährwerte (pro Portion): 372 kcal, 30 g KH, 27 g EW, 15 g FE

Mittagessen

KOHLRABI-HACKAUFLAUF

6 Portionen

ZUTATEN:

- 250 g Hackfleisch
- 500 ml Wasser
- 150 g Gouda leicht
- 1 mittelgroßer Kohlrabi
- 100 g Crème fraîche
- 1 kleiner Becher Cremefine
- 1 EL Olivenöl
- 1 Prise Muskat
- 3 TL Paprikapulver
- Salz und Pfeffer zum Abschmecken

ZUBEREITUNG:

1. Gib zunächst den Gouda 6 Sekunden lang auf Stufe 7 in den Mixtopf und fülle ihn danach für später in ein Schälchen um.
2. Du kannst den Ofen nun auf 200 °C Ober-/Unterhitze vorheizen.
3. Jetzt schälst und würfelst du den Kohlrabi. Gib das Wasser in den Mixtopf, verteile die Kohlrabiwürfel im Varoma, setze diesen auf und gare den Kohlrabi 15 Minuten lang auf Stufe 1 im Varoma.
4. In der Zwischenzeit brätst du das Hackfleisch zusammen mit dem Olivenöl in der Pfanne an und würzt es mit Salz und Pfeffer.
5. Gib den fertigen Kohlrabi und das Hackfleisch in eine Auflaufform, vermenge beides und bereite anschließend die Soße zu.
6. Für die Soße gibst du Crème fraîche, Cremefine, Muskat und Paprikapulver 8 Sekunden lang auf Stufe 8 in den Mixtopf.
7. Gib die Soße über das Hackfleisch und den Kohlrabi, vermenge alles miteinander und streue den anfangs zerkleinerten Gouda darüber.
8. Abschließend gibst du den Auflauf 30 Minuten lang in den vorgeheizten Backofen.

Hinweis:

Dauer: 1 h (Zubereitungszeit 20 min)
Punkte (pro Portion): 9
Nährwerte (pro Portion): 275 kcal, 3 g KH, 16 g EW, 22 g FE

Abendessen

ÜBERBACKENE ZWIEBELSUPPE

2 Portionen

ZUTATEN:

- 500 ml Gemüsebrühe
- 100 g Gouda light
- 4 mittelgroße Zwiebeln
- 1 Knoblauchzehe
- 200 g Tofu
- 2 EL Olivenöl
- 1 Bund Petersilie
- 1 Prise Kümmel
- Salz und Pfeffer zum Abschmecken

ZUBEREITUNG:

1. Gib den Gouda zunächst 6 Sekunden lang auf Stufe 7 in den Mixtopf und fülle ihn danach für später in ein Schälchen um.
2. Nun schälst und halbierst du die Zwiebeln und den Knoblauch. Gib beides 10 Sekunden lang auf Stufe 4 in den Mixtopf.
3. Gib nun das Olivenöl, den Kümmel und etwas Salz und Pfeffer hinzu und dünste die Zwiebeln ohne Messbecher 10 Minuten lang bei 120 °C auf Stufe 1 an.
4. Zwischenzeitlich schneidest du den Tofu in Würfel und gibst diesen anschließend für weitere 5 Minuten bei 120 °C auf Stufe 1 mit in den Mixtopf. Setze hierfür den Messbecher ein.
5. Heize nun den Backofen auf 225 °C Ober-/Unterhitze vor.
6. Hacke die Petersilie und gib diese mit in den Mixtopf.
7. Füge danach die Gemüsebrühe mit in den Mixtopf und vermenge alles 10 Sekunden lang im Linkslauf auf Stufe 3.
8. Anschließend lässt du die Suppe 20 Minuten lang bei 100 °C im Linkslauf auf Stufe 1 kochen.
9. Schmecke die Suppe nochmal mit den Gewürzen ab, gib sie in eine Auflaufform, streue den Gouda darüber und überbacke die Suppe 15 Minuten lang im vorgeheizten Backofen.

Hinweis:

Dauer: 1 h 15 min (Zubereitungszeit 30 min)
Punkte (pro Portion): 9
Nährwerte (pro Portion): 531 kcal, 26 g KH, 28 g EW, 33 g FE

Snack

VANILLEPUDDING

2 Portionen

ZUTATEN:

- 350 ml Milch
- 1 Ei
- 1 Prise Salz
- ½ TL Johannisbrotkernmehl
- 1 Vanilleschote

ZUBEREITUNG:

1. Gib das Mark der Vanilleschote zusammen mit den restlichen Zutaten in den Mixtopf.
2. Lass den Pudding 7 Minuten lang bei 90 °C auf Stufe 3 leicht aufkochen und serviere ihn in 2 Schälchen.

Hinweis:

Dauer: 10 min
Punkte (pro Portion): 4
Nährwerte (pro Portion): 121 kcal, 10 g KH, 8 g EW, 5 g FE

TAG 6

Frühstück:	Protein-Pancakes
Mittagessen:	Käsesalat mit Thunfisch
Abendessen:	Flammkuchen aus Blumenkohlteig
Snack:	Gewürzgurken-Dip mit Rohkost

Frühstück

PROTEIN-PANCAKES

2 Portionen

ZUTATEN:

- 2 Bananen
- 4 Eier
- 5 EL Proteinpulver
- 1 Pck. Backpulver
- 50 ml Milch
- 1 EL Kokosöl

ZUBEREITUNG:

1. Gib zunächst die Bananen für 10 Sekunden auf Stufe 5 in den Mixtopf.
2. Danach setzt du den Schmetterling ein.
3. Gib die restlichen Zutaten, bis auf das Kokosöl, mit in den Mixtopf und schlage den Teig 1 Minute lang auf Stufe 3 schaumig.
4. Zerlasse danach das Kokosöl in einer Pfanne und brate die Pancakes darin an.

Hinweis:

Dauer: 20 min
Punkte (pro Portion): 5
Nährwerte (pro Portion): 379 kcal, 29 g KH, 20 g EW, 19 g FE

Mittagessen

KÄSESALAT MIT THUNFISCH

2 Portionen

ZUTATEN:

- 100 g Gouda
- 2 rote Paprika
- 1 kleiner Eisbergsalat
- 1 Dose Thunfisch im eigenen Saft
- 10 ml Olivenöl
- 1 EL Balsamico Essig
- Salz und Pfeffer zum Abschmecken

ZUBEREITUNG:

1. Entkerne zunächst die Paprika und schneide diese in mundgerechte Stücke, welche du in den Mixtopf gibst.
2. Nun würfelst du den Gouda und gibst diesen zur Paprika.
3. Danach gibst du das Olivenöl und den Balsamico-Essig ebenfalls mit in den Mixtopf. Vermenge alles 4 Sekunden lang auf Stufe 4.
4. Schneide den Eisbergsalat in Stücke und gib diese zusammen mit dem Inhalt des Mixtopfes in eine ausreichend große Salatschüssel.
5. Lasse den Thunfisch abtropfen und gib ihn mit zum Salat. Schmecke den Salat abschließend mit etwas Salz und Pfeffer ab und verteile ihn auf 2 tiefe Teller.

Hinweis:

Dauer: 15 min
Punkte (pro Portion): 6
Nährwerte (pro Portion): 372 kcal, 13 g KH, 34 g EW, 19 g FE

Abendessen

FLAMMKUCHEN AUS BLUMENKOHLTEIG

6 Portionen

ZUTATEN:

- 1 mittelgroßer Blumenkohl
- 1 Ei
- 100 g Gouda
- 150 g Crème fraîche
- 1 rote Zwiebel
- 150 g gewürfelter Speck
- 1 TL Salz
- 1 EL TK-Kräuter

ZUBEREITUNG:

1. Gib zunächst den Gouda 6 Sekunden lang auf Stufe 7 in den Mixtopf. Fülle ihn für später in ein Schälchen um.
2. Danach zerteile den Blumenkohl in einzelne Röschen und gib diese 3 Sekunden lang auf Stufe 6 in den Mixtopf.
3. Gib nun den zerkleinerten Gouda, zusammen mit dem Ei, dem Salz und den TK-Kräutern, in den Mixtopf und vermenge alles 15 Sekunden lang auf Stufe 5.
4. Heize den Backofen auf 200 °C Ober-/Unterhitze vor und lege ein Backblech mit Backpapier aus.
5. Verteile den Teig auf dem Backblech und rolle ihn darauf aus. Gib das Backblech mit dem Teig zunächst für 20 Minuten in den vorgeheizten Backofen.
6. Nach den 20 Minuten Backzeit bestreichst du den Teig mit der Crème fraîche.
7. Die rote Zwiebel schneidest du in Ringe und verteilst diese, zusammen mit dem gewürfelten Speck, auf der Crème fraîche. Gib den Flammkuchen abschließend nochmal für 10 Minuten in den Backofen.

Hinweis:

Dauer: 45 min (Zubereitungszeit 20 min)
Punkte (pro Portion): 8
Nährwerte (pro Portion): 257 kcal, 5 g KH, 13 g EW, 20 g FE

Snack

GEWÜRZGURKEN-DIP MIT ROHKOST

2 Portionen

ZUTATEN:

Dip
- 15 ml Mineralwasser
- 1 kleiner Becher Magerquark
- 1 kleines Glas Gewürzgurken
- Salz und Pfeffer zum Abschmecken

Rohkost
- ½ Gurke
- 250 g Cocktailtomaten
- 1 kleiner Kohlrabi

ZUBEREITUNG:

1. Lass die Gewürzgurken abtropfen und gib diese für 8 Sekunden auf Stufe 4 in den Mixtopf. Fülle die Gurken für später in ein Schälchen um.
2. Nun gibst du das Mineralwasser, den Magerquark, das Salz und den Pfeffer für 8 Minuten auf der Teigstufe in den Mixtopf, um den Dip cremig zu rühren.
3. Füge im Anschluss die zerkleinerten Gewürzgurken wieder hinzu und vermenge den Dip 4 Sekunden lang auf Stufe 3. Den fertigen Dip kannst du noch einmal mit etwas Salz und Pfeffer abschmecken, bevor du ihn in ein Schälchen umfüllst.
4. Schneide nun die Rohkost in dicke Scheiben und halbiere die Cocktailtomaten. Den Kohlrabi schälst du und schneidest ihn zu Sticks. Gib das zugeschnittene Gemüse in ein Schälchen.

Hinweis:

Dauer: 20 min
Punkte (pro Portion): 2
Nährwerte (pro Portion): 134 kcal, 13 g KH, 18 g EW, 1 g FE

TAG 7

Frühstück:	Kidneybohnen-Brötchen mit Rührei und Speck
Mittagessen:	Karotten-Hähnchen-Topf
Abendessen:	Gegrillter Spargel mit Zitrone und Feta
Snack:	Pistazieneis

Frühstück

KIDNEYBOHNEN-BRÖTCHEN MIT RÜHREI UND SPECK

2 Portionen

ZUTATEN:

Brötchen

- 1 Dose Kidneybohnen
- 4 Eier
- 1 TL Backpulver
- 40 g Flohsamenschalen
- 130 ml heißes Wasser
- Salz zum Abschmecken

Rührei

- 60 g Butter, halbfett
- 50 g gewürfelter Speck
- 4 Eier
- Salz und Pfeffer zum Abschmecken

ZUBEREITUNG:

1. Spüle die Kidneybohnen unter fließendem Wasser gut ab und gib sie mit 4 Eiern, dem Backpulver und etwas Salz für 12 Sekunden auf Stufe 8 in den Mixtopf.
2. Anschließend gibst du die Flohsamenschalen hinzu und vermengst alles 5 Sekunden lang auf Stufe 5.
3. Gib danach das heiße Wasser hinzu und vermenge den Teig 7 Sekunden lang auf Stufe 4. Lasse den Teig nun noch für 10 Minuten im Mixtopf, damit er quellen kann.
4. Lege zwischenzeitlich ein Backblech mit Backpapier aus und heize den Backofen auf 175 °C Ober-/Unterhitze vor.
5. Forme aus dem Teig 8 etwa gleich große Brötchen, verteile diese auf dem Backblech und gib dieses für 55 Minuten in den vorgeheizten Backofen.
6. Lasse die Brötchen abkühlen, bevor du sie isst. 4 der Brötchen sind für das heutige Frühstück und die restlichen 4 Brötchen frierst du für später ein.
7. Zerlasse nun die Butter in der Pfanne und gib den Speck und die Eier für das Rührei hinzu. Verquirle während des Anbratens das Rührei und würze es mit etwas Salz und Pfeffer.
8. Schneide die Brötchen auf und verteile das Rührei darauf.

Hinweis:

Dauer: 1 h 30 min (Zubereitungszeit 20 min)
Punkte (pro Portion): 7
Nährwerte (pro Portion): 589 kcal, 27 g KH, 30 g EW, 38 g FE

Mittagessen

KAROTTEN-HÄHNCHEN-TOPF

2 Portionen

ZUTATEN:

- 2 Zwiebeln
- 1 Knoblauchzehe
- 4 mittelgroße Karotten
- 2 Hähnchenunterkeulen
- 200 ml Gemüsebrühe
- 1 Bund Petersilie
- 4 TL Olivenöl
- 1 TL Currypulver
- 2 TL Honig
- Salz und Pfeffer zum Abschmecken

ZUBEREITUNG:

1. Würze zunächst die Hähnchenunterkeulen mit Salz, Pfeffer und Currypulver.
2. Nun gibst du 2 TL Olivenöl in eine Pfanne und brätst das Fleisch von allen Seiten scharf an.
3. Schäle die Karotten und brate diese 2 Minuten mit an.
4. Danach schälst und halbierst du die Zwiebeln und den Knoblauch und gibst beides 5 Sekunden lang auf Stufe 5 in den Mixtopf.
5. Gib nun das restliche Olivenöl mit in den Mixtopf und dünste die Zwiebeln und den Knoblauch 2 Minuten lang bei 100 °C auf Stufe 1.
6. Füge die Gemüsebrühe, den Honig, die Hähnchenunterkeulen und die Karotten ebenfalls in den Mixtopf hinzu und lass alles zusammen 30 Minuten lang im Linkslauf auf Stufe 1 im Varoma kochen.
7. Zwischenzeitlich kannst du die Petersilie klein hacken.
8. Abschließend gibst du die Petersilie dazu, schmeckst alles noch einmal mit etwas Salz und Pfeffer ab und verteilst die Hähnchenunterkeulen und die Karotten auf 2 Teller. Die restliche Soße kannst du darüber verteilen.

Hinweis:

Dauer: 1 h (Zubereitungszeit 20 min)
Punkte (pro Portion): 8
Nährwerte (pro Portion): 393 kcal, 26 g KH, 5 g EW, 28 g FE

Abendessen

GEGRILLTER SPARGEL MIT ZITRONE UND FETA

2 Portionen

ZUTATEN:

- 750 g grüner Spargel
- 80 g Feta
- Salz und Pfeffer zum Abschmecken

Marinade:

- 2 Knoblauchzehen
- Saft einer Zitrone
- 2 EL Olivenöl
- 1 TL Oregano
- 1 TL Paprikapulver

ZUBEREITUNG:

1. Schneide die Enden des Spargels ab.
2. Danach bereitest du die Marinade zu. Hierfür schälst du den Knoblauch und gibst diesen 5 Sekunden lang auf Stufe 5 in den Mixtopf.
3. Presse die Zitrone aus und gib den Zitronensaft zusammen mit den restlichen Zutaten für die Marinade 10 Sekunden lang auf Stufe 5 in den Mixtopf.
4. Verteile den Spargel in einer Auflaufform, gib die Marinade darüber und vermenge beides gut miteinander. Lass die Marinade etwa 30 Minuten lang einziehen.
5. Anschließend gibst du den Spargel in eine Aluschale und grillst ihn bei mittlerer Hitze von beiden Seiten.
6. Nach dem Wenden bröselst du den Feta über den Spargel und würzt den Spargel nochmal mit etwas Salz und Pfeffer.
7. Den gegrillten Spargel verteilst du auf 2 Teller und gibst die Marinade, welche noch in der Auflaufform geblieben ist, als Soße darüber.

Hinweis:

Dauer: 1 h (Zubereitungszeit 15 min, 30 min marinieren)
Punkte (pro Portion): 3
Nährwerte (pro Portion): 304 kcal, 11 g KH, 14 g EW, 22 g FE

Snack

PISTAZIENEIS

2 Portionen

ZUTATEN:

- 50 g Pistazien
- 300 ml Milch
- 60 g Crème fraîche
- 2 Eigelb
- 100 g Xylit
- Mark einer Vanilleschote
- 1 TL Johannisbrotkernmehl

ZUBEREITUNG:

1. Gib zuerst die Pistazien für 20 Sekunden auf Stufe 8 in den Mixtopf, um sie zu mahlen.
2. Dann gibst du die restlichen Zutaten hinzu und erwärmst alles 20 Minuten lang bei 80 °C auf Stufe 3.
3. Fülle die Masse danach in eine flache Gefrierdose und stell sie 6 Stunden lang in die Tiefkühltruhe.
4. Wenn die Masse gefroren ist, gibst du sie 30 Sekunden lang auf Stufe 6 in den Mixtopf. Gib die Masse nun wieder in die Gefrierdose und stelle sie erneut in die Tiefkühltruhe.
5. Das Eis muss nun mindestens 4 Stunden in der Tiefkühltruhe bleiben, bevor es fertig ist.

Hinweis:

Dauer: 30 min (zzgl. 10 h in der Tiefkühltruhe)
Punkte (pro Portion): 24
Nährwerte (pro Portion): 441 kcal, 44 g KH, 15 g EW, 32 g FE

Ernährungsplan – Woche 5

TAG 1

Frühstück:	Eiskaffee
Mittagessen:	Gemüsesuppe mit Hackfleischbällchen
Abendessen:	Süßkartoffel-Zitronengras-Suppe
Snack:	Low-Carb-Raffaello

Frühstück

EISKAFFEE

2 Portionen

ZUTATEN:

- 3 EL löslicher Kaffee
- 250 g Eiswürfel
- 500 ml Milch

ZUBEREITUNG:

1. Gib zunächst den Kaffee und die Eiswürfel 10 Sekunden lang auf Stufe 10 in den Mixtopf.
2. Nun gibst du die Milch mit in den Mixtopf und vermengst alles 7 Sekunden lang auf Stufe 10.
3. Verteile den kalten Eiskaffee direkt auf 2 Gläser und genieße ihn sofort.

Hinweis:

Dauer: 5 min
Punkte (pro Portion): 5
Nährwerte (pro Portion): 120 kcal, 13 g KH, 8 g EW, 4 g FE

Mittagessen

GEMÜSESUPPE MIT HACKFLEISCHBÄLLCHEN

2 Portionen

ZUTATEN:

- 250 g Hackfleisch
- 1 Zwiebel
- 1 kleiner Kohlrabi
- 1 mittelgroßer Brokkoli
- 1 mittelgroße Karotte
- 1 Dose stückige Tomaten
- 100 ml Gemüsebrühe
- Salz und Pfeffer zum Abschmecken

ZUBEREITUNG:

1. Schäle zunächst die Zwiebel, den Kohlrabi und die Karotten. Gib das Gemüse in groben Stücken für 5 Sekunden auf Stufe 5 in den Mixtopf.
2. Nun gibst du die stückigen Tomaten und die Gemüsebrühe mit in den Mixtopf.
3. Verschließe den Deckel und setze den Varoma auf.
4. Den Brokkoli zerteilst du in Röschen und gibst diese in den Varoma.
5. Forme nun aus dem Hackfleisch kleine, etwa gleichgroße Kugeln und verteile diese auf dem Einlegeboden des Varomas.
6. Schließe den Deckel des Varomas und gare alles zusammen 30 Minuten lang auf Stufe 1.
7. Abschließend gibst du alles zusammen in den Mixtopf, vermengst es miteinander und schmeckst es mit Salz und Pfeffer ab, bevor du es auf 2 Teller verteilst.

Hinweis:

Dauer: 1 h (Zubereitungszeit 30 min)
Punkte (pro Portion): 10
Nährwerte (pro Portion): 433 kcal, 32 g KH, 36 g EW, 17 g FE

Abendessen

SÜSSKARTOFFEL-ZITRONENGRAS-SUPPE

2 Portionen

ZUTATEN:

- Süßkartoffel-Zitronengras-Suppe, bereits fertig
- Salz und Pfeffer zum Abschmecken

ZUBEREITUNG:

1. Nimm für das heutige Abendbrot die Suppe bereits am Vormittag aus der Tiefkühltruhe.
2. Vor dem Verzehr füllst du die Suppe in einen Topf um, erwärmst sie langsam und schmeckst sie mit etwas Salz und Pfeffer ab.
3. Verteile die fertige Suppe auf zwei tiefe Teller.

Hinweis:

Dauer: 5 min (Suppe bereits zubereitet und eingefroren)
Punkte (pro Portion): 15
Nährwerte (pro Portion): 484 kcal, 44 g KH, 4 g EW, 31 g FE

Snack

LOW-CARB-RAFFAELO

2 Portionen

ZUTATEN:

- Low-Carb-Raffaello, bereits fertig

ZUBEREITUNG:

1. Die Raffaello sind bereits fertig. Du kannst für den heutigen Snack die restlichen Raffaello aus dem Kühlschrank nehmen.

Hinweis:

Dauer: Bereits zubereitet
Punkte (pro Portion): 1
Nährwerte (pro Portion): 52 kcal, 1 g KH, 4 g EW, 3 g FE

TAG 2

Frühstück:	Bananen-Pfannkuchen
Mittagessen:	Tomaten-Fischtopf
Abendessen:	Überbackene Aubergine
Snack:	Protein-Himbeeren

Frühstück

BANANEN-PFANNKUCHEN

2 Portionen

ZUTATEN:

- 2 Bananen
- 3 Eier
- 2 EL Chiasamen
- 1 TL Zimt
- 1 EL Kokosöl
- 2 TL Agavendicksaft

ZUBEREITUNG:

1. Gib zunächst die Bananen, in groben Stücken, für 20 Sekunden auf Stufe 5 in den Mixtopf.
2. Nun gibst du die Eier hinzu und lässt alles 1 Minute lang auf Stufe 4 schaumig schlagen.
3. Füge die Chiasamen und den Zimt hinzu und vermenge alles 2 Minuten lang auf Stufe 4. Lass den Teig nun noch 10 Minuten stehen, damit die Chiasamen aufquellen können.
4. Zerlasse anschließend das Kokosöl in der Pfanne und brate die Pfannkuchen bei mittlerer Hitze von beiden Seiten darin an. Je nach Größe der Pfannkuchen erhältst du mehr oder weniger Pfannkuchen, welche du auf zwei Teller verteilst und mit dem Agavendicksaft beträufelst.

Hinweis:

Dauer: 25 min
Punkte (pro Portion): 6
Nährwerte (pro Portion): 237 kcal, 13 g KH, 9 g EW, 16 g FE

Mittagessen

TOMATEN-FISCHTOPF

2 Portionen

ZUTATEN:

- 2 Seelachsfilets
- 100 g Garnelen
- 1 Dose gehackte Tomaten
- 1 Porree
- 1 Zwiebel
- 100 ml Milch
- 1 TL Dill
- 1 TL Olivenöl
- 2 EL Zitronensaft
- Salz und Pfeffer zum Abschmecken

ZUBEREITUNG:

1. Schneide den Seelachs in Stücke, gib den Zitronensaft darüber und lass diesen 10 Minuten lang einziehen.
2. Nun schälst und halbierst du die Zwiebel und gibst diese 5 Sekunden lang auf Stufe 5 in den Mixtopf.
3. Den Porree schneidest du in Ringe und gibst diese zu den Zwiebeln in den Mixtopf.
4. Füge das Olivenöl hinzu und dünste das Gemüse 3 Minuten lang im Linkslauf bei 120 °C auf Stufe 1 an.
5. Anschließend gibst du die gehackten Tomaten und die Milch mit in den Thermomix. Den Seelachs und die Garnelen verteilst du auf einer Alufolie, welche du in den Varoma gibst. Würze den Fisch mit etwas Salz und Pfeffer, setze den Varoma auf und gare alles 15 Minuten lang im Linkslauf auf Stufe 1 im Varoma.
6. Abschließend gibst du den Fisch und die Soße in eine Schüssel. Füge den Dill hinzu, vermenge alles miteinander und schmecke den Fischtopf mit Salz, Pfeffer und Zitronensaft ab, bevor du ihn auf zwei Teller verteilst.

Hinweis:

Dauer: 45 min
Punkte (pro Portion): 2
Nährwerte (pro Portion): 278 kcal, 15 g KH, 31 g EW, 10 g FE

Abendessen

ÜBERBACKENE AUBERGINE

2 Portionen

ZUTATEN:

- 2 Auberginen
- 1 Zwiebel
- 1 Knoblauchzehe
- 500 ml Wasser
- 1 Mozzarella light
- 100 g Feta
- 1 EL Olivenöl
- Salz und Pfeffer zum Abschmecken

ZUBEREITUNG:

1. Halbiere die Auberginen der Länge nach und lege die Auberginenhälften in den Varoma mit den angeschnittenen Seiten nach unten.
2. Nun füllst du das Wasser in den Mixtopf.
3. Setze den Varoma auf und gare die Auberginen 18 Minuten lang auf Stufe 1 im Varoma.
4. Zwischenzeitlich schälst du die Zwiebel und die Knoblauchzehe und heizt den Backofen auf 220 °C Ober-/Unterhitze vor.
5. Wenn die Auberginen fertig sind, leerst du den Mixtopf aus und gibst danach die Zwiebel und den Knoblauch 5 Sekunden lang auf Stufe 5 in den Mixtopf.
6. Füge das Olivenöl hinzu und dünste die Zwiebel und den Knoblauch 1 Minute lang auf Stufe 1 im Varoma an.
7. Entferne nun das Fruchtfleisch aus den Auberginen und gib dieses mit in den Mixtopf. Den Mozzarella und den Feta gibst du ebenfalls mit in den Mixtopf und vermengst die Masse 10 Sekunden lang auf Stufe 3,5. Schmecke die Masse abschließend mit etwas Salz und Pfeffer ab.
8. Lege die ausgehöhlten Auberginenhälften nebeneinander in eine Auflaufform und verteile die Masse auf die Auberginen.
9. Abschließend gibst du die Auflaufform für 20 Minuten in den vorgeheizten Backofen.

Hinweis:

Dauer: 1 h (Zubereitungszeit 25 min)
Punkte (pro Portion): 11
Nährwerte (pro Portion): 369 kcal, 14 g KH, 25 g EW, 22 g FE

Snack

PROTEIN-HIMBEEREN

2 Portionen

ZUTATEN:

- 250 g Himbeeren
- 40 g Proteinpulver
- 10 EL Milch, fettarm

ZUBEREITUNG:

1. Gib alle Zutaten in den Mixtopf und vermenge sie 1 Minute lang auf Stufe 4.
2. Nun setzt du den Schmetterling ein und vermengst alles weitere 4 Minuten lang auf Stufe 4.
3. Verteile die Protein-Himbeeren auf 2 Schälchen.

Hinweis:

Dauer: 10 min
Punkte (pro Portion): 2
Nährwerte (pro Portion): 164 kcal, 18 g KH, 11 g EW, 5 g FE

TAG 3

Frühstück:	Zitronenlimonade
Mittagessen:	Weißkohl-Hackauflauf
Abendessen:	Bärlauchquark mit Spargel
Snack:	Knäckebrot mit Kichererbsenmehl

Frühstück

FRÜHSTÜCKS-SHAKE

2 Portionen

ZUTATEN:

- 50 g Mandeln
- 50 g Haferflocken
- 2 TL Chiasamen
- 2 TL Flohsamenschalen
- 2 TL Hirseflocken
- 2 TL Leinsamen
- 2 TL Weizenkeime
- 2 Äpfel
- 2 Birnen
- 1 Banane
- 800 ml Wasser

ZUBEREITUNG:

1. Gib alle trockenen Zutaten für 10 Sekunden auf Stufe 10 in den Mixtopf, um sie zu mahlen.
2. Dann schälst und entkernst du die Äpfel und die Birnen. Die Banane schälst du ebenfalls und gibst das Obst in groben Stücken mit in den Mixtopf.
3. Gib das Wasser hinzu und püriere den Shake 10 Sekunden lang auf Stufe 8.

Hinweis:

Dauer: 10 min
Punkte (pro Portion): 10
Nährwerte (pro Portion): 487 kcal, 58 g KH, 13 g EW, 21 g FE

Mittagessen

WEISSKOHL-HACKAUFLAUF

2 Portionen

ZUTATEN:

- 100 g Gouda
- 500 ml Wasser
- 1 kleiner Weißkohl
- 250 g gemischtes Hackfleisch
- 1 rote Zwiebel
- 1 Knoblauchzehe
- 1 EL Olivenöl
- 1 Dose gehackte Tomaten
- 1 TL Paprikapulver
- 1 Prise Muskat
- Salz und Pfeffer zum Abschmecken

ZUBEREITUNG:

1. Schneide den Kohl in grobe Stücke und gib diese in den Varoma.
2. Nun füllst du das Wasser in den Mixtopf, setzt den Varoma auf und garst den Kohl 25 Minuten auf Stufe 1 im Varoma.
3. Nach der Garzeit gießt du das Wasser weg und gibst den Gouda 5 Sekunden lang auf Stufe 7 in den Mixtopf. Fülle den zerkleinerten Gouda für später in ein Schälchen um.
4. Schäle anschließend die Zwiebel und die Knoblauchzehe und zerkleinere beides 10 Sekunden lang auf Stufe 5.
5. Nun gibst du das Olivenöl, das Hackfleisch und die Gewürze hinzu, setzt den Messbecher ein und brätst das Hackfleisch, die Zwiebel und den Knoblauch 6 Minuten lang bei 120 °C auf Stufe 1 an.
6. Heize den Backofen auf 200 °C Ober-/Unterhitze vor.
7. Jetzt gibst du die gehackten Tomaten mit in den Mixtopf, setzt den Messbecher ein und lässt die Soße 5 Minuten lang bei 100 °C auf Stufe 1 aufkochen.
8. Fülle nun den zuvor gegarten Kohl in eine Auflaufform, gib die Hackfleischsoße dazu und vermenge beides.
9. Abschließend streust du den Gouda darüber und gibst den Auflauf 15 Minuten lang in den vorgeheizten Backofen.

Hinweis:

Dauer: 1 h 15 min (Zubereitungszeit 30 min)
Punkte (pro Portion): 16
Nährwerte (pro Portion): 602 kcal, 27 g KH, 46 g EW, 33 g FE

429 | ANJA FINKE

Abendessen

BÄRLAUCHQUARK MIT SPARGEL

2 Portionen

ZUTATEN:

- 50 g Bärlauch
- 1 kleiner Becher Sahnequark
- 1 TL Salz
- 30 ml Mineralwasser
- 500 g Spargel
- 500 ml Wasser

ZUBEREITUNG:

1. Gib den Bärlauch 15 Sekunden lang auf Stufe 5 in den Mixtopf.
2. Nun gibst du den Sahnequark, das Salz und das Mineralwasser hinzu und vermengst den Quark 10 Sekunden lang auf Stufe 3.
3. Fülle den Quark in ein Schälchen um und spüle den Thermomix sauber.
4. Nun gibst du das Wasser in den Mixtopf und setzt den Varoma auf.
5. Schäle den Spargel, verteile diesen im Varoma und gare den Spargel 35 Minuten lang auf Stufe 1.
6. Abschließend verteilst du den Spargel und den Bärlauchquark auf 2 Teller.

Hinweis:

Dauer: 45 min (Zubereitungszeit 10 min)
Punkte (pro Portion): 7
Nährwerte (pro Portion): 233 kcal, 10 g KH, 17 g EW, 13 g FE

Snack

KNÄCKEBROT MIT KICHERERBSENMEHL

2 Portionen

ZUTATEN:

- Knäckebrot, bereits fertig

ZUBEREITUNG:

1. Nimm für den heutigen Snack das restliche Knäckebrot aus der Dose.

Hinweis:

Dauer: Bereits zubereitet
Punkte (pro Portion): 2
Nährwerte (pro Portion): 408 kcal, 21 g KH, 18 g EW, 26 g FE

TAG 4

Frühstück:	Bananenbrot ohne Zucker
Mittagessen:	Brokkoli-Käse-Suppe
Abendessen:	Gefüllte Spitzpaprika
Snack:	Quark-Mousse au Chocolat

Frühstück

BANANENBROT OHNE ZUCKER

2 Portionen

ZUTATEN:

- 2 kleine Bananen
- 60 g gemahlene Mandeln
- 1 TL Olivenöl
- 2 Eier
- 1 Prise Salz
- 1 TL Backpulver
- 1 TL Zimt

ZUBEREITUNG:

1. Heize zunächst den Backofen auf 170 °C Ober-/Unterhitze vor.
2. Nun gibst du alle Zutaten 6 Sekunden lang auf Stufe 6 in den Mixtopf.
3. Lege eine Kastenform mit Backpapier aus und fülle den Teig hinein.
4. Gib die Kastenform 30 Minuten lang in den vorgeheizten Backofen.
5. Abschließend nimmst du die Kastenform aus dem Backofen und lässt das Bananenbrot abkühlen, bevor du es aus der Form holst und in Scheiben schneidest.

Hinweis:

Dauer: 40 min (Zubereitungszeit 10 min)
Punkte (pro Portion): 6
Nährwerte (pro Portion): 361 kcal, 22 g KH, 12 g EW, 24 g FE

Mittagessen

BROKKOLI-KÄSE-SUPPE

2 Portionen

ZUTATEN:

- 100 g Gouda light
- 1 kleiner Brokkoli
- 100 g Frischkäse
- 30 ml Wasser
- 250 ml Hühnerbrühe
- 1 TL Salz

ZUBEREITUNG:

1. Gib zunächst den Gouda 5 Sekunden lang auf Stufe 7 in den Mixtopf. Fülle den zerkleinerten Gouda für später in ein Schälchen um.
2. Anschließend zerteilst du den Brokkoli in Röschen. Diese gibst du zusammen mit dem Frischkäse, dem Wasser und dem Salz 2 Minuten lang im Linkslauf auf Stufe 3 in den Mixtopf.
3. Füge nun die Hühnerbrühe hinzu und lass die Suppe 15 Minuten lang bei 100 °C auf Stufe 1 aufkochen.
4. Abschließend gibst du den zerkleinerten Gouda mit zur Suppe, vermengst alles 20 Sekunden lang bei 100 °C auf Stufe 1 und verteilst die Suppe auf 2 tiefe Teller.

Hinweis:

Dauer: 35 min (Zubereitungszeit 15 min)
Punkte (pro Portion): 5
Nährwerte (pro Portion): 361 kcal, 7 g KH, 23 g EW, 26 g FE

Abendessen

GEFÜLLTE SPITZPAPRIKA

2 Portionen

ZUTATEN:

- 2 Spitzpaprika
- 100 g Gouda leicht
- 300 gemischtes Hackfleisch
- 1 Bund frische Petersilie
- 1 TL Salz

ZUBEREITUNG:

1. Halbiere die Paprika längs und entkerne sie.
2. Nun gibst du den Gouda, die Petersilie und das Salz für 10 Sekunden auf Stufe 4 in den Mixtopf.
3. Füge das Hackfleisch hinzu, setze den Deckel und den Messbecher auf und vermenge alles für weitere 10 Sekunden auf Stufe 3,5.
4. Heize den Backofen auf 180 °C Ober-/Unterhitze vor.
5. Lege nun die Spitzpaprika nebeneinander in eine Auflaufform und verteile die Hackfleisch-Käse-Masse gleichmäßig auf die Paprika.
6. Die Auflaufform gibst du für 35 Minuten lang in den vorgeheizten Backofen.

Hinweis:

Dauer: 45 min (Zubereitungszeit 10 min)
Punkte (pro Portion): 16
Nährwerte (pro Portion): 514 kcal, 5 g KH, 39 g EW, 36 g FE

Snack

QUARK-MOUSSE AU CHOCOLAT

2 Portionen

ZUTATEN:

- 50 g Zartbitterschokolade
- 100 ml Milch, fettarm
- 1 kleiner Becher Magerquark

ZUBEREITUNG:

1. Gib die Zartbitterschokolade für 5 Sekunden auf Stufe 6 in den Mixtopf.
2. Nun gibst du die Milch hinzu und erwärmst diese zusammen mit der Zartbitterschokolade 3 Minuten lang bei 50 °C auf Stufe 2.
3. Gib anschließend den Quark hinzu und vermenge alles zusammen 20 Sekunden lang auf Stufe 6.
4. Fülle das Quark-Mousse au Chocolat in 2 Schälchen um und stelle diese 1 Stunde lang im Kühlschrank kalt.

Hinweis:

Dauer: 1 h 15 min (Zubereitungszeit 15 min, 1 h kaltstellen)
Punkte (pro Portion): 6
Nährwerte (pro Portion): 245 kcal, 21 g KH, 18 g EW, 9 g FE

TAG 5

Frühstück:	Apfel-Mandel-Muffins
Mittagessen:	Spinat-Frittata
Abendessen:	Tomatensuppe
Snack:	Haselnuss-Kekse

Frühstück

2 Portionen

ZUTATEN:

- Apfel-Mandel-Muffins, bereits fertig

ZUBEREITUNG:

1. Nimm für das heutige Frühstück die Hälfte der Muffins bereits am Vorabend aus der Tiefkühltruhe.
2. Vor dem Frühstück kannst du die Muffins noch einmal kurz im Backofen aufbacken.

Hinweis:

Dauer: 5 min (Muffins bereits zubereitet und eingefroren)
Punkte (pro Portion): 3
Nährwerte (pro Portion): 651 kcal, 23 g KH, 16 g EW, 53 g FE

Mittagessen

SPINAT-FRITTATA

2 Portionen

ZUTATEN:

- 500 ml Wasser
- 100 g frischer Spinat
- 1 Zwiebel
- 1 Knoblauchzehe
- 1 EL Olivenöl
- 50 g Frischkäse
- 50 g Feta
- 3 Eier
- 1 TL Salz

ZUBEREITUNG:

1. Fülle zunächst das Wasser in den Mixtopf.
2. Nun gibst du den Spinat in den Varoma, setzt den Varoma auf, schließt den Deckel und garst den Spinat 15 Minuten lang auf Stufe 1.
3. Stelle nun den Varoma mit dem Spinat für später zur Seite und fülle das Wasser aus dem Mixtopf für später in ein anderes Gefäß um.
4. Schäle und halbiere die Zwiebel und den Knoblauch und gib beides 5 Sekunden lang auf Stufe 5 in den Mixtopf.
5. Nun gibst du das Olivenöl hinzu und dünstest die Zwiebel und den Knoblauch 3 Minuten lang auf Stufe 2 an.
6. Gib anschließend den gegarten Spinat, den Frischkäse, die Eier und das Salz mit in den Mixtopf und vermenge alles 15 Sekunden lang auf Stufe 3.
7. Feuchte nun ein Backpapier mit Wasser an, lege damit den Einlegeboden des Varomas aus und gib die Masse aus dem Mixtopf auf das Backpapier.
8. Nun würfelst du den Feta und verteilst diesen auf der Masse.
9. Gib das Wasser, welches du zur Seite gestellt hast, wieder zurück in den Mixtopf, setze den Varoma auf und gare die Spinat-Frittata 26 Minuten lang auf Stufe 1 im Varoma.
10. Entnimm die Frittata mit Hilfe des Backpapiers und serviere sie auf 2 Tellern.

Hinweis:

Dauer: 1 h (Zubereitungszeit 30 min)
Punkte (pro Portion): 4
Nährwerte (pro Portion): 367 kcal, 12 g KH, 16 g EW, 27 g FE

Abendessen

TOMATENSUPPE

2 Portionen

ZUTATEN:

- 1 Dose gehackte Tomaten
- 1 Dose passierte Tomaten
- 1 Zwiebel
- 50 g Schmand
- 1 EL Olivenöl
- 1 TL Basilikumpulver
- 1 TL Paprikapulver
- Salz und Pfeffer zum Abschmecken

ZUBEREITUNG:

1. Schäle und halbiere die Zwiebel und gib sie 5 Sekunden lang auf Stufe 5 in den Mixtopf.
2. Nun gibst du das Olivenöl hinzu und dünstest die Zwiebel 2 Minuten lang bei 100 °C auf Stufe 1 an.
3. Gib nun die gehackten und die passierten Tomaten hinzu und lass die Suppe 9 Minuten lang bei 100 °C auf Stufe 2 leicht köcheln.
4. Abschließend gibst du die restlichen Zutaten hinzu, schmeckst die Suppe mit den Gewürzen ab und pürierst stufenweise. Püriere sie 20 Sekunden lang und fange bei Stufe 4 an, dann folgt Stufe 6 und schließlich Stufe 8.
5. Serviere die fertige Suppe in 2 tiefen Tellern.

Hinweis:

Dauer: 20 min
Punkte (pro Portion): 5
Nährwerte (pro Portion): 233 kcal, 20 g KH, 8 g EW, 13 g FE

Snack

HASELNUSS-KEKSE

2 Portionen

ZUTATEN:

- Haselnuss-Kekse, bereits fertig

ZUBEREITUNG:

1. Nimm für den heutigen Snack 10 der Haselnuss-Kekse aus der Dose.

Hinweis:

Dauer: Bereits zubereitet
Punkte (pro Portion): 3
Nährwerte (pro Portion): 77 kcal, 2 g KH, 2 g EW, 1 g FE

TAG 6

Frühstück:	Erdbeer-Mandel-Pancakes
Mittagessen:	Eiweißbrot mit Frischkäse und Tomate
Abendessen:	Brokkoli-Crèmesuppe
Snack:	Kokoskuchen

Frühstück

ERDBEER-MANDEL-PANCAKES

2 Portionen

ZUTATEN:

- 3 Eier
- 2 EL Mandelmehl
- 2 EL Proteinpulver
- 50 ml Milch, fettarm
- 150 g Erdbeeren
- 20 g Xylit
- 1 TL Olivenöl
- 1 TL Honig

ZUBEREITUNG:

1. Putze und halbiere die Erdbeeren. Gib sie in ein Schälchen und bestreue sie mit dem Xylit.
2. Nun gibst du die Eier, das Mandelmehl, das Proteinpulver und die Milch 1 Minute lang auf Stufe 4 in den Mixtopf.
3. Erwärme nun das Olivenöl in der Pfanne und brate den Teig portionsweise von beiden Seiten goldbraun an.
4. Abschließend verteilst du die Pancakes auf 2 Teller, verteilst die Erdbeeren darauf und gibst etwas Honig darüber.

Hinweis:

Dauer: 15 min
Punkte (pro Portion): 4
Nährwerte (pro Portion): 258 kcal, 16 g KH, 19 g EW, 13 g FE

Mittagessen

EIWEISSBROT MIT FRISCHKÄSE UND TOMATE

2 Portionen

ZUTATEN:

Brot

- Eiweißbrot, bereits fertig

Belag

- 100 g Frischkäse
- 2 Tomaten
- Salz und Pfeffer zum Abschmecken

ZUBEREITUNG:

1. Das Eiweißbrot ist schon fertig. Entnimm bereits am Vormittag die Hälfte der Scheiben aus der Tiefkühltruhe.
2. Vor dem Mittagessen kannst du das Brot noch einmal kurz im Backofen aufbacken.
3. Zwischenzeitlich schneidest du die Tomaten in Scheiben und würzt diese mit etwas Salz und Pfeffer.
4. Abschließend bestreichst du die aufgebackenen Brotscheiben mit dem Frischkäse und verteilst die gewürzten Tomatenscheiben darauf.

Hinweis:

Dauer: 10 min (Brot bereits zubereitet und eingefroren)
Punkte (pro Portion): 9
Nährwerte (pro Portion): 530 kcal, 39 g KH, 29 g EW, 28 g FE

Abendessen

BROKKOLI-CRÈMESUPPE

2 Portionen

ZUTATEN:

- 1 Zwiebel
- 1 Knoblauchzehe
- 1 kleiner Brokkoli
- 50 g Schmand
- 400 ml Wasser
- 100 g Schafskäse
- 1 TL gekörnte Gemüsebrühe
- 1 TL Paprikapulver
- Salz und Pfeffer zum Abschmecken

ZUBEREITUNG:

1. Schäle und halbiere die Zwiebel und den Knoblauch und gib beides 3 Sekunden lang auf Stufe 5 in den Mixtopf.
2. Nun zerteilst du den Brokkoli in Röschen und gibst diese 3 Sekunden lang auf Stufe 5 mit in den Mixtopf.
3. Füge nun das Wasser, die Gemüsebrühe, das Paprikapulver, das Salz und den Pfeffer hinzu und lass die Suppe 17 Minuten lang bei 100 °C auf Stufe 1 leicht köcheln.
4. Anschließend gibst du den Schmand hinzu und pürierst die Suppe 1 Minute lang, schrittweise von Stufe 4 bis 8 ansteigend.
5. Schmecke die Suppe abschließend nochmal mit etwas Salz und Paprikapulver ab, verteile sie auf 2 Teller und zerbrösle den Schafskäse darüber.

Hinweis:

Dauer: 30 min (Zubereitungszeit 10 min)
Punkte (pro Portion): 6
Nährwerte (pro Portion): 276 kcal, 15 g KH, 17 g EW, 16 g FE

Snack

KOKOSKUCHEN

2 Portionen

ZUTATEN:

- Kokoskuchen, bereits fertig

ZUBEREITUNG:

1. Nimm bereits am Vorabend den Rest von dem eingefrorenen Kuchen aus der Tiefkühltruhe, damit er auftauen kann.
2. Vor dem Essen kannst du ihn noch einmal im Backofen aufbacken.

Hinweis:

Dauer: 5 min (Kuchen bereits zubereitet und eingefroren)
Punkte (pro Portion): 6
Nährwerte (pro Portion): 145 kcal, 8 g KH, 3 g EW, 11 g FE

TAG 7

Frühstück:	Rührei
Mittagessen:	Gemüse-Pommes
Abendessen:	Brokkoli mit Lachs
Snack:	Himbeer-Shake

Frühstück

RÜHREI

2 Portionen

ZUTATEN:

- 4 Eier
- 1 TL Paprikapulver
- 100 ml Milch, fettarm
- 2 EL Kokosöl
- Salz und Pfeffer zum Abschmecken

ZUBEREITUNG:

1. Gib alle Zutaten bis auf das Kokosöl 1 Minute lang auf Stufe 4 in den Mixtopf.
2. Nun zerlässt du das Kokosöl in einer Pfanne, gibst das Ei hinzu und brätst es auf mittlerer Stufe an. Zerpflücke es zwischendrin mit einem Pfannenwender.
3. Abschließend verteilst du es auf 2 Teller und schmeckst es nochmal mit etwas Salz und Pfeffer ab.

Hinweis:

Dauer: 10 min
Punkte (pro Portion): 12
Nährwerte (pro Portion): 250 kcal, 4 g KH, 11 g EW, 21 g FE

Mittagessen

GEMÜSE-POMMES

2 Portionen

ZUTATEN:

- 2 Zucchini
- 1 Ei
- 40 g Mandeln
- 40 g Parmesan
- 1 TL Oregano
- Salz und Pfeffer zum Abschmecken

ZUBEREITUNG:

1. Heize den Backofen zu Beginn auf 220 °C Umluft vor.
2. Nun schneidest du die Zucchini in pommesähnliche Streifen.
3. Dann gibst du die Mandeln und den Parmesan 15 Sekunden lang auf Stufe 10 in den Mixtopf.
4. Gib den Oregano, etwas Salz und Pfeffer hinzu und vermenge alles miteinander, bevor du die trockene Mischung in ein Schälchen umfüllst.
5. Danach gibst du das Ei in ein anderes Schälchen und verquirlst es.
6. Lege nun ein Backblech mit Backpapier aus.
7. Dann tunkst du die Zucchinipommes einzeln in das Ei und wälzt sie im Anschluss in der trockenen Mischung. Lege die Zucchini nebeneinander auf das Backblech und gib dieses 10 Minuten lang in den vorgeheizten Backofen.

Hinweis:

Dauer: 30 min (Zubereitungszeit 20 min)
Punkte (pro Portion): 6
Nährwerte (pro Portion): 262 kcal, 4 g KH, 16 g EW, 19 g FE

Abendessen

BROKKOLI MIT LACHS

2 Portionen

ZUTATEN:

- 1 Brokkoli
- 2 Lachsfilets
- 50 g Magerquark
- 1 TL gekörnte Gemüsebrühe
- 1 l Wasser
- 1 Prise Muskat
- Salz und Pfeffer zum Abschmecken

ZUBEREITUNG:

1. Gib zunächst das Wasser in den Mixtopf.
2. Anschließend zerteilst du den Brokkoli in Röschen und verteilst diese im Gareinsatz, bevor du diesen einhängst.
3. Nun feuchtest du ein Backpapier mit Wasser an und legst dieses in den Varomabehälter. Lege die Lachsfilets auf das Backpapier und würze sie mit etwas Salz und Pfeffer. Setze den Varoma auf und gare alles 25 Minuten lang auf Stufe 1.
4. Anschließend nimmst du den Varoma ab, entnimmst das Sieb und schüttest das Wasser weg.
5. Gib den gegarten Brokkoli zusammen mit dem Magerquark, der Gemüsebrühe, dem Muskat, etwas Salz und Pfeffer für 10 Sekunden auf Stufe 8 in den Mixtopf.
6. Abschließend servierst du den Lachs und das Brokkolipüree auf 2 Tellern.

Hinweis:

Dauer: 40 min (Zubereitungszeit 15 min)
Punkte (pro Portion): 1
Nährwerte (pro Portion): 347 kcal, 8 g KH, 38 g EW, 17 g FE

Snack

HIMBEER-SHAKE

2 Portionen

ZUTATEN:

- 250 g gefrorene Himbeeren
- 250 ml Milch
- 1 kleiner Becher Naturjoghurt

ZUBEREITUNG:

1. Gib die Himbeeren 15 Sekunden lang auf Stufe 6 in den Mixtopf.
2. Nun gibst du die Milch und den Naturjoghurt hinzu und vermengst alles 15 Sekunden lang auf Stufe 6.

Hinweis:

Dauer: 5 min
Punkte (pro Portion): 6
Nährwerte (pro Portion): 169 kcal, 18 g KH, 8 g EW, 6 g FE

Ernährungsplan – Woche 6

TAG 1

Frühstück:	Apfel-Mandel-Quark
Mittagessen:	Zucchini-Puffer
Abendessen:	Gulaschauflauf
Snack:	Brownie-Muffins

Frühstück

APFEL-MANDEL-QUARK

2 Portionen

ZUTATEN:

- 1 Apfel
- 500 g Magerquark
- 1 EL Eiweißpulver
- 250 ml Milch, fettarm
- 2 EL Mandelblättchen
- 2 EL Kokosraspel

ZUBEREITUNG:

1. Gib zunächst alle Zutaten bis auf den Apfel 30 Sekunden lang auf Stufe 4 in den Mixtopf.
2. Nun entkernst du den Apfel und schneidest diesen in kleine Stücke. Gib diese zum Quark hinzu und verrühre sie mit diesem.
3. Abschließend verteilst du den Quark auf 2 Schälchen.

Hinweis:

Dauer: 10 min
Punkte (pro Portion): 11
Nährwerte (pro Portion): 439 kcal, 24 g KH, 43 g EW, 18 g FE

Mittagessen

ZUCCHINI-PUFFER

2 Portionen

ZUTATEN:

- 100 g Gouda light
- 2 mittelgroße Zucchini
- 1 Bund Frühlingszwiebel
- 4 Eier
- 1 Prise Muskat
- 1 TL Paprikapulver
- 1 TL Salz
- 1 EL Olivenöl
- Salz und Pfeffer zum Abschmecken

ZUBEREITUNG:

1. Gib zunächst den Gouda 8 Sekunden lang auf Stufe 10 in den Mixtopf. Fülle den zerkleinerten Gouda für später in ein Schälchen um.
2. Anschließend zerteilst du die Zucchini in grobe Stücke und gibst diese 7 Sekunden lang auf Stufe 4 in den Mixtopf.
3. Fülle die Zucchini in eine große Schüssel um, gib 1 TL Salz darüber und lass alles 20 Minuten lang durchziehen, damit die Zucchini ihr Wasser abgeben.
4. Nach der Wartezeit musst du die Zucchini gut ausdrücken, um das Wasser zu entfernen.
5. Gib nun den Gouda, die Eier und die Gewürze 10 Sekunden lang auf Stufe 4 in den Mixtopf.
6. Danach schneidest du die Frühlingszwiebel in Ringe und gibst diese, zusammen mit den ausgedrückten Zucchini, 6 Sekunden lang im Linkslauf auf Stufe 3 mit in den Mixtopf. Schmecke den fertigen Teig nochmal mit etwas Salz und Pfeffer ab.
7. Danach erwärmst du das Olivenöl in einer Pfanne und gibst den Teig als kleine Puffer in die Pfanne, um sie von beiden Seiten goldbraun anzubraten.

Hinweis:

Dauer: 45 min (Zubereitungszeit 20 min)
Punkte (pro Portion): 6
Nährwerte (pro Portion): 430 kcal, 10 g KH, 25 g EW, 31 g FE

Abendessen

GULASCHAUFLAUF

2 Portionen

ZUTATEN:

- 250 g Rindergulasch
- 50 g Gouda
- 1 Zwiebel
- 1 rote Paprika
- 1 Tomate
- 2 EL Olivenöl
- 1 Dose passierte Tomaten
- 2 TL Paprikapulver
- ½ TL Chilipulver
- Salz und Pfeffer zum Abschmecken

ZUBEREITUNG:

1. Gib zunächst den Gouda 5 Sekunden lang auf Stufe 7 in den Mixtopf. Fülle ihn danach in ein Schälchen um.
2. Anschließend schälst und halbierst du die Zwiebel und gibst diese 5 Sekunden lang auf Stufe 7 in den Mixtopf.
3. Füge 1 EL Olivenöl hinzu und dünste die Zwiebel 2,5 Minuten lang auf Stufe 2 im Varoma an.
4. Währenddessen beginnst du bereits damit, das Rindergulasch zusammen mit 1 EL Olivenöl, dem Paprikapulver und etwas Salz und Pfeffer in einem Topf scharf anzubraten.
5. Nun gibst du die passierten Tomaten, das Chilipulver und das Rindergulasch in den Mixtopf und lässt alles 30 Minuten lang im Linkslauf auf Stufe 1 bei 100 °C leicht köcheln.
6. Heize nun den Backofen auf 180 °C Umluft vor.
7. Danach entkernst du die Paprika und entfernst den Stiel der Tomaten. Schneide das Gemüse in mundgerechte Stücke und gib diese in eine große Auflaufform.
8. Nach Ablauf der 30 Minuten gibst du das Rindergulasch aus dem Mixtopf mit in die Auflaufform und vermengst es mit der Tomate und der Paprika.
9. Bestreue das Gulasch mit dem Gouda und gib es abschließend 30 Minuten lang in den vorgeheizten Backofen.

Hinweis:

Dauer: 1 h 30 min (Zubereitungszeit 30 min)
Punkte (pro Portion): 10
Nährwerte (pro Portion): 487 kcal, 21 g KH, 38 g EW, 26 g FE

Snack

BROWNIE-MUFFINS

9 Portionen

ZUTATEN:

- 55 g Butter, halbfett
- 30 g Zartbitterschokolade
- 25 g Backkakao
- 2 Eier
- 100 Xylit
- 70 g Mandelmehl
- ½ TL Backpulver

ZUBEREITUNG:

1. Heize den Backofen auf 170 °C Ober-/Unterhitze vor.
2. Danach trennst du die Eier. Setze den Schmetterling ein und gib die Eiweiße 2 Minuten lang auf Stufe 4 in den Mixtopf, um sie zu Eischnee zu schlagen. Gib den Eischnee in ein Schälchen und stelle ihn für später zur Seite.
3. Nun brichst du die Schokolade in Stücke und gibst sie, zusammen mit der Butter, 3 Minuten lang auf Stufe 3 in den Mixtopf, um sie bei 80 °C zu schmelzen.
4. Füge nun die restlichen Zutaten bis auf den Eischnee mit in den Mixtopf und vermenge alles 1 Minute lang auf Stufe 4.
5. Nun füllst du den Eischnee vorsichtig hinzu und verrührst ihn 20 Sekunden lang auf Stufe 1 mit dem restlichen Teig.
6. Fülle den Teig in Muffinförmchen, stell diese auf ein Backblech und gib dieses 35 Minuten lang in den vorgeheizten Backofen.

Hinweis:

Dauer: 1 h (Zubereitungszeit 25 min)
Punkte (pro Portion): 4
Nährwerte (pro Portion): 136 kcal, 8 g KH, 6 g EW, 9 g FE

TAG 2

Frühstück:	Kidneybohnen-Brötchen mit Frischkäse und Gurke
Mittagessen:	Hühner-Paprika-Tomatentopf
Abendessen:	Eiersalat mit Paprika
Snack:	Apfel-Mandel-Muffins

Frühstück

KIDNEYBOHNEN-BRÖTCHEN MIT FRISCHKÄSE UND GURKE

2 Portionen

Brötchen

- Kidneybohnen-Brötchen, bereits fertig

Belag

- 100 g Frischkäse
- ½ Gurke
- Salz und Pfeffer zum Abschmecken

ZUBEREITUNG:

1. Du kannst die restlichen vier Brötchen bereits am Vorabend aus der Tiefkühltruhe nehmen und diese dann vor dem Frühstück einmal aufbacken.
2. Währenddessen schneidest du die Gurke in Scheiben und würzt sie mit etwas Salz und Pfeffer.
3. Abschließend halbierst du die Brötchen, bestreichst diese mit dem Frischkäse und legst die gewürzten Gurkenscheiben darauf.

Hinweis:

Dauer: 10 min (Brötchen bereits zubereitet und eingefroren)
Punkte (pro Portion): 2
Nährwerte (pro Portion): 433 kcal, 26 g KH, 20 g EW, 26 g FE

459 | ANJA FINKE

Mittagessen

HÜHNER-PAPRIKA-TOMATENTOPF

2 Portionen

ZUTATEN:

- 250 g Hühnerbrust
- 2 Paprika
- 1 Dose gewürfelte Tomaten
- 150 ml Rama Cremefine
- 1 Knoblauchzehe
- 1 Zwiebel
- 1 TL Paprikapulver
- 2 EL Olivenöl
- Salz und Pfeffer zum Abschmecken

ZUBEREITUNG:

1. Schneide das Hühnerfleisch in kleine Stücke und brate diese zusammen mit 1 EL Olivenöl in einer Pfanne an.
2. Danach schälst und halbierst du die Zwiebel und den Knoblauch und gibst beides 5 Sekunden lang auf Stufe 7 in den Mixtopf.
3. Gib das restliche Olivenöl hinzu und dünste die Zwiebel und den Knoblauch 2,5 Minuten bei 100 °C auf Stufe 2 an.
4. Entkerne anschließend die Paprika und schneide diese in mundgerechte Stücke.
5. Gib die Paprikastücke mit in den Mixtopf und dünste diese für weitere 3 Minuten bei 100 °C auf Stufe 2 an.
6. Danach entkernst du die Tomaten, würfelst sie und gibst sie zusammen mit der Sahne und den Gewürzen mit in den Mixtopf. Lass alles 10 Minuten lang auf Stufe 2 leicht köcheln.
7. Schließe den Mixtopf und püriere alles 15 Sekunden lang auf Stufe 6.
8. Abschließend gibst du das angebratene Fleisch mit in den Mixtopf. Erwärme alles 8 Minuten lang im Linkslauf bei 100 °C und schmecke alles mit Salz und Pfeffer ab.

Hinweis:

Dauer: 30 min
Punkte (pro Portion): 8
Nährwerte (pro Portion): 505 kcal, 35 g KH, 35 g EW, 23 g FE

Abendessen

EIERSALAT MIT PAPRIKA

2 Portionen

- 1 Paprika
- 5 hartgekochte Eier
- 1 kleines Glas Gewürzgurken
- 100 g Frischkäse
- 1 Bund frischer Schnittlauch
- 1 TL Senf
- Salz und Pfeffer zum Abschmecken

ZUBEREITUNG:

1. Gib zunächst die Gewürzgurke, den Frischkäse und den Senf 4 Sekunden lang auf Stufe 5 in den Mixtopf.
2. Nun schneidest du den Schnittlauch in kleine Röllchen.
3. Die hartgekochten Eier schälst und würfelst du. Gib die gewürfelten Eier und den Schnittlauch mit in den Mixtopf und vermenge alles miteinander. Schmecke den Eiersalat nochmal mit etwas Salz und Pfeffer ab.
4. Abschließend halbierst und entkernst du die Paprika und füllst die Paprika mit dem Eiersalat.

Hinweis:

Dauer: 15 min
Punkte (pro Portion): 1
Nährwerte (pro Portion): 348 kcal, 10 g KH, 16 g EW, 26 g FE

Snack

APFEL-MANDEL-MUFFINS

2 Portionen

ZUTATEN:

- Apfel-Mandel-Muffins, bereits fertig

ZUBEREITUNG:

1. Nimm für den heutigen Snack die restlichen Muffins bereits am Vorabend aus der Tiefkühltruhe.
2. Vor dem Essen kannst du die Muffins kurz noch einmal im Backofen aufbacken.

Hinweis:

Dauer: 5 min (Muffins bereits zubereitet und eingefroren)
Punkte (pro Portion): 3
Nährwerte (pro Portion): 651 kcal, 23 g KH, 16 g EW, 53 g FE

TAG 3

Frühstück:	Mandel-Zimt-Quark
Mittagessen:	Versunkene Eier
Abendessen:	Käse-Kräuter-Pfannkuchen
Snack:	Rohkost mit Paprika-Auberginen-Dip

Frühstück

MANDEL-ZIMT-QUARK

2 Portionen

ZUTATEN:

100 ml Milch, fettarm
1 kleiner Becher Magerquark
50 g gemahlene Mandeln
1 TL Eiweißpulver
1 EL Zimt

ZUBEREITUNG:

1. Setze zunächst den Schmetterling in den Mixtopf ein.
2. Nun gibst du die Milch, den Magerquark und die gemahlenen Mandeln hinzu. Schließe den Deckel und setze den Messbecher auf, bevor du alles 1 Minute lang bei 100 °C auf Stufe 2 vermengst.
3. Füge anschließend das Eiweißpulver und den Zimt hinzu und vermenge alles 20 Sekunden lang auf Stufe 3.
4. Verteile den Mandel-Zimt-Quark auf 2 Schälchen.

Hinweis:

Dauer: 10 min
Punkte (pro Portion): 7
Nährwerte (pro Portion): 268 kcal, 9 g KH, 23 g EW, 15 g FE

Mittagessen

VERSUNKENE EIER

2 Portionen

ZUTATEN:

- 4 Eier
- 4 Scheiben Kochschinken
- 100 g Gouda light
- 1 Bund Schnittlauch
- Salz und Pfeffer zum Abschmecken

ZUBEREITUNG:

1. Setze den Rühraufsatz ein und trenne die Eier. Die Eigelbe gibst du in ein Schälchen und stellst dieses für später zur Seite.

2. Die Eiweiße gibst du 4 Minuten lang auf Stufe 3,5 in den Mixtopf und schlägst sie zu Eischnee. Fülle den Eischnee für später in ein Schälchen um.

3. Nun gibst du den Gouda, den Kochschinken und den Schnittlauch 7 Sekunden lang auf Stufe 4 in den Mixtopf.

4. Hebe die zerkleinerten Zutaten mit dem Eischnee unter. Nun machst du mit der Eischneemasse 4 Haufen in einer Auflaufform. Forme jeweils eine kleine Mulde im Eisschnee und gib die Auflaufform 6 Minuten lang bei 200 °C in den Backofen.

5. Abschließend gibst du jeweils ein Eigelb in die Mulde und backst die Versunkenen Eier nochmal 8 Minuten lang bei 200 °C. Würze alles mit etwas Salz und Pfeffer und verteile jeweils 2 versunkene Eier auf einen Teller.

Hinweis:

Dauer: 30 min
Punkte (pro Portion): 5
Nährwerte (pro Portion): 358 kcal, 1 g KH, 31 g EW, 25 g FE

Abendessen

KÄSE-KRÄUTER-PFANNKUCHEN

2 Portionen

ZUTATEN:

- 4 Eier
- 100 g Gouda light
- 1 TL Oregano
- 1 Bund frische Petersilie
- 1 Bund frischer Schnittlauch
- 1 EL Butter
- Salz und Pfeffer zum Abschmecken

ZUBEREITUNG:

1. Gib zunächst die Petersilie und den Schnittlauch 3 Sekunden lang auf Stufe 8 in den Mixtopf.
2. Nun kommt der Gouda 8 Sekunden lang auf Stufe 6 mit in den Mixtopf.
3. Danach gibst du die Eier und den Oregano in den Mixtopf und vermengst alles 8 Sekunden lang auf Stufe 3,5.
4. Lasse danach die Butter in der Pfanne schmelzen und brate 4 Käse-Kräuter-Pfannkuchen darin an. Wende die Pfannkuchen zwischendrin, damit du sie von beiden Seiten goldbraun anbraten kannst.
5. Abschließend verteilst du die Pfannkuchen auf 2 Teller und würzt sie mit etwas Salz und Pfeffer.

Hinweis:

Dauer: 25 min
Punkte (pro Portion): 7
Nährwerte (pro Portion): 351 kcal, 1 g KH, 23 g EW, 27 g FE

Snack

ROHKOST MIT PAPRIKA-AUBERGINEN-DIP

2 Portionen

ZUTATEN:

Dip

- 1 rote Paprika
- 1 Aubergine
- 2 Knoblauchzehen
- 2 EL Olivenöl
- 1 TL Honig
- 1 TL Salz

Rohkost

- ½ Gurke
- 1 Kohlrabi
- 250 g Cocktailtomaten

ZUBEREITUNG:

1. Heize zunächst den Backofen auf 180 °C Ober-/Unterhitze vor.
2. Nun entkernst du die Paprika und schneidest diese, zusammen mit der Aubergine, in grobe Stücke.
3. Lege ein Backblech mit Backpapier aus und verteile das Gemüse darauf. Vermenge das Gemüse mit dem Olivenöl und gib das Backblech 30 Minuten lang in den vorgeheizten Backofen.
4. Währenddessen schälst du die Knoblauchzehen und gibst diese mit der Paprika, der Aubergine, dem Honig und dem Salz 8 Sekunden lang auf Stufe 5 in den Mixtopf.
5. Abschließend schälst du den Kohlrabi und schneidest diesen in Stücke. Die Gurke schneidest du in Scheiben. Die Cocktailtomaten halbierst du.

Hinweis:

Dauer: 40 min (Zubereitungszeit 20 min)
Punkte (pro Portion): 5
Nährwerte (pro Portion): 241 kcal, 20 g KH, 5 g EW, 15 g FE

TAG 4

Frühstück:	Vanillequark
Mittagessen:	Blumenkohlsuppe
Abendessen:	Mozzarellaboden mit Gemüse und Hähnchenfleisch
Snack:	Mandel-Parmesan-Cracker

Frühstück

VANILLEQUARK

2 Portionen

ZUTATEN:

- 3 Vanilleschoten
- 50 g Xylit
- 500 g Magerquark
- 2 TL Zimt

ZUBEREITUNG:

1. Leg zunächst ein Backblech mit Backpapier aus. Dann legst du die Vanilleschoten darauf und gibst das Backblech 10 Minuten lang bei 150 °C Ober-/Unterhitze in den Backofen.
2. Lass die Vanilleschoten nun abkühlen und gib sie dann 3 Sekunden lang auf Stufe 10 in den Mixtopf.
3. Füge den Xylit hinzu und mahle alles 30 Sekunden lang auf Stufe 10.
4. Danach gibst du den Quark hinzu und vermengst alles 6 Sekunden lang auf Stufe 4.
5. Verteile den Vanillequark auf 2 Schälchen.

Hinweis:

Dauer: 20 min (Zubereitungszeit 10 min)
Punkte (pro Portion): 6
Nährwerte (pro Portion): 226 kcal, 23 g KH, 30 g EW, 1 g FE

Mittagessen

BLUMENKOHLSUPPE

2 Portionen

ZUTATEN:

- Blumenkohlsuppe, bereits fertig
- Salz und Pfeffer zum Abschmecken

ZUBEREITUNG:

1. Nimm die Suppe bereits am Vormittag aus der Tiefkühltruhe, damit sie auftauen kann.
2. Vor dem Mittagessen erwärmst du die Suppe, schmeckst sie nochmals mit etwas Salz und Pfeffer ab und servierst sie in 2 tiefen Tellern.

Hinweis:

Dauer: 5 min (Suppe bereits zubereitet und eingefroren)
Punkte (pro Portion): 4
Nährwerte (pro Portion): 364 kcal, 20 g KH, 12 g EW, 25 g FE

Abendessen

MOZZARELLABODEN MIT GEMÜSE UND HÄHNCHEN

2 Portionen

ZUTATEN:

- 1 Mozzarella light
- 200 g Putenbrustfilet
- 1 Karotte
- 1 Kohlrabi
- 1 Lauch
- 1 EL Olivenöl
- 2 TL Currypulver
- 1 TL Paprikapulver
- 500 ml Wasser
- Salz und Pfeffer zum Abschmecken

ZUBEREITUNG:

1. Gib zunächst das Wasser in den Mixtopf und hänge das Garkörbchen ein. Lege den Mozzarella in das eingehängte Garkörbchen.
2. Dann schälst du die Karotte und den Kohlrabi und würfelst beides. Den Lauch schneidest du in Ringe.
3. Verteile das Gemüse im Varoma und setze diesen auf den Mixtopf. Lass nun alles 5 Minuten lang im Varoma garen.
4. Nun wendest du den Mozzarella und lässt alles weitere 5 Minuten lang garen.
5. Danach entnimmst du den Varoma und lässt das Gemüse weitere 15 Minuten lang auf Stufe 1 im Varoma garen.
6. Zwischenzeitlich schneidest du das Fleisch in dünne Streifen, würzt diese mit dem Paprikapulver und dem Currypulver und brätst es mit dem Olivenöl in einer Pfanne an.
7. Lege nun ein Backblech mit Backpapier aus und lege den vorgegarten Mozzarella darauf. Lege ein zweites Backpapier darauf und rolle den Mozzarella zu einer Art Boden aus.
8. Abschließend verteilst du das Fleisch und das gegarte Gemüse auf dem Mozzarellaboden und würzt alles mit etwas Salz und Pfeffer.

Hinweis:

Dauer: 40 min (Zubereitungszeit 20 min)
Punkte (pro Portion): 7
Nährwerte (pro Portion): 274 kcal, 10 g KH, 40 g EW, 8 g FE

Snack

MANDEL-PARMESAN-CRACKER

9 Portionen

ZUTATEN:

- 2 Eier
- 165 g Mandeln
- 165 g Parmesan
- 1 TL Salz
- 1 TL Oregano
- 1 TL Paprikapulver

ZUBEREITUNG:

1. Heize den Backofen auf 200 °C Umluft vor.
2. Gib nun die Mandeln und den Parmesankäse für 10 Sekunden auf Stufe 10 in den Mixtopf.
3. Danach fügst du die Eier und die Gewürze hinzu und vermengst alles 15 Sekunden lang auf Stufe 3.
4. Nun legst du ein Backblech mit Backpapier aus und verteilst die Masse darauf.
5. Lege ein weiteres Backpapier darauf und rolle die Masse gut aus.
6. Nun ziehst du das obere Backpapier wieder herunter und schiebst das Backblech 13 Minuten lang in den vorgeheizten Backofen.
7. Abschließend lässt du die Cracker abkühlen und brichst sie in einzelne Stücke.

Hinweis:

Dauer: 20 min
Punkte (pro Portion): 6
Nährwerte (pro Portion): 302 kcal, 2 g KH, 17 g EW, 24 g FE

TAG 5

Frühstück:	Mandelbrei mit Himbeeren
Mittagessen:	Scharfe Currysuppe mit Gemüse und Hähnchenbrustfilet
Abendessen:	Quiche mit grünem Spargel, Bärlauch und Tomaten
Snack:	Haselnussberge

Frühstück

MANDELBREI MIT HIMBEEREN

2 Portionen

ZUTATEN:

- 250 g Himbeeren
- 220 ml Milch, fettarm
- 60 g Mandeln
- 30 ml Mineralwasser

ZUBEREITUNG:

1. Gib zunächst die Mandeln 10 Sekunden lang auf Stufe 8 in den Mixtopf.
2. Danach gibst du Milch und das Mineralwasser hinzu und erwärmst alles 8 Minuten lang bei 100 °C auf Stufe 2 im Linkslauf.
3. Verteile den Mandelbrei auf 2 Schälchen und gib die Himbeeren darüber.

Hinweis:

Dauer: 10 min
Punkte (pro Portion): 8
Nährwerte (pro Portion): 292 kcal, 16 g KH, 11 g EW, 19 g FE

Mittagessen

SCHARFE CURRYSUPPE MIT GEMÜSE UND HÄHNCHENBRUSTFILET

2 Portionen

ZUTATEN:

- 1 Hühnerbrustfilet
- 1 kleiner Blumenkohl
- 1 mittelgroße Zucchini
- 500 ml Wasser
- 85 g Frischkäse
- 2 TL gekörnte Gemüsebrühe
- 2 TL Currypulver
- 1 TL Paprikapulver
- Salz und Pfeffer zum Abschmecken

ZUBEREITUNG:

1. Bereite zunächst die Zutaten zu. Hierfür schneidest du das Hähnchenbrustfilet in Würfel. Den Blumenkohl zerteilst du in Röschen und die Zucchini halbierst du längs und schneidest sie in halbe Scheiben.
2. Nun gibst du das Wasser und die Gemüsebrühe in den Mixtopf und verschließt diesen.
3. Setze nun den Gareinsatz auf und verteile das Gemüse im Gareinsatz.
4. Anschließend setzt du das Einlegesieb auf und legst es mit angefeuchtetem Backpapier aus.
5. Verteile das gewürfelte Hähnchenbrustfilet auf dem Backpapier und würze dieses mit 1 TL Currypulver, dem Paprikapulver und etwas Salz und Pfeffer. Gare nun das Gemüse und das Hähnchenfleisch 20 Minuten lang im Varoma auf Stufe 1.
6. Im Anschluss an die Garzeit entnimmst du das Gemüse und das Fleisch und gibst beides zusammen in eine Schale.
7. Danach gibst du das restliche Currypulver, den Frischkäse und ein Viertel des gegarten Gemüses mit in den Mixtopf. Püriere die Suppe 2 Minuten lang bei 100 °C auf Stufe 10 und schmecke sie mit etwas Salz und Pfeffer ab.
8. Abschließend gibst du die Flüssigkeit über das gegarte Gemüse und Fleisch und vermengst alles miteinander.
9. Verteile die Suppe auf 2 tiefe Teller.

Hinweis:

Dauer: 1 h (Zubereitungszeit 35 min)
Punkte (pro Portion): 1
Nährwerte (pro Portion): 345 kcal, 10 g KH, 44 g EW, 13 g FE

Abendessen

QUICHE MIT GRÜNEM SPARGEL, BÄRLAUCH UND TOMATEN

2 Portionen

ZUTATEN:

- 3 Eier
- 500 ml Wasser
- 1 Bund grüner Spargel
- 6 Stängel Bärlauch
- 6 Stück Kirschtomaten
- 1 Becher Crème Légère mit Kräutern
- 50 g Gouda light
- 1 Prise Muskat
- Salz und Pfeffer zum Abschmecken

ZUBEREITUNG:

1. Gib zunächst das Wasser in den Mixtopf und setze danach den Varoma auf. Dann schneidest du den Spargel in Stücke, gibst diese in den Varoma und gare sie 15 Minuten lang auf Stufe 1. Fülle den gegarten Spargel in ein Schälchen um.
2. Danach entfernst du das Wasser aus dem Mixtopf und trocknest diesen kurz ab.
3. Gib den Gouda 10 Sekunden lang auf Stufe 10 in den Mixtopf. Fülle den Gouda ebenfalls in ein Schälchen um.
4. Du kannst den Ofen nun bereits auf 200 °C Ober-/Unterhitze vorheizen.
5. Danach gibst du die Eier und den Bärlauch 10 Sekunden lang auf Stufe 7 in den Mixtopf.
6. Nun gibst du die Crème Légère mit Kräutern, den zerkleinerten Gouda und die Gewürze in den Mixtopf und vermengst alles 8 Sekunden lang im Linkslauf auf Stufe 5.
7. Lege nun den Spargel in eine flache Auflaufform. Die Kirschtomaten halbierst du und vermengst diese mit den Spargelstücken.
8. Danach verteilst du die Masse über dem Gemüse und gibst die Auflaufform 30 Minuten lang in den vorgeheizten Backofen.

Hinweis:

Dauer: 1 h 15 min (Zubereitungszeit 30 min)
Punkte (pro Portion): 8
Nährwerte (pro Portion): 474 kcal, 11 g KH, 20 g EW, 37 g FE

Snack

HASELNUSS-KEKSE

2 Portionen

ZUTATEN:

- Haselnuss-Kekse, bereits fertig

ZUBEREITUNG:

1. Nimm für den heutigen Snack 10 der Haselnuss-Kekse aus der Dose.

Hinweis:

Dauer: Bereits zubereitet
Punkte (pro Portion): 3
Nährwerte (pro Portion): 77 kcal, 2 g KH, 2 g EW, 1 g FE

TAG 6

Frühstück:	Eiweißbrot mit Tomate, Mozzarella und Ei
Mittagessen:	Gemüseeintopf
Abendessen:	Thunfisch-Fenchel-Salat
Snack:	Himbeerquark

Frühstück

EIWEISSBROT MIT TOMATE, MOZZARELLA UND EI

2 Portionen

ZUTATEN:

Brot

- Eiweißbrot, bereits fertig

Belag

- 2 hartgekochte Eier
- 2 Tomaten
- 1 Mozzarella light
- Salz und Pfeffer zum Abschmecken

ZUBEREITUNG:

1. Das Eiweißbrot ist bereits fertig. Entnimm bereits am Vorabend das restliche Brot aus der Tiefkühltruhe.
2. Vor dem Frühstück kannst du das Brot noch einmal kurz im Backofen aufbacken.
3. Zwischenzeitlich schneidest du die Tomaten, den Mozzarella und die Eier in Scheiben und würzt diese mit etwas Salz und Pfeffer.
4. Abschließend belegst du die aufgebackenen Brotscheiben mit dem Mozzarella, den Tomaten und den Eiern.

Hinweis:

Dauer: 10 min (Brot bereits zubereitet und eingefroren)
Punkte (pro Portion): 8
Nährwerte (pro Portion): 565 kcal, 38 g KH, 43 g EW, 26 g FE

Mittagessen

GEMÜSEEINTOPF

2 Portionen

ZUTATEN:

- Gemüseeintopf, bereits fertig
- Salz und Pfeffer zum Abschmecken

ZUBEREITUNG:

1. Nimm für das heutige Mittagessen die Suppe bereits am Vorabend aus der Tiefkühltruhe.
2. Vor dem Verzehr gibst du die Suppe in einen Topf, erwärmst sie und schmeckst sie abschließend nochmals mit etwas Salz und Pfeffer ab.

Hinweis:

Dauer: 5 min (Suppe bereits zubereitet und eingefroren)
Punkte (pro Portion): 10
Nährwerte (pro Portion): 507 kcal, 25 g KH, 17 g EW, 36 g FE

Abendessen

THUNFISCH-FENCHEL-SALAT

2 Portionen

ZUTATEN:

- 1 Dose Thunfisch
- 2 Tomaten
- 1 Fenchel
- Saft einer Zitrone
- 1 Gurke
- 1 Knoblauchzehe
- 1 EL Olivenöl
- Salz und Pfeffer zum Abschmecken

ZUBEREITUNG:

1. Lass anfangs den Thunfisch gut abtropfen.
2. Danach halbierst du die Tomaten, entfernst den Strunk und schneidest die Tomaten in halbe Scheiben.
3. Viertle nun den Fenchel, entferne den Strunk und gib den Fenchel 5 Sekunden lang auf Stufe 5 in den Mixtopf.
4. Nun gibst du die Tomaten, den Zitronensaft und das Olivenöl hinzu und vermengst alles 1 Minute lang auf Stufe 2 im Linkslauf.
5. Fülle den Salat nun aus dem Mixtopf in eine Salatschüssel um.
6. Nun gibst du die Gurke in groben Stücken in den Mixtopf.
7. Schäle den Knoblauch und gib diesen zur Gurke. Zerkleinere beides 8 Sekunden lang auf Stufe 5. Gib beides zum Salat und vermenge es mit einem Salatbesteck.
8. Würze den Salat mit etwas Salz und Pfeffer und verteile anschließend den Thunfisch darüber.

Hinweis:

Dauer: 15 min
Punkte (pro Portion): 2
Nährwerte (pro Portion): 189 kcal, 7 g KH, 20 g EW, 8 g FE

Snack

HIMBEERQUARK

2 Portionen

ZUTATEN:

- 1 kleiner Becher Magerquark
- 250 g Himbeeren
- 2 EL Milch, fettarm
- 1 EL Agavendicksaft

ZUBEREITUNG:

1. Gib alle Zutaten zusammen in den Mixtopf und vermenge sie 10 Sekunden lang auf Stufe 8.
2. Nun verteilst du den Quark auf 2 Schälchen.

Hinweis:

Dauer: 5 min
Punkte (pro Portion): 4
Nährwerte (pro Portion): 165 kcal, 20 g KH, 17 g EW, 1 g FE

TAG 7

Frühstück:	Käse-Muffins mit Schinkenwürfeln
Mittagessen:	Rindfleisch mit Tomatensoße
Abendessen:	Paprika-Crèmesuppe mit Zwiebelringen
Snack:	Mango-Chia-Quark

Frühstück

KÄSE-MUFFINS MIT SCHINKENWÜRFELNJAVASCRIPT:;

2 Portionen

ZUTATEN:

- Muffins, bereits fertig

ZUBEREITUNG:

1. Nimm die Muffins für das heutige Frühstück bereits am Vorabend aus der Tiefkühltruhe.
2. Vor dem Verzehr bäckst du die Muffins noch einmal im Ofen auf.

Hinweis:

Dauer: 5 min (Muffins bereits zubereitet und eingefroren)
Punkte (pro Portion): 4
Nährwerte (pro Portion): 169 kcal, 1 g KH, 11 g EW, 13 g FE

Mittagessen

RINDFLEISCH MIT TOMATENSOSSE

2 Portionen

ZUTATEN:

- 300 g Rinderfilet
- 2 EL Mehl
- 2 EL Butter
- 2 EL Olivenöl
- 150 ml Rinderbrühe
- 2 EL Tomatenmark
- 1 TL Paprikapulver
- Prise Salz

ZUBEREITUNG:

1. Schneide zunächst das Rinderfilet in dünne Streifen und wende diese im Mehl.
2. Danach gibst du die Butter und das Olivenöl in eine Pfanne und erwärmst sie.
3. Brate das Rindfleisch ca. 5 Minuten in der Pfanne an und fülle es in den Mixtopf um.
4. Danach gibst du die Rinderbrühe dazu und kochst das Rindfleisch 3 Minuten lang bei 100 °C im Linkslauf auf.
5. Füge dann die restlichen Zutaten hinzu, koche alles 20 Minuten lang bei 100 °C im Linkslauf auf und schmecke die Soße abschließend mit etwas Salz ab.

Hinweis:

Dauer: 35 min (Zubereitungszeit 15 min)
Punkte (pro Portion): 13
Nährwerte (pro Portion): 485 kcal, 9 g KH, 33 g EW, 34 g FE

Abendessen

PAPRIKA-CRÈMESUPPE MIT ZWIEBELRINGEN

2 Portionen

ZUTATEN:

- 2 rote Zwiebeln
- 2 Paprika
- 250 ml Gemüsebrühe
- 1 kleine Dose Kokosmilch
- 1 TL Currypulver
- 1 TL Paprikapulver
- 1 EL Olivenöl
- Salz und Pfeffer zum Abschmecken

ZUBEREITUNG:

1. Schäle zunächst die Zwiebel, halbiere sie und schneide sie in Scheiben.
2. Nun gibst du die Zwiebel und das Olivenöl 5 Minuten lang bei 120 C° im Linkslauf auf Stufe 1 in den Mixtopf. Fülle die Zwiebeln für später in ein Schälchen um.
3. Entkerne zwischenzeitlich die Paprika und gib diese in groben Stücken 8 Sekunden lang auf Stufe 7 in den Mixtopf.
4. Danach gibst du die Gemüsebrühe und die Gewürze mit in den Mixtopf und garst alles 10 Minuten lang bei 95 °C auf Stufe 2.
5. Gib anschließend noch die Kokosmilch hinzu und püriere die Suppe 35 Sekunden lang, stufenweise aufsteigend von Stufe 4 hin zu Stufe 8.
6. Schmecke die Suppe abschließend mit etwas Salz und Pfeffer ab, verteile sie auf 2 tiefe Teller und garniere sie mit den Zwiebeln.

Hinweis:

Dauer: 25 min
Punkte (pro Portion): 11
Nährwerte (pro Portion): 338 kcal, 24 g KH, 6 g EW, 23 g FE

Snack

MANGO-CHIA-QUARK

2 Portionen

ZUTATEN:

- 2 EL Chiasamen
- 200 ml Milch
- 1 kleiner Becher Magerquark
- 3 EL feine Haferflocken
- 1 Mango
- 1 Apfel

ZUBEREITUNG:

1. Gib die Chiasamen zusammen mit der Milch 30 Minuten lang in ein Schälchen, um sie quellen zu lassen.
2. Anschließend gibst du die Chiasamen, die Milch, die Haferflocken und den Quark 10 Sekunden lang auf Stufe 1 in den Mixtopf, um alles zu vermengen. Verteile den Quark auf 2 Schälchen.
3. Nun entkernst du den Apfel, viertelst ihn und gibst ihn 10 Sekunden lang auf Stufe 8 in den Mixtopf.
4. Schäle und entkerne nun die Mango und gib sie 5 Sekunden lang auf Stufe 8 zum Apfel hinzu.
5. Verteile nun die Obstmasse über dem Quark in den Schälchen und stelle den Snack 1 Stunde im Kühlschrank kalt.

Hinweis:

Dauer: 1 h 45 min (Zubereitungszeit 15 min, Quellzeit 30 min, 1 h kaltstellen)
Punkte (pro Portion): 5
Nährwerte (pro Portion): 265 kcal, 32 g KH, 20 g EW, 5 g FE

Intervallfasten auf Knopfdruck!

Der Fasten-Ratgeber zum Abnehmen mit dem Thermomix. Schnell und gesund schlank werden durch Intermittierendes Fasten wie der 16:8 Diät

Anja Finke

Inhaltsverzeichnis

1. Einleitung

Gehörst du zu den Menschen, die mit ihrem Körpergewicht nicht vollkommen zufrieden sind? Dann hast du bestimmt schon einiges ausprobiert, um die überflüssigen Pfunde wieder loszuwerden. Während einige sich dazu entschließen, sich ausgewogener zu ernähren und mehr Sport zu treiben, probieren andere Menschen eine Diät nach der anderen aus. Zumeist stellt sich dann der Jo-Jo-Effekt ein und die verschwundenen Kilos sind schnell wieder zurück. Was das Angebot an Diäten angeht, so hast sicher auch du den Überblick bereits verloren. Es gibt zahlreiche Methoden und Präparate und jeder Hersteller verspricht dir, dass seine Diät die einzig wahre ist. Da fällt es schwer, sich zu entscheiden.

In diesem Buch soll auf eine relativ moderne Form einer Diät eingegangen werden, auf das Intervallfasten nämlich. Du erfährst, was es damit auf sich hat und warum es sich besonders gut zum Abnehmen eignet. Mit dem Intervallfasten kann es auch dir möglich sein, dauerhaft Gewicht zu reduzieren und anschließend zu halten. Das Intervallfasten ist jedoch sehr vielfältig. So gibt es unterschiedliche Formen, auf welche im Laufe dieses Ratgebers näher eingegangen wird. Ziel ist es, dass du das Intervallfasten nicht nur kennenlernst, sondern dass du auch herausfinden kannst, ob diese Diätform überhaupt für dich geeignet ist. Daher werden die Vorteile und Nachteile aufgezeigt, die diese Fasten-Diät mit sich bringt, und du erhältst Beispiele dafür, wie sie in den Alltag integriert werden kann.

Dies gestaltet sich manchmal nicht so einfach. Schon wenn du nur für dich allein verantwortlich bist, können Arbeitszeiten und sonstige Termine die Planung von Mahlzeiten erschweren. Mit einer Familie scheint dir das Ganze vielleicht überhaupt unmöglich. Aber keine Sorge, zum Glück gibt es beim Intervallfasten verschiedene Methoden, die ausreichend Flexibilität bieten, um für jeden das Passende zu finden. In diesem Buch findest du auch ein paar Tipps, wie du das Intervallfasten für dich in einen Arbeits- oder Familienalltag integrieren kannst.

So erfährst du in einer Schritt-für-Schritt-Anleitung, wie auch du das Intervallfasten erfolgreich zum Abnehmen nutzen kannst. Da aber bei den meisten Fastenmethoden auch etwas gegessen werden muss, sollen hier auch ein paar gesunde Rezepte für Suppen, Salate und Hauptmahlzeiten mit auf den Weg gegeben werden. Der Vorteil an diesen Rezepten ist, dass du sie alle ganz einfach im Thermomix zubereiten kannst. In einem Bonusheft zu diesem Buch erhältst du Rezepte für leckere Desserts, Smoothies und gesunde Snacks.

2. Intervallfasten:
Begriffsklärung und geschichtlicher Hintergrund

Begriffsklärung

Bevor es um die Praxis beim Intervallfasten geht, solltest du jedoch zuerst einmal wissen, was das Intervallfasten überhaupt ist. Intervallfasten wird auch als intermittierendes Fasten bezeichnet. Grundsätzlich geht es darum, über einen längeren Zeitraum keine Nahrung zu sich zu nehmen. Im Trend liegt das Intervallfasten, weil es zahlreiche positive Effekte auf die körperliche Gesundheit eines Menschen haben kann. So eignet es sich nicht nur gut zum Abnehmen. Auch der körperliche Alterungsprozess lässt sich damit verlangsamen. Selbst auf die Leistungsfähigkeit des Gehirns kann sich das Intervallfasten einigen Studien zufolge positiv auswirken.

Allerdings birgt der Verzicht auf Nahrung auch immer gewisse Gefahren und Risiken. Daher sollte diese Fasten-Variante richtig angewendet werden, um am Ende nicht negative Effekte zu erzielen. Wie die einzelnen Intervalle aufgebaut sind, hängt auch vom Ziel ab, das man damit erreichen möchte. Zumeist wird der Tag in verschiedene Phasen oder Intervalle eingeteilt. Dabei wird die meiste Zeit des Tages auf die Aufnahme von fester Nahrung verzichtet, während über einen kurzen Zeitraum wieder gegessen werden darf.

Da wir in einer Gesellschaft leben, wo es Nahrungsmittel scheinbar im Überfluss gibt, mag die Variante des Intervallfastens einem als unpassend vorkommen. Es handelt sich beim Intervallfasten jedoch nicht um einen esoterischen Ansatz. Vielmehr konnten die physiologischen Auswirkungen bereits medizinisch nachgewiesen werden, weshalb das Intervallfasten als Diätform mittlerweile auch anerkannt ist.

Geschichte und Ursprung des Intervallfastens

Auch wenn du das intermittierende Fasten als relativ modern und als einen neuen Trend empfindest, kann es auf eine lange Geschichte zurückblicken. Um die positiven Effekte auf den Körper zu untersuchen, wurden die ersten Studien bereits im Jahre 1934 an Tieren durchgeführt. Seinerzeit waren es Mäuse, an denen die Effekte des Intervallfastens untersucht wurden. Während die Mäuse an zwei Tagen in der Woche fasteten, durften sie die übrigen Tage Nahrung zu sich nehmen. Schon damals konnten erste positive Effekte bei den untersuchten Tieren beobachtet werden. Man stellte fest, dass sich das regelmäßige Verzichten auf die Nahrungsaufnahme lebensverlängernd auf die Tiere auswirkte. Allerdings maß man diesen Forschungsergebnissen keine hohe Wichtigkeit zu.

Erst zum Ende des Zweiten Weltkrieges wurden auch andere Effekte beobachtet. So wurden im Jahre 1945 Ratten an der Universität von Chicago intermittierend ernährt. Auch bei diesen konnte festgestellt werden, dass die Versuchstiere älter wurden als die Tiere aus der Kontrollgruppe. Man stellte in Chicago außerdem fest, dass die Tumorrate bei den Versuchstieren merklich sank.

Inzwischen wurden zahlreiche weitere Studien an Tieren durchgeführt, die über unterschiedliche Zeiträume intermittierend ernährt wurden. Die Intervalle wurden dabei vollkommen unterschiedlich gewählt, sodass sämtliche Wechselwirkungen erforscht werden konnten. Aktuelle Studien gehen demnach nicht mehr nur davon aus, dass das Intervallfasten erfolgreich zur Gewichtsreduzierung beitragen kann. Außerdem konnte herausgefunden werden, dass das Risiko, an Krebs oder Demenz zu erkranken, deutlich sinkt, wenn das Intervallfasten richtig angewendet wird. Selbst die Symptome bei starkem Diabetes können mit dieser Ernährungsform eine Besserung erfahren. Heute ist das Intervallfasten in aller Munde und weitaus mehr als nur eine Diätform.

3. Warum ist Intervallfasten so beliebt?

Versucht man zu ergründen, warum das Intervallfasten aktuell so trendy ist, dann liegt die Antwort beinah auf der Hand. Diäten, die allerlei Effekte haben können, sind der Trend schlechthin. Überall, wo man hinhört oder wo man sich umsieht, wird über Schönheitsideale und mögliche Diäten gesprochen. Wer ernsthaft ein paar Pfunde verlieren möchte, der hat es schwer, eine Diätform für sich zu finden. Einige stören sich daran, Kalorien zählen zu müssen. Andere Menschen wollen auf liebgewonnene Speisen einfach nicht verzichten. Das Intervallfasten hingegen erlaubt zu essen, was man möchte. Auch muss man keine Kalorien zählen, sondern lediglich die Stunden, nach denen man wieder Nahrung zu sich nehmen darf.

Intervallfasten ist somit ein bequemer Weg, um viele Pfunde zu verlieren. Experten aus der Ernährungswissenschaft heben jedoch nicht nur den Aspekt der Bequemlichkeit hervor. Vielmehr sehen sie in der Abnehm-Methode des Intervallfastens eine Möglichkeit, die der Natur des Menschen entspricht. Auf dem Markt gibt es viele Diäten, die durchaus ungesunde Effekte nach sich ziehen können. Beim Intervallfasten ist das nicht so, sagen verschiedene Experten. Des Weiteren sehen Fachleute den Erfolg des Intervallfastens auch darin, dass der Verzicht nicht so groß ist und vor allem freiwillig erfolgt. Im Gegensatz zum Heilfasten, wo der Anwender über einen Zeitraum von mehreren Tagen ganz auf die Einnahme von Mahlzeiten verzichten muss, ist dieser Umstand beim Intervallfasten nicht gegeben. Hier sind es nur einige Stunden oder einzelne Tage, in denen nichts gegessen werden darf.

Zum Trend geworden ist diese Methode zum Abnehmen auch, weil es vielfältige Informationen darüber gibt. Menschen, die sich an diese Form des Fastens noch nicht herantrauen, können sich vorab umfassend informieren, bevor sie diese Diät für sich entdecken. Online gibt es zahlreiche Blogs, wo Intervallfastende ihre Erfahrungen teilen. In sozialen Netzwerken gibt es eigene Gruppen, in denen ein Erfahrungsaustausch stattfindet. Beliebt ist Intervallfasten zu guter Letzt, weil der Fastende sich an nur wenige Regeln halten muss, flexibel in der Anwendung ist und individuell vorgehen kann. Er muss lediglich die für ihn besten Zeiten bestimmen, in denen er isst oder lediglich kalorienfreie Getränke zu sich nimmt. Ansonsten sind der Flexibilität kaum Grenzen gesetzt. Ein ausgiebiges Frühstück kann beim Intervallfasten ebenso genossen werden, wie ein guter Brunch mit Freunden oder ein üppiges Festmahl, das bis tief in die Nacht hinein dauert.

Durch Intervallfasten fühlen sich viele Menschen deutlich motivierter abzunehmen. Sie nehmen ihre Ernährung bewusster wahr und merken kaum, dass sie eine Diät machen. Das gleiche Bewusstsein für die Nahrungsaufnahme hatten übrigens schon die Menschen, die in der Steinzeit lebten. Auch die Jäger und Sammler mussten sich genau überlegen, wann sie aßen. Raum und Möglichkeit für drei großzügige Mahlzeiten am Tag gab es seinerzeit nämlich nicht.

4. So funktioniert das Intervallfasten

Da sich das Intervallfasten an den natürlichen Prozessen des menschlichen Daseins orientiert, ist seine Funktionsweise auch denkbar einfach. An sich folgt der Fastende einem Zyklus, in welchem sich Essensphasen und die Zeiten des Nahrungsmittelverzichts abwechseln. Daher darf das Intervallfasten mehr als ein Lebensstil betrachtet werden und nicht als eine Diät im ursprünglichen Sinne. Die Zyklen können dabei unterschiedlichen Mustern folgen.

Inzwischen haben sich zahlreiche Methoden des Intervallfastens bewährt. Es gibt Anwender, die an einigen Stunden am Tag essen und an anderen nicht. Andere Anwender essen nur an bestimmten Tagen in der Woche. Bevor du dich für diese Diät-Methode entscheidest, solltest du dir die Frage beantworten, ob du es schaffst, die Fastenzeit auch lange genug durchzuhalten. So gibt es Methoden beim Intervallfasten, wo du über einen Zeitraum von bis zu 16 Stunden nichts essen darfst. Hast du einen Beruf, wo du körperlich gefragt bist, ist diese lange Fastenzeit vielleicht nicht die richtige für dich. Auch sollte der Einstieg immer langsam erfolgen. Erfolgreich gestaltet sich das Intervallfasten verschiedenen Erfahrungen zufolge, wenn zunächst an einigen Tagen gefastet wird. Im Laufe dieses Ratgebers erfährst du, welche Methoden des Intervallfastens es gibt. So kannst du dann die richtige für dich herausfinden.

Egal, für welche Form der Diät du dich entscheidest. Um eine Sache kommst du nicht drumrum. Du brauchst immer ein gewisses Maß an Disziplin, um dein Ziel zu erreichen. Das ist auch beim Intervallfasten nicht anders. Erfahrungsberichte, wie du sie zahlreich im Netz finden kannst, verraten dir aber, dass diese Disziplin nur in der Eingewöhnungsphase eine Überwindung des inneren Schweinehunds erfordert. Hast du dich erst mal an deinen neuen Essrhythmus gewöhnt, dann befolgst du deine Diätmethode diszipliniert, ohne dass du groß darüber nachdenken musst. Hast du erst einmal die für dich infrage kommende Methode des Intervallfastens gefunden, wird es dir immer leichter fallen, deinen persönlichen Rhythmus einzuhalten. Du quälst dich nicht und verzichtest nicht im klassischen Sinne, wie es bei nahezu allen anderen Diätformen der Fall ist. Vielmehr lernst du, dich bewusster zu ernähren, und kannst trotzdem essen, was dir schmeckt und guttut.

Erfolge beim Abnehmen stellen sich beim Intervallfasten auch deutlich schneller ein als bei anderen Diäten. Immer wenn du dann siehst, dass die Zahl auf der Waage wieder geringer geworden ist, fördert das deine Motivation. Die nötige Disziplin komme dann fast von selbst, so berichten es zumindest verschiedenste Anwender.

5. Die Vorteile des Intervallfastens

Nicht nur zahlreiche Studien belegen, dass sich das Intervallfasten in vielerlei Hinsicht als vorteilhaft für deine körperliche und geistige Gesundheit erweisen kann. So eignet sich das Intervallfasten zum einen zum Abnehmen, schon allein deshalb, weil es in der Lage ist, den Körper in den höchsten Fettverbrennungszustand zu versetzen. Dieser stellt sich etwa acht bis zwölf Stunden nach dem Essen ein. Auch wenn du den optimalen Zustand für die Fettverbrennung erreichst, was dir vor allem beim Abnehmen helfen kann, brauchst du nicht befürchten, dass wertvolle Muskelmasse dabei verloren geht. Bei anderen Diätformen kannst du diesen Zustand nicht erreichen.

Im Folgenden sollen dir die zehn wichtigsten Vorteile des Intervallfastens kurz erläutert werden.

Intervallfasten wirkt sich verändernd auf Zellen, Gene und Hormone aus

In deinem Körper laufen verschiedene Prozesse ab. Auch und besonders in dem Zeitraum, in dem du keine Nahrung zu dir nimmst. Während dieser Phase beschäftigt sich der Körper mit der Reparatur von Zellen. Auch findet gleichzeitig eine Veränderung des Hormonspiegels statt. Diese wird zum Beispiel benötigt, um Körperfette besser verarbeiten zu können. Diese Ruhephase ist beim Intervallfasten die wichtigste. In dieser Phase nimmt sich dein Körper die Zeit, diese Prozesse zu erledigen. Dabei werden verschiedene positive Auswirkungen auf deinen Körper erreicht.

Zum einen hat die Fastenzeit positive Folgen für den Insulinspiegel in deinem Blut. Dieser sinkt merklich, wodurch die Fettverbrennung besser realisiert werden kann. Des Weiteren wirkt sich die Fastenphase positiv auf das menschliche Wachstumshormon HGH aus. Der Blutspiegel in diesem Hormon erhöht sich während der Ruhephase um das Fünffache. Dadurch gewinnt der Körper wertvolle Zeit, die er für den Muskelaufbau und die Fettverbrennung nutzen kann. Zudem erhält der Körper die Möglichkeit, in aller Ruhe notwendige Zellreparaturen vorzunehmen. Dabei werden beispielsweise verschiedene Abfallstoffe abgesondert respektive weiterverarbeitet.

Zu guter Letzt findet während der Fastenphase eine Veränderung der Gene statt. Das ist vorteilhaft, weil sich diese Veränderungen positiv auf die Gesundheit im Allgemeinen auswirken. Es besteht ein besserer Schutz vor verschiedenen Erkrankungen. Einige Studien haben sogar nachgewiesen, dass dieser Prozess dazu beiträgt, dass sich die Lebensdauer verlängern kann.

Intervallfasten wirkt sich positiv auf dein Bauchfett aus

Besonders positiv wirkt sich das Intervallfasten auf das Bauchfett des Menschen aus. Dies hängt damit zusammen, dass du beim Intervallfasten generell weniger isst. Zumeist wird das Frühstück ausgelassen und am Tag werden etwa 1 bis 3 Mahlzeiten gegessen. Dadurch lassen sich nicht nur schnell einige Pfunde verlieren, auch das Bauchfett, das viele als ihre Problemzone beschreiben, bildet sich nicht so stark aus und kann zudem leichter abgebaut werden.

Der Abbau von Körperfett kann während des Intervallfastens leichter angekurbelt werden. Dafür zeichnen ein niedrigerer Insulinspiegel, höher konzentrierte Wachstumshormone und eine vermehrte Aufnahme von Noradrenalin verantwortlich. Dabei werden Fettsäuren freigesetzt, die der Körper dann zur Energiegewinnung nutzt.

Nachweislich erhöht das Intervallfasten den Stoffwechsel um bis zu 14 %. Dadurch lassen sich mehr Kalorien verbrennen, was für die Gewichtsreduktion von Vorteil ist. Bezieht man die Wirkungsweise des Intervallfastens auf die Verarbeitung von Kalorien im Körper, dann wirkt diese Fastenmethode beidseitig. Einerseits wird die Kalorienverbrennung gestärkt. Andererseits nimmst du aber auch deutlich weniger Kalorien zu dir, weil du die Mahlzeiten im Rahmen des Fastens reduzierst.

Intervallfasten: positiv für Insulinresistenz und Diabetes Typ-2-Erkrankungen

Verschiedenen medizinischen Studien zufolge ist die Zahl der Diabetes Typ-2-Erkrankungen in den vergangenen Jahren rasant angestiegen. Zudem sind es auch immer mehr jüngere Menschen, die daran leiden. Ein Hauptmerkmal dieser Erkrankung sind stark erhöhte Blutzuckerwerte, die in einem engen Zusammenhang mit einer gewissen Insulinresistenz stehen. Daher müssen Betroffene unbedingt verschiedene Maßnahmen treffen, um die Insulinresistenz zu reduzieren. Das kann auch beim Intervallfasten erzielt werden. Der positive Nebeneffekt dabei ist, dass gleichzeitig der Blutzuckerspiegel sinkt, wenn die Insulinresistenz verringert wird. Es gibt sogar verschiedene Studien, die genau diese Wirkung des intermittierenden Fastens hervorheben. Bei den Probanden der Studien konnte aufgezeigt werden, dass der Blutzuckerspiegel in einem beträchtlich hohen Maße gesunken ist. In Zahlen bedeutet das, dass dieser im nüchternen Zustand um bis zu 6 % gesenkt wurde. Die Insulinresistenz ging bei den Betroffenen sogar um bis zu 31 % zurück.

Eine weitere Studie, die in den 2000er Jahren an diabeteskranken Ratten durchgeführt wurde, zeigte zudem, dass die Tiere ein geringeres Risiko aufwiesen, an Nierenschäden zu leiden. Die Erkrankung der Nieren ist ein häufiger Begleitumstand bei Diabetes Typ-2-Erkrankungen.

Nimmt man all diese Studien zusammen, dann wirkt sich das Intervallfasten nicht nur positiv für jene aus, die ihr Gewicht reduzieren wollen. Vielmehr eignet sich diese Fastenmethode auch als vorbeugende Maßnahme, wenn die Gefahr besteht, an Diabetes Typ-2 zu erkranken. Studien untersuchen die Umstände und Auswirkungen jedoch immer ganz genau. So ist es natürlich auch beim Intervallfasten. In einer dieser Studien wurde festgestellt, dass es geschlechtsspezifische Unterschiede gibt. Bei intermittierend fastenden Männern konnte der Blutzuckerspiegel deutlicher gesenkt werden als bei Frauen, die im gleichen Zeitraum getestet wurden. An sich sind die Auswirkungen des Intervallfastens auf den Blutzuckerspiegel immer eine individuelle Angelegenheit und sollten daher auch individuell untersucht werden.

Intermittierendes Fasten baut Stress ab und lindert entzündliche Erkrankungen

Stress ist ohne Zweifel sehr ungesund. Er führt zu vorzeitigem Altern und ist auch der Auslöser für viele physische und seelische Erkrankungen. Deshalb solltest auch du daran interessiert sein, den Stress in deinem alltäglichen Leben zu mindern. Der Mediziner spricht dabei von oxidativem Stress. Oxidativer Stress entsteht immer dann in deinem Körper, wenn zu viele freie Radikale gebildet werden. Um diese zu bekämpfen, muss der Körper verschiedene antioxidative Schutzmechanismen anwenden. Sind diese nicht in ausreichender Menge vorhanden, entsteht der sogenannte oxidative Stress in deinem Körper. Aus ihm können dann verschiedene Erkrankungen resultieren.

Hat man zu viele dieser freien Radikale in seinem Körper, dann kann es zu schädlichen Reaktionen mit wichtigen Nährstoffen wie Proteinen oder der DNA kommen. Auch um eine positive Wirkung in diesem Zusammenhang auf die körperliche Gesundheit zu beweisen, wurden zahlreiche Studien durchgeführt. Diese konnten belegen, dass der Körper beim Intervallfasten resistenter gegen oxidativen Stress wird. Außerdem konnte klinisch belegt werden, dass Personen, die Intervallfasten aktiv betrieben, weniger dazu neigten, an entzündlichen Reaktionen des Körpers zu leiden. Entzündliche Reaktionen sind immer ein Fingerzeig für verschiedene Erkrankungen, weshalb diese möglichst gering sein sollten.

Intervallfasten ist Herzenssache

Die häufigste Todesursache in der Welt sind immer noch Erkrankungen des Herzkreislaufsystems. Es gibt kaum ein Organ, auf welches sich das Intervallfasten nicht positiv auswirkt. So ist es auch mit der Herzgesundheit, wie einige Studien belegen konnten. Es gibt verschiedene Faktoren, die Herzkrankheiten hervorrufen können. Dazu zählen neben einem hohen Blutdruck auch der Cholesterinwert oder ein erhöhter Blutzuckerspiegel. Beim Intervallfasten können diese Risikofaktoren zwar nicht komplett eliminiert werden, sie ließen sich in den bereits gemachten Untersuchungen jedoch merklich reduzieren. Auch wenn es zum Thema Herzgesundheit und intermittierendes Fasten bereits zahlreiche Studien gab: Es darf nicht verschwiegen werden, dass die meisten dieser Studien lediglich an Tieren durchgeführt wurden. Den letztendlichen Beweis der Auswirkungen auf die Herzgesundheit des Menschen bleibt die Forschung bislang schuldig.

Intervallfasten repariert die Zellen

Wenn du mit der Fastenphase beim Intervallfasten beginnst, dann beginnt für die Zellen in deinem Körper ihre Arbeitszeit. Sie sind dann damit beschäftigt, sich zu reparieren. Außerdem werden zelluläre Abfallprodukte entsprechend entsorgt. Der Mediziner bezeichnet diesen Prozess als Autophagie.

In deinem Körper gibt es verschiedene Enzyme. Diese beschäftigen sich genauer mit deinen Zellen und filtern beschädigte Proteine heraus. Durch Zugabe eines weiteren Proteins werden diese sogenannten Abfälle dann entsorgt. Das Intervallfasten hilft dem Körper bei dieser Beschäftigung. Der Entsorgungsprozess wird angekurbelt und die Zellen erhalten eine realistische Chance, sich zu regenerieren.

Durch die erhöhte Autophagie entstehen dir verschiedene Vorteile. Vor allem jedoch bekommt dein Körper einen besseren Schutz vor Krankheiten. Zu den Krankheiten, deren Risiko durch Intervallfasten minimiert werden kann, zählen Alzheimer und Krebserkrankungen.

Intermittierendes Fasten beugt Krebserkrankungen vor

Ausschließen lässt sich eine Krebserkrankung zwar auch durch Intervallfasten nicht, weil es zu viele andere Faktoren gibt, die eine derartige Krankheit begünstigen. Einigen Studien nach konnte das Risiko, an Krebs zu erkranken, jedoch reduziert werden. Auch diesbezüglich ist die Wissenschaft einen letzten Beweis noch schuldig. Die bislang gemachten erfolgreichen Tierversuche und einige Untersuchungen an Menschen haben jedoch ergeben, dass intermittierendes Fasten künftig als präventive Maßnahme angewendet werden kann. Zudem wurden mittlerweile Studien an bereits erkrankten Personen durchgeführt. Das Intervallfasten wurde begleitend zur Chemotherapie angewendet. Die Teilnehmer der Studien berichteten, dass Nebenwirkungen und Symptome durch das intermittierende Fasten eine Linderung erfahren haben.

Intervallfasten stärkt die Leistungsfähigkeit des Gehirns

Bei all diesen positiven Auswirkungen auf den Körper bleibt festzuhalten: Was sich für den Körper als vorteilhaft erweist, ist meistens auch für das Gehirn nicht schädlich. Das ist auch beim Intervallfasten so. Entscheidend für die Gesundheit des Gehirns sind verschiedene Stoffwechselfunktionen. Diese werden beim intermittierenden Fasten verbessert. Dadurch erhöht sich die Leistungsfähigkeit des Gehirns.

Von zentraler Bedeutung für eine gute Leistungsfähigkeit des Gehirns ist die Bildung neuer Nervenzellen. Versuche, die immerhin schon an Ratten durchgeführt wurden, belegten, dass sich beim Intervallfasten viele neue Nervenzellen im Gehirn der Tiere gebildet hatten. Inwieweit das auf den Menschen anwendbar ist, muss erst noch belegt werden.

Zudem wurde festgestellt, dass beim Kurzzeitfasten ein bestimmtes Hormon im Gehirn stärker ausgeschüttet wird. Dieses Hormon heißt Brain-Derived Neurotrophic Factor, kurz BDNF. Studien haben nachgewiesen, dass Menschen schneller an Depressionen erkranken oder dass es zu Dysfunktionen des Gehirns kommt, wenn dieses Hormon nicht ausreichend vorhanden ist. Des Weiteren haben Tierversuche inzwischen ergeben, dass das Risiko, einen Schlaganfall zu erleiden, beim intermittierenden Fasten sinkt. Auch die aus einem Schlaganfall resultierenden Hirnschäden stellten sich dann in reduzierter Form dar.

Wie Intervallfasten Alzheimer verhindern kann

Bei der Alzheimer-Krankheit handelt es sich um diejenige Nervenerkrankung, die weltweit am häufigsten auftritt. Bislang gibt es auch noch keine Heilung dieser Krankheit. Daher sind präventive Maßnahmen hier besonders wichtig. Ein Auftreten von Alzheimer sollte also schon frühzeitig verhindert werden.

Um die Auswirkung des Intervallfastens auf die Alzheimer-Erkrankung zu analysieren, wurden bereits betroffene Patienten umfänglich untersucht. Dabei kam heraus, dass ein Auftreten der Krankheit verzögert werden konnte. Auch die Schwere der Krankheit ließ sich durch das intermittierende Fasten verringern. Online stehen verschiedene Fallberichte der Studien zur Verfügung, in welchen sich jeder einen umfassenden Überblick verschaffen kann. Dort kann man lesen, dass die einhergehenden Symptome der Alzheimer-Erkrankung bei neun von zehn Personen signifikant erträglicher ausfielen.

Nicht nur Alzheimer lässt sich mit dem Intervallfasten vorbeugen. Andere Studien haben sogar herausgefunden, dass das Kurzzeitfasten in der 16/8-Methode auch dazu beitragen kann, andere Nervenkrankheiten wie Parkinson oder Huntington zu verhindern respektive zu verlangsamen.

Was das Intervallfasten für deine Lebenserwartung tun kann

Nahezu jeder Mensch wünscht sich, alt zu werden. Allerdings möchten die meisten Menschen nur ein hohes Alter erreichen, wenn sie dabei noch möglichst gesund sind. Auch hier kann das Intervallfasten wieder eine große Hilfe sein, die Lebenserwartung lässt sich nämlich mit dieser Fastenmethode verbessern.

Als Probanden wurden hier wieder Ratten herangezogen. Beim intermittierenden Fasten wurde bei den Versuchstieren ein ähnlich positiver Effekt auf die Lebenserwartung erzielt wie bei einer dauerhaften Kalorienreduzierung. Es wurden Ratten untersucht, die an zwei Tagen der Woche gefastet hatten. Diese lebten um bis zu 83 % länger als Tiere, die nicht am Intervallfasten teilgenommen hatten.

Natürlich sind diese Resultate auf die Lebensdauer des Menschen noch nicht zweifelsfrei übertragbar. Dem Erfolg dieser Fastenmethode in der Gesundheitsindustrie tut dieser Umstand jedoch keinen Abbruch.

Fazit zu den Vorteilen des Intervallfastens

Anhand der vorangegangenen Abschnitte weißt du nun, dass das Intervallfasten zahlreiche Vorteile für deine körperliche und seelische Gesundheit haben kann. Intermittierendes Fasten eignet sich zwar sehr gut für die Fettverbrennung und zur Gewichtsreduktion, kann aber noch weitaus mehr. Intervallfasten senkt deinen Insulinspiegel merklich, verstärkt das Wachstum deiner Hormone und hilft den Zellen bei ihrer Regeneration. Zudem lassen sich, wenn auch in Einzelfällen nur an Tieren nachgewiesen, verschiedene Krankheiten beziehungsweise deren Symptome gezielt bekämpfen. Das Risiko, an Diabetes Typ-2, Krebs oder einem Nervenleiden zu erkranken, konnte in den bereits gemachten Versuchen merklich minimiert werden. Des Weiteren erhöht sich die Leistungsfähigkeit des Gehirns, negativer Stress im Körper wird abgebaut und die Chancen auf ein längeres und gesünderes Leben steigen durch Intervallfasten an.

Dies sind ziemlich viele gute Gründe, um über das intermittierende Fasten als Lebensstil nachzudenken.

Hier noch einmal die wesentlichen Vorteile des Intervallfastens im Überblick:

- Veränderliche Wirkung auf Zellen, Hormone und Gene
- Bessere Verbrennung des Bauchfetts
- Verbesserung der Insulinresistenz
- Linderung verschiedener Symptome bei Diabetes Typ-2-Erkrankungen
- Förderung des Stressabbaus im Körper
- Geringeres Risiko für entzündliche Erkrankungen
- Positive Auswirkungen auf die Herzgesundheit
- Vorbeugung vor Krebserkrankungen
- Stärkung der Leistungsfähigkeit des Gehirns
- Vorbeugung einer Alzheimer-Erkrankung
- Verbesserung der Lebenserwartung

6. Die Nachteile des Intervallfastens

Da nichts im Leben perfekt ist und demzufolge auch keine Ernährungs- oder Abnehmstrategie ausschließlich Vorteile hat, sollen im Folgenden die Nachteile beleuchtet werden, die Intervallfasten mit sich bringen kann. Dennoch lässt sich diesbezüglich noch kein letztendliches Urteil fällen. Schließlich sind die Wirkungen, die das intermittierende Fasten auf den menschlichen Körper haben kann, einerseits noch nicht in jedem Punkt ausreichend erforscht und andererseits spielen immer individuelle Faktoren mit hinein. Nicht jeder Mensch kann von den zuvor aufgezählten Vorzügen im gleichen Maße profitieren. Genauso treten die noch zu beschreibenden Nachteile auch nicht bei jedem, der Intervallfasten betreibt, in der gleichen Art und Weise auf.

Intervallfasten kann vor allem am Anfang zu falscher Ernährung führen

Wer sich noch nicht an die besondere Rhythmik des Intervallfastens gewöhnt hat, der wird vor allem am Anfang einige Nachteile zu spüren bekommen. Da sich das Essverhalten verändern muss, klagen viele Menschen, dass sie während der Eingewöhnungsphase oft mit Hungerattacken konfrontiert sind. In diesen Momenten kann es passieren, dass man die falschen Lebensmittel in sich hineinstopft. Diese sind weder gesund noch tragen sie maßgeblich zum Abnehmerfolg bei.

Intervallfasten allein macht nicht schlank

Möchtest du ein geringeres Gewicht erreichen, dann mach dir bewusst, dass das intermittierende Fasten kein Allheilmittel ist. Die Tatsache, dass du weniger Lebensmittel zu dir nimmst, wird nicht ausreichen. Beim Abnehmen, ganz gleich, welche Art von Diät man befolgt, geht es immer noch darum, mehr Fett zu verbrennen als aufzunehmen. Deshalb bedeutet Intervallfasten zwar, dass du nicht auf die Nahrungsaufnahme verzichten musst. Es bedeutet aber auch, dass du dich bewusst und gesund ernähren solltest. Ein Intervallfasten, wo die Mahlzeiten ausschließlich aus ungesunden Snacks wie Süßigkeiten oder Fast Food bestehen, wird sich in der Regel nicht als erfolgreich herausstellen. Achte, wie bei jeder anderen Diät auch, beim Intervallfasten darauf, was du zu dir nimmst.

Die Fastenphasen können soziale Einschränkungen nach sich ziehen

Auch der nächste Nachteil ist wieder individuell zu betrachten. Die Fastenzeiträume müssen beim Intervallfasten immer ausreichend lang sein, damit du auch etwas davon hast. Deshalb musst du unweigerlich auf entweder das Frühstück oder das Abendbrot verzichten. Daraus können, müssen jedoch nicht soziale Einschränkungen resultieren. Selbst wenn die Familie dem Fastenden viel

Verständnis entgegenbringt. Wenn man nicht mehr an den gemeinsamen Mahlzeiten teilnehmen kann, macht sich das in irgendeiner Form bemerkbar. Hier muss allerdings jeder selbst wissen, ob es sich hierbei tatsächlich um eine Beeinträchtigung handelt.

Intervallfasten und Hypoglykämie

Beim Intervallfasten wird der Körper nicht permanent mit Glukose versorgt. Dies hat ein Absinken des Blutzuckerspiegels zur Folge. Menschen, die gesund sind, werden von diesem Nachteil nicht beeinträchtigt. Handelt es sich jedoch um einen Anwender, der ohnehin schon Probleme mit der Stabilität seines Blutzuckerspiegels hat, dann sollte das Intervallfasten nicht ins Auge gefasst werden.

Im Normalfall erfolgt eine Stabilisierung des Blutzuckerspiegels über die Nebennieren. Der Blutzucker wird dabei über die Hormonausschüttung reguliert. Auf diese Weise wird gewährleistet, dass ausreichend Glukose im Körper vorhanden ist. Glukose wird vor allem benötigt, um das Gehirn und die Zellen mit allem Wichtigen zu versorgen. Funktionieren die Nebennieren hingegen nicht □normal□, dann ist der Körper dazu angehalten, weitaus mehr Adrenalin auszuschütten, da sich nur auf diesem Wege eine Unterzuckerung, auch Hypoglykämie genannt, vermeiden lässt. Hier kann es zu massiven Nebenwirkungen wie Stimmungsschwankungen oder Kreislaufproblemen kommen.

Ein weiteres wichtiges Organ im Hormonkreislauf des Körpers ist die Schilddrüse. Personen, die an einer Fehlfunktion der Schilddrüse leiden, tun sich mit Kurzzeitfasten keinen großen Gefallen.

Intervallfasten und Muskelabbau

Zunächst sei mit dem vorherrschenden Mythos aufgeräumt, dass das intermittierende Fasten beim Menschen zwingend zum Abbau von Muskelmasse führt. Es ist vielmehr oft das Gegenteil der Fall. Wenngleich es Studien gibt, die zwar bislang nur an Tieren durchgeführt wurden, die aber belegen, dass es in manchen Fällen zum Muskelabbau während der Fastenzeit kommen kann.

Während des Fastens kommt es immer zu einem Anstieg des Cortisolspiegels. Das kommt einem katabolen Zustand gleich. Dieser Zustand dominiert und kann mit dem Abbau von Muskeln in Verbindung gebracht werden. Da der Stoffwechsel für all seine Prozesse ausreichend Energie benötigt, bezieht er diese durch verschiedene Vorgehensweisen. Auch beim Muskelabbau gewinnt der Körper Energie, die er für die Realisierung der Stoffwechselprozesse braucht.

Um nicht in diesen Nachteil zu geraten, sollten die Intervalle entsprechend gewählt werden. Klinisch wurde noch nicht zweifelsfrei abgeklärt, wann dieser katabole Zustand im Körper eintritt. Es ist jedoch aufgrund vorhandener Forschungsergebnisse anzunehmen, dass der Abbau von Muskelmasse erst nach einer längeren Fastenphase eintritt. Man geht aktuell davon aus, dass der Körper erst mit dem Abbauprozess beginnt, wenn circa 48 Stunden des Fastens vergangen sind. Die Wahl der richtigen Methode beim Intervallfasten kann hier also ausschlaggebend sein.

Im Normalfall ist Muskelabbau jedoch beim Intervallfasten nicht zu erwarten. Solltest du dennoch einen Abbau von Muskelmasse feststellen, solltest du dir das mit dem intermittierenden Fasten noch einmal gründlich überlegen. Es können individuelle Gründe und Voraussetzungen dafür verantwortlich sein, dass der Körper frühzeitig mit dem Muskelabbau beginnt.

Intervallfasten und Leistungsfähigkeit

Verschiedene Studien haben belegt, dass die Leistungsfähigkeit beim Intervallfasten nicht beeinträchtigt wird. Es ist also durchaus möglich, private Verpflichtungen, den Job und das sportliche Training trotz Intervallfastens unter einen Hut zu bringen. Experten, die die Leistungsfähigkeit beim sportlichen Training untersucht haben, fanden jedoch heraus, dass der Körper leistungsfähiger war, wenn vor dem Training etwa 50 bis 60 Gramm Kohlenhydrate konsumiert wurden.

Allerdings bleibt auch zu sagen, dass sich dieser Umstand auf einen Freizeitsportler kaum auswirken wird. Beim Leistungssport kann es hingegen schon zu Abstrichen beim erfolgreichen Training kommen. So gab es beispielsweise eine Studie, die professionelle Athleten untersuchte, die gerade den islamischen Fastenmonat Ramadan befolgten. Diese Studie ergab, dass diese Sportler nicht so leistungsfähig waren wie Sporttreibende, die nicht gefastet hatten.

Intervallfasten und Essstörungen

Bei der Aufreihung der Nachteile, die beim Kurzzeitfasten auftreten können, darf nicht verschwiegen werden, dass das intermittierende Fasten Essstörungen begünstigen kann. Da man sich beim Intervallfasten noch mehr mit der eigenen Ernährung auseinandersetzt, kann es passieren, dass die Grenze zwischen gesundem Fasten und Hungern verschwimmt. Dieser Gefahr sollte man sich immer bewusst sein. Wer also schon von vornherein weiß, dass er latent zu einer Essstörung neigt, sollte sich für eine andere Diät entscheiden.

Zu den Essstörungen, zu denen es während des Intervallfastens kommen kann, zählen vor allem die sogenannten Fressattacken, die vom Fachmann als Binge-Eating bezeichnet werden. Gefährlich ist das deshalb, da sich die meisten Menschen schämen, wenn sie eine Fressattacke hatten. Sie wollen das intermittierende Fasten dann umso mehr durchhalten und hungern deutlich stärker. Wer einmal so weit gekommen ist, der befindet sich jedoch in einem für die Gesundheit sehr schädlichen Teufelskreis.

Wenn Frauen intermittierend fasten

Prinzipiell lässt sich sagen, dass du gerne intermittierend fasten kannst, auch wenn du eine Frau bist. Allerdings konnte in verschiedenen Untersuchungen nachgewiesen werden, dass sich das Kurzzeitfasten auf den weiblichen Körper nicht bei allen Methoden gleich günstig auswirkt. So sollten Frauen zum Beispiel nicht unbedingt nach der 16/8-Methode intermittierend fasten. Der Grund dafür liegt darin, dass das Fasten bei Frauen starken metabolischen Stress erzeugt. Daraus können wiederum verschiedene Nebenwirkungen resultieren. Zu den negativen Effekten, die bislang bekannt sind, gehören Schlafstörungen, Hormonschwankungen, Probleme bei der Glukose-Stabilität oder Veränderungen der Periode.

Fazit zu den Nachteilen beim Intervallfasten

Zusammenfassend lässt sich sagen, dass zahlreichen Vorteilen nur wenige Nachteile gegenüberstehen. Es fällt aber gleichermaßen auf, dass das dauerhafte intermittierende Fasten noch nicht ausreichend erforscht wurde. Deshalb ist, wie bei jeder anderen Diät auch, immer ein gewisses Maß an Vorsicht geboten. Da es noch nicht in jedem körperlichen oder seelischen Bereich ausreichende Forschungsergebnisse gibt, lässt das Intervallfasten viel Raum für Interpretationen. Die Nachteile des Intervallfastens im Überblick:

- Kann falsche Ernährungsweisen fördern
- Einschränkungen im sozialen Umfeld
- Negative Auswirkungen auf die Blutzuckerstabilität (Hypoglykämie)
- Abbau von Muskelmasse in der Fastenzeit bei falscher Anwendung der Methode
- Verminderung der Leistungsfähigkeit bei Profisportlern
- Förderung von Essstörungen
- Nicht alle Fastenmethoden eignen sich für Frauen

7. Abnehmen mit dem Thermomix

In vielen Haushalten unseres Landes findet man mittlerweile diverse Küchenmaschinen. Eine solche ist der Thermomix, der Vielseitigkeit und eine Menge Effizienz verspricht.

Doch was ist da überhaupt dran?

Vielleicht stehst du gerade direkt vor einer Diät und möchtest gerne mit dem Thermomix ein paar Pfunde verlieren.

Geht das – vielleicht sogar besser?

Viele alltägliche Aufgaben in der Küche werden durch den Thermomix vereinfacht oder sogar ganz abgenommen. Beispiele sind das Kochen und das Zubereiten verschiedener Speisen. Der Vorteil ist natürlich, dass du damit reichlich Zeit sparst.

Manchmal ist es aber für Anwender von Diäten ein Problem, dass sie die Speisen nicht selbst zubereiten. Sie verlieren dadurch den Bezug zu den einzelnen Zutaten und ihren Nährwerten – also auch zu den Kalorien.

Das musst du über das Abnehmen mit dem Thermomix daher unbedingt wissen:

- Speisen aus dem Thermomix sind nicht weniger gesund als solche, die auf dem herkömmlichen Weg zubereitet wurden. Sie haben die gleichen Inhaltsstoffe.
- Die allgemeinen Regeln einer Diät – zum Beispiel in Bezug auf die Kohlenhydrate – gelten auch bei der Zubereitung mit dem Thermomix. Du solltest weniger Nudeln, dafür umso mehr Gemüse essen.
- Auch in den Thermomix kommen fast ausschließlich frische Zutaten. Es landen keine fertigen Gerichte auf dem Tisch. Du weißt also, was darin steckt und vor allem wie viel.
- Besonders Low Carb lässt sich gut mit dem Thermomix vereinbaren. Hierzu gibt es zahlreiche leckere, aber auch gesunde Gerichte. Viele davon sind sogar schon auf dem integrierten Chip gespeichert und du kannst sie so ganz einfach abrufen.
- Kochen mit dem Thermomix ist einfach, doch du solltest vorsichtig sein – es verleitet oft auch dazu, mehr zu essen, als eigentlich erlaubt ist. Eis oder Pudding gehören eher nicht auf den Speiseplan.

Diese Informationen solltest du kennen. Ansonsten läuft das Abnehmen mit dem Thermomix natürlich nach denselben Regeln wie die meisten Diäten. Einfach nur auf die Ernährung zu achten, reicht oft nicht aus. Den Thermomix solltest du beim Abnehmen nur als ein nützliches Hilfsmittel betrachten. Er ist und bleibt eine Küchenmaschine, die dir dabei hilft, gesunde Rezepte schnell und effizient zuzubereiten. Davon allein kannst du natürlich nicht abnehmen. Zu einer ausgewogenen und gesunden Ernährungsweise muss auch bei der Ernährung mit dem Thermomix viel Bewegung, am besten an der frischen Luft, kommen.

Einen kleinen Vorteil bringt er für das Abnehmen jedoch mit sich – die ungesunden Zubereitungsarten Braten und Backen gibt es hier nicht. Fett bleibt also oft ganz weg.

7.1. Warum Rezepte aus dem Thermomix für eine gesunde Ernährung stehen

Der wesentlichste Grund, warum Rezepte aus dem Thermomix für eine gesunde und frische Ernährungsweise stehen, liegt in den verwendeten Zutaten begründet. Zum einen werden frische Zutaten wie Obst oder Gemüse zu Rezepten verarbeitet. Zum anderen muss man aufgrund der Funktionalität des Geräts darauf verzichten, Lebensmittel zu verarbeiten, die dick machen. Das Kochen mit dem Thermomix hilft dabei, bewusster auf die eigene Ernährung zu achten. Anstatt schnell zwischendurch irgendetwas zu essen, ist es einem wieder wichtig, welche Zutaten man verarbeitet und woher diese stammen. Dadurch allein schon tut man viel für seinen Körper und eine hoffentlich lange Gesundheit.

7.2. Pflanzliche Ernährung mit dem Thermomix

Wer sich vegetarisch oder gar vegan ernährt, der setzt ausschließlich auf pflanzliche Produkte. Auch hierfür bietet der Thermomix viele Möglichkeiten. Dass eine pflanzliche Ernährungsweise beim Abnehmen sehr förderlich sein kann, ist hinlänglich bekannt. Allgemein herrscht das Gerücht vor, dass eine ausschließlich pflanzliche Ernährungsweise auf die Dauer eintönig werden könnte. Dem ist aber nicht so. Wer erst einmal beginnt, ausschließlich auf pflanzliche Nahrungserzeugnisse zu setzen, der wird schnell feststellen, wie vielfältig die Ernährung plötzlich wird.

Mit dem Thermomix lassen sich sämtliche pflanzlichen Zutaten und tierischen Ersatzprodukte zu gesunden Gerichten verarbeiten. Sojaprodukte, Seitan und Tofu sind ein guter Fleischersatz. Ansonsten sollte bei der pflanzlichen Ernährungsweise verstärkt auf frisches Obst und Gemüse gesetzt werden.

Der Hersteller des Thermomix hat eigens für eine gesunde Ernährung mit der Küchenmaschine sogenannte Trendscouts im Einsatz. Diese verfolgen die neusten Ernährungstrends fortlaufend und entwickeln entsprechende gesunde Rezepte. Dabei handelt es sich um Rezepte aus der veganen Küche. Aber auch für alle, die auf tierische Produkte nicht ganz verzichten wollen, gibt es viele pflanzliche Rezeptideen, die beim Abnehmen helfen können und eine gesunde Ernährungsweise fördern.

7.3. Mit dem Thermomix auf Low-Carb-Kost umsteigen und Pfunde verlieren

Nicht nur wenn du beabsichtigst, ein paar Pfunde zu verlieren, ist die Low-Carb-Kost gesund. Kohlenhydrate sind zwar ein zentraler Bestandteil der menschlichen Ernährung. Bei einer Diät sind sie jedoch nicht so willkommen. Dort werden sie stark eingeschränkt oder gar ganz weggelassen.

Die Low-Carb-Diät kann auf eine lange Geschichte zurückblicken. Bereits im 19. Jahrhundert ernährten sich die Menschen auf diese Weise und reduzierten die Kohlenhydrate in den Gerichten. Zum wahren Diät- und Ernährungstrend wurde Low Carb allerdings erst in der heutigen Zeit. Inzwischen konnte sogar bewiesen werden, dass eine Umstellung auf Low-Carb-Kost tatsächlich beim Abnehmen helfen kann. Es geht dabei nicht nur darum, auf dickmachende Kohlenhydrate komplett zu verzichten. Vielmehr sollen diese so genannten schnellen Kohlenhydrate durch

507 | ANJA FINKE

gesunde Fette und Proteine ersetzt werden. Dass man dabei viele Pfunde verlieren kann, ist inzwischen schon nachgewiesen.

Da Low Carb mittlerweile mehr als nur ein Trend ist, gehen die Trendforscher vom Thermomix stets auf die Suche. Die Bedürfnisse der Menschen, sich gesünder zu ernähren, wurden erkannt, weshalb der Thermomix vor allem für Verfechter der Low-Carb-Kost sämtliche Rezepte bereithält. Diese Rezeptbücher, die es online und in gedruckter Form gibt, enthalten alle Speisen, die du brauchst, um dich an einem Tag gesund zu ernähren. Frühstücksgerichte sind ebenso enthalten wie vollwertige Mahlzeiten oder nahrhafte Salate.

Erfahrungsberichte zeigen, dass der Umstieg auf Low-Carb-Kost anfangs schwerfällt. Irgendwann merkt man es aber gar nicht mehr. Auch ist Low Carb mehr als nur zum Abnehmen geeignet, vielmehr steht die kohlenhydratarme Kost für eine dauerhafte gesunde Ernährung.

Aufgrund der vielfältigen Möglichkeiten, die diese Küchenmaschine bietet, empfiehlt sich die Anschaffung des Thermomix für dich gleich in mehrfacher Hinsicht. Zum einen hilft er dir beim Abnehmen, weil du lernst, ausschließlich gesunde Zutaten zu Rezepten zu verarbeiten. Diese sättigen viel länger und können vom Körper viel leichter verarbeitet werden. Zum anderen achtest du wieder auf das, was du zu dir nimmst. Und zu guter Letzt lassen sich mit dem Thermomix vielfältige und gesunde, aber auch leckere Rezepte zubereiten. Du kannst dich vegetarisch oder vegan ernähren, du kannst die Low-Carb-Kost befolgen, ihn aber auch beim Intervallfasten einsetzen.

8. Allgemeine Informationen zum Fasten

Bevor speziell auf das Intervallfasten und seine Auswirkungen und Folgen eingegangen wird, erfährst du in den folgenden Abschnitten, was Fasten überhaupt ist, wo es seinen Ursprung hat und welche Formen des Fastens es gibt. Zudem erhältst du einen kurzen Überblick darüber, wie sich das Fasten allgemein auf den Körper auswirkt.

8.1. Was ist Fasten überhaupt?

Ursprünglich stammt das Wort fasten aus dem Mittelhochdeutschen, wo es faste ausgesprochen wurde. Faste steht dabei für Fest oder befestigen. Wer fastet, befestigt sich also und trägt einen entscheidenden Teil zu seiner körperlichen und seelischen Stabilität bei.

Grundsätzliche Regeln zum Fasten gibt es nicht. Dies liegt daran, dass das Fasten seinen Ursprung in mehr als einer Wissenschaft hat. Es wurde von Medizinern und Naturheilern eingesetzt, wobei jedoch immer andere Regeln aufgestellt wurden.

Auch in der Religion hat das Fasten seinen Ursprung. Während im Islam gleich ein ganzer Fastenmonat eingelegt wird, fasten Christen nur einige Wochen im Jahr. Fasten bedeutet also mehr, als nur für einige Zeit auf das Essen zu verzichten. Schon frühere Religionsforscher warnten vor Übertreibungen. Sie sagten sogar, immer dann, wenn das Fasten zu streng befolgt wurde, habe es seinen eigentlichen Sinn verloren.

Fasten sollte sich dem natürlichen Lebensstil anpassen. Möchte man Fasten heute definieren, dann kann man sagen, dass es sich dabei immer um einen freiwilligen Verzicht auf feste Nahrung in einem bestimmten Zeitraum handelt. Dabei werden sowohl der Körper als auch der Geist stark beansprucht. Fasten findet also nicht nur im Körper selbst statt, es erfordert auch eine geistige Leistungsfähigkeit und ein hohes Maß an Disziplin.

Wer fastet, sollte sich zudem in einer geistig und körperlich stabilen Verfassung befinden. Falsch ist auch zu denken, dass man fastet, wenn nicht ausreichend Nahrungsmittel vorhanden sind. Menschen oder Tiere, die sich in Not befinden und deshalb nicht genug zu essen haben, fasten nicht. Vielmehr leiden sie Hunger. Fasten ergibt also nur dann einen Sinn, wenn der Verzicht freiwillig und vorübergehend ist und wenn man dabei immer selbst entscheiden kann, doch Nahrung aufzunehmen.

8.2. Fasten: Diese Formen gibt es

Da das Fasten beinahe so alt wie die Menschheit selbst ist, gibt es heutzutage auch viele verschiedene Varianten. Während einige Formen uralt sind, gibt es hingegen auch neue Trends, die sich erst noch durchsetzen müssen. Im Folgenden wird kurz auf einige der wichtigsten eingegangen.

Das Heilfasten

Wohl am bekanntesten ist das sogenannte Heilfasten. Dabei wird über einen längeren Zeitraum nichts gegessen. Da es sich um das Heilen handelt, wird bei dieser Fastenmethode der Körper gereinigt. Der Anwender trinkt hauptsächlich Wasser und kann zusätzlich Heilerde aufnehmen. Der Darm wird gereinigt und im Körper findet eine Entgiftung statt. Diese Entgiftung kann allerdings nur realisiert werden, wenn der Körper die schädlichen Stoffe abführt. Das funktioniert beim Heilfasten zumeist nicht von Beginn an. Deshalb werden oftmals in den ersten Fastentagen Einläufe vorgenommen, damit der Körper natürlich abführen kann.

Die Methode des Heilfastens schwächt den Körper und ist deshalb nicht für jeden Menschen geeignet. Zu einer merklichen Stärkung des Immunsystems kommt es erst nach der aktiven Fastenzeit. Bei Vorerkrankungen sollte man sich nicht für das Heilfasten entscheiden. Auch bedarf diese Methode einer gewissen Eingewöhnungszeit und sie sollte nur unter entsprechender Anleitung realisiert werden. Für das Heilfasten sollte man sich also Zeit nehmen. Im Gegensatz zu kurzfristigem Intervallfasten lässt sich das langfristige Heilfasten nicht ohne Probleme und entsprechende Voraussetzungen in den Alltag integrieren.

Das Fasten nach Buchinger

Wer sich für das Fasten nach Buchinger entscheidet, der muss mehr Zeit einplanen. Auch bei dieser Methode stehen die Entgiftung und Reinigung des Körpers wieder im Vordergrund.

Bevor es mit dem eigentlichen Verzicht losgeht, steht die Phase der körperlichen Entlastung. Das Fasten nach Buchinger kann nach Anleitung realisiert werden. Es werden sogar Fastenreisen angeboten, die den Verzicht in der Gruppe ermöglichen. Nach der Phase der Entlastung folgt die kontrollierte Darmentleerung. Hier gibt es verschiedene Varianten. Empfohlen wird die Einnahme von Glaubersalz, was mit ausreichend Flüssigkeit zugeführt wird. Allerdings ist diese Methode der Darmentleerung nicht gerade schonend. Man kann sich auch für Einläufe oder einen Abführtee entscheiden.

Ist der Darm komplett entleert, was sich nicht für jeden Menschen unbedingt gut anfühlt, folgt das eigentliche Fasten. Nun werden nach Buchinger zwischen fünf und sieben Fastentage eingelegt. An diesen Tagen wird nicht nur auf die Einnahme von Nahrung verzichtet. Zudem werden Wanderungen durch die Natur unternommen. Allerdings fühlt sich nicht jeder Fastende stark genug und auch dazu bewogen.

Unterstützen kann man die körperliche Stabilität mit einem Löffel Honig nach der Wanderung. Wichtig ist es beim Buchinger-Fasten darauf zu achten, dass dem Körper auch immer die Möglichkeit gegeben wird, seinen natürlichen Ausscheidungsprozessen zu folgen.

Ist die Fastenphase überstanden, folgt das Fastenbrechen. Dieses kennen wir auch aus verschiedenen Religionen. Allerdings geht Buchinger nicht davon aus, dass man sich dann üppig ernährt. Vielmehr ist der Körper nicht mehr daran gewöhnt, alle erdenklichen Lebensmittel ohne Probleme aufzunehmen. Deshalb wird empfohlen, zunächst nur frisches Obst und eine leichte Gemüsesuppe zu essen. Nach dem Fastenbrechen muss der Körper in einer einwöchigen Phase wiederaufgebaut und stabilisiert werden. In diesem Zeitraum geht es darum, die Nahrungsmittelmenge täglich in kleinen Schritten wieder zu erhöhen.

Das Basenfasten

Das Basenfasten unterscheidet sich deutlich von den anderen Formen und Methoden. Beim Basenfasten geht es nicht darum, über einen kurzen oder längeren Zeitraum komplett auf die Nahrungsaufnahme zu verzichten. Vielmehr nimmt man feste Nahrung zu sich, die auch auf drei Mahlzeiten am Tag verteilt sein kann. Beim Basenfasten geht es zwar auch um den Verzicht. Allerdings wird hier nur auf alle Lebensmittel verzichtet, die im Körper Säure bilden können. Stattdessen greift man bei der Ernährung ausschließlich auf basische Nahrungsmittel zurück. Die Ernährung basiert im Wesentlichen auf frischen Salaten, Obst und Gemüsesorten, aber auch auf Kräutern oder Sprossen. Dazu wird während des Basenfastens ein Basenpulver eingenommen, das den Körper unterstützen soll.

Massagen, Leberwickel und Basenbäder gehören ebenfalls zu dieser Fastenmethode. Zudem bewegt man sich an der frischen Luft und geht vorzugsweise wandern. Dazu wird lediglich Kräutertee oder Ingwerwasser getrunken, was den Körper bei seiner natürlichen Reinigung unterstützen soll.

Das Basenfasten eignet sich zwar auch nicht für jeden, kann sich aber durchaus positiv auf den Körper auswirken. So steht es nicht nur für eine Entschlackung und Entgiftung des Körpers. Es schont auch die Organe in hohem Maße. Zudem wird der Körper beim Basenfasten mit sämtlichen Vitalstoffen versorgt. Experten sagen, dass sich das Basenfasten auch als Einstieg für eine zukünftige gesunde Ernährungsweise eignet. Der Vorteil dieser Fastenmethode liegt darin begründet, dass man nicht auf die Nahrung verzichtet. Der Stoffwechsel macht also nicht die für das Fasten typischen Veränderungen durch.

Fasten nach Hildegard von Bingen

Die berühmte Nonne Hildegard von Bingen war ihrer Zeit weit voraus. Vor allem im Umgang mit verschiedenen Heilkräutern machte sie von sich reden. Auch zum Thema Fasten trug Hildegard von Bingen ihren Teil bei. Sie entwickelte insgesamt vier Fastenkuren, die heute alle unter dem Begriff Hildegard-Fasten zusammengefasst werden. Bis auf das Saftfasten handelt es sich dabei jedoch nicht um reine Fastenkuren, sondern vielmehr um für die damalige Zeit typische Diätformen.

8.3. Wie sich das Fasten auf die körperliche Gesundheit auswirkt

Wie sich das Fasten auf die Gesundheit des Körpers auswirkt, lässt sich pauschal nicht sagen. Vielmehr sind es verschiedene Faktoren, die die Wirkung maßgeblich mitbestimmen. Zum einen kommt es natürlich auf die Fastenmethode an, für die man sich entscheidet. Alle Fastenformen haben unterschiedliche Wirkungen auf den Körper. Was für den einen Menschen gesund ist, wird für einen anderen schnell zur Qual.

Auch sind Durchhaltevermögen und Disziplin gefragt. Wer körperlich nicht besonders stabil und fit ist, sollte sich, wenn überhaupt, nur für eine kurzfristige Variante des Fastens entscheiden. Auch bei kurzen Fastenperioden benötigt der Körper zwar eine Eingewöhnungsphase, es findet aber keine komplette Entleerung statt und viele Menschen können damit viel besser umgehen.

Weiterhin ist wichtig, welche persönlichen Voraussetzungen vorherrschen. Geht es „nur" darum, ein paar Kilo abzunehmen oder sein Körpergewicht zu halten? Geht es darum, seine Ernährungsweise und seinen Lebensstil zu einem gesünderen Dasein hin zu verändern? Oder entscheidet man sich für das Fasten, weil Krankheiten vorgebeugt und Symptome und Beschwerden gelindert werden sollen? All diese Faktoren können die eine oder die andere Fastenmethode entweder begünstigen oder sprechen gegen sie.

9. Intervallfasten: Folgen und mögliche Risiken für den Körper

Die Folgen, die das intermittierende Fasten auf den Körper haben kann, sind sowohl kurzfristiger als auch langfristiger Natur. Ein kurzzeitiger Effekt wird beispielsweise dann erzielt, wenn es um die Gewichtsreduktion geht. Langfristig stärkt das Intervallfasten den Körper. Ursprünglich ist es so, dass der Mensch keine festen Nahrungszeiten braucht, um sich ausreichend zu versorgen. Deshalb ist das Intervallfasten auch eine derartig beliebte Methode. Die Phasen des Fastens und des ganz normalen Essens können nämlich spielend leicht an die eigenen Bedürfnisse und an das eigene Leben angepasst werden. Da es viele verschiedene Varianten des Intervallfastens gibt, kann jeder genau die Methode finden, die zu seinen Gewohnheiten passt.

Bei gesunden Menschen hat das Intervallfasten ausschließlich positive körperliche Folgen. Der Insulinspiegel wird gesenkt, wodurch sich auch Diabetes-Erkrankungen vorbeugen lässt. Zudem werden Stoffwechsel und Hormonhaushalt angekurbelt, was den Körper bei der Regeneration unterstützen kann. Der Fettabbau lässt sich auf gesunde Weise vorantreiben, wie auch der gesunde Aufbau von Muskelmasse. Außerdem erhalten die Zellen eine gute Möglichkeit, sich in aller Ruhe zu reparieren.

Gibt es jedoch entsprechende Vorerkrankungen oder zeugt das eigene Immunsystem nicht gerade von Stärke, dann können die Folgen des Kurzzeitfastens auch negativ sein. Es kann zu Essstörungen kommen und auch in psychischer Hinsicht ist eine stabile Verfassung von Vorteil. Des Weiteren gibt es noch eine Grundregel, die unbedingt befolgt werden muss, sollen die Folgen für den Körper nicht negativer Natur sein. Fasten kann gefährlich sein, wenn man sich nicht an Anweisungen und Anleitungen hält. So ist es auch beim Intervallfasten. Man sollte es damit nicht übertreiben. Wenn man es nicht aushalten kann, über einen Zeitraum von mehreren Tagen auf Nahrungsmittel zu verzichten, dann sollte man sich für eine andere Methode des begrenzten Verzichts entscheiden. Hält man sich jedoch an die Anweisungen und hat die richtige Methode des Intervallfastens für sich gefunden, dann sind die Folgen nicht nur positiver Natur, sondern auch langfristig.

Wer regelmäßig auf die Nahrungsaufnahme verzichtet, stärkt sein Immunsystem und seine körpereigene Abwehr. Er tut etwas für seinen Stoffwechsel, sodass dieser seine Prozesse leichter durchführen kann. Der Fastende ist dann in der Lage, sich besser zu schützen und kann Krankheiten vorbeugen und Entzündungen oder Symptome lindern. Zu guter Letzt verlängert sich sogar die Lebenserwartung. Es braucht jedoch, wie bei jeder anderen Diät und Lebensweise auch, Durchhaltevermögen, einen festen Willen, Disziplin und die Bereitschaft, auch einmal zu verzichten, um langfristig erfolgreich intermittierend zu fasten. Nur dann kann das Intervallfasten auch auf lange Sicht zu einem gesünderen und längeren Leben führen.

Da der Erfolg beim intermittierenden Fasten von verschiedenen Faktoren abhängt, gibt es natürlich auch Risiken. Es gibt sogar Situationen und Voraussetzungen, bei denen von Intervallfasten dringend abzuraten ist. Auch bei dieser Fastenmethode muss sich der Körper auf eine neue Lebens- und Ernährungsweise umstellen. Hieraus können verschiedene Folgen und Risiken resultieren, auf welche im Folgenden näher eingegangen werden soll. Das Intervallfasten soll zwar dafür sorgen, dass sich der Stress im Alltag und im Körper minimiert, bei falscher Anwendung können die Stresshormone aber auch verrücktspielen.

Da das Intervallfasten und das Fasten allgemein immer einer stringenten Vorgehensweise folgen, ist es in manchen Fällen auch ratsam, die Fastenkur mit einem Arzt abzusprechen. Die Risiken können so minimiert werden, vor allem dann, wenn beabsichtigt wird, das Intervallfasten regelmäßig in das eigene Leben zu integrieren. Ein letzter Punkt in diesem Kapitel soll sich damit beschäftigen, ob schwangere Frauen Risiken erwarten müssen, wenn sie das Kurzzeitfasten während der Schwangerschaft durchführen.

Wann vom Intervallfasten abzuraten ist

Was für alle anderen Formen des Fastens gilt, ist auch auf das intermittierende Fasten anzuwenden. Alle Personen, die einen erhöhten Nährstoffbedarf haben, sollten nicht fasten, auch nicht kurzzeitig. Dazu gehören unter anderem Kinder, die sich noch im Wachstum befinden. Auch schwangeren Frauen wird das Intervallfasten nicht empfohlen, um die eigene Gesundheit beziehungsweise die des ungeborenen Kindes nicht unnötig zu beeinträchtigen und zu gefährden.

Das Gleiche gilt für Menschen, die stark untergewichtig sind. Auch sie haben einen höheren Nährstoffbedarf und sollten deshalb nicht intermittierend fasten. Eine weitere Risikogruppe sind Menschen, bei denen bestimmte Vorerkrankungen vorliegen. Hier kann sich das Intervallfasten als vorteilhaft erweisen, es kann aber auch negative Konsequenzen für die Gesundheit nach sich ziehen. Um auf Nummer sicher zu gehen, sollte hier mit einem Arzt abgeklärt werden, ob sich das intermittierende Fasten überhaupt eignet oder nicht.

Das Intervallfasten kann dazu führen, dass der Blutdruck gesenkt wird. Auch die Insulinsensitivität der Zellen erfährt beim Kurzzeitfasten in der Regel eine Verbesserung. Erkrankte Personen, die zur Senkung des Blutdrucks oder zur Reduzierung der Insulinresistenz bereits Medikamente einnehmen, sollten jedoch nicht auf eigene Faust intermittierend fasten. Je nach Gesundheitszustand sollten die Medikamente zuvor den Fastenzeiten angepasst werden. In manchen Fällen wird der Mediziner sogar ganz von dieser Fastenmethode abraten.

Außerdem sollten Personen mit Vorerkrankungen wissen, dass es nicht mit einem Gang zum Arzt getan ist. Gerade wenn man auf verschiedene Medikamente angewiesen ist, kann sich der gesundheitliche Zustand jederzeit verändern. Das Intervallfasten trägt ebenfalls seinen Teil zur Veränderung der Gesundheit bei. Wer also bereits krank ist und dennoch intermittierend fastet, muss sich über diesen Zeitraum immer medizinisch betreuen lassen, um eventuelle Risiken ausschließen zu können. Auch wenn das Intervallfasten Diabetes-Erkrankungen vorbeugen beziehungsweise verschiedene Begleiterscheinungen lindern kann. Wer bereits an Diabetes leidet, darf auf keinen Fall ohne eine engmaschige medizinische Kontrolle fasten. Der Blutzuckerspiegel muss fortwährend kontrolliert werden. Vor allem wenn entsprechende Medikamente eingenommen werden, kann das Intervallfasten für Diabetiker auch schwerwiegende Risiken mit sich bringen. Da der Blutzuckerspiegel beim Fasten sinkt, können die Blutzuckerwerte lebensbedrohlich abfallen. Jeder Diabetiker sollte hier eigenverantwortlich vorgehen und den behandelnden Arzt nicht außenvorlassen. Sollte im Zuge der Behandlung festgestellt werden, dass das Intervallfasten nicht geeignet ist, sollte man sich für eine andere Lebensform oder Ernährungsweise entscheiden.

Diesen Personengruppen wird von Intervallfasten abgeraten:

- Kinder, die sich noch im Wachstum befinden
- Frauen in der Schwangerschaft sowie in der Stillzeit
- Personen, die an einer Essstörung leiden
- Menschen, die zu Depressionen neigen
- Diese Personengruppen sollten sich beraten respektive medizinisch betreuen lassen:
- Personen, die Medikamente einnehmen
- Menschen, die an einer Diabetes-Erkrankung leiden
- Menschen mit Blutdruckproblemen

Gehörst du selbst nicht zu einer der eben aufgezählten Risikogruppen, dann spricht an sich nichts gegen das Intervallfasten. Dennoch findet eine Umstellung im Körper statt, weshalb es auch zu Nebenwirkungen kommen kann. Vor allem zu Beginn der Fastenzeit treten bei einigen verschiedene Symptome auf. Dazu zählen neben Müdigkeit auch Abgeschlagenheit oder Mundgeruch. Auch was die Ausschüttung der Stresshormone während der Fastenzeit angeht, kann es Risiken geben.

Intervallfasten und Stresshormone

Während der Fastenzeit, egal ob kurzzeitig oder langfristig, schüttet der Körper vermehrt Stresshormone aus. Das hat in der Regel auch einen positiven Effekt. Durch diese erhöhte Hormonausschüttung können Reserven im Körper gebildet werden. Diese lassen sich dann dazu nutzen, das Immunsystem zu stärken. Man wird sogar stressresistenter und das Risiko, an bestimmten Krankheiten zu leiden, sinkt. Möglich ist das aber nur, wenn es sich ausschließlich um positive Stresshormone handelt. Befindet sich der Körper bereits in einem gestressten Zustand, dann kann diese vermehrte Ausschüttung auch zu negativen Folgen führen und birgt gewisse Risiken. Der negative Stress wirkt sich dann nicht nur auf den Körper schlecht aus, sondern auch auf die geistige Verfassung. Wer diesen Aspekt missachtet, der erreicht mit dem Intervallfasten genau das Gegenteil. Aus dem Stressabbau wird dann immer mehr Stress, der dann unweigerlich zu physischen oder psychischen Erkrankungen führt.

Risiken mindern: Das Intervallfasten mit einem Arzt absprechen

Das Intervallfasten zählt zu den Fastenformen, die in Eigenregie durchgeführt werden können. Du musst also weder einen Fastenarzt aufsuchen noch einen Aufenthalt in einer Fastenklinik buchen. Es schadet jedoch nicht, den Fastenwunsch mit einem Arzt abzuklären, vor allem, wenn bestimmte Voraussetzungen gegeben sind. Gerade als Fastenanfänger kann man beim intermittierenden Fasten viele Fehler machen. Es kann beispielsweise zu einer fehler- oder mangelhaften Ernährung kommen und der Erfolg der Methode rückt in weite Ferne. Hier schadet es nie, die genaue Vorgehensweise mit einem Arzt abzusprechen. Dieser kann dann auch helfend zur Seite stehen, sollten beim Kurzzeitfasten etwaige Nebenwirkungen auftreten.

Wer sich bereits in medizinischer Behandlung befindet und zudem Medikamente einnehmen muss, dem wird dringend empfohlen, das intermittierende Fasten mit einem Arzt abzusprechen. Die Veränderungen im Stoffwechsel in der Fastenzeit können sich nämlich auch direkt auf die

Einnahme und Wirkungsweise von Medikamenten auswirken. Mit einem Arzt ist abzuklären, ob die Medikation eventuell eine Anpassung benötigt. Es gibt zwar einige Belege dafür, dass sich das Kurzzeitfasten positiv auf die Gesundheit von Herz und Kreislauf auswirkt. Diese Belege sind jedoch keineswegs ausreichend und zudem verlaufen derartige Erkrankungen stets individuell. Ein Gespräch mit einem Arzt ist also dringend notwendig.

Das Gleiche gilt, wenn eine Krebserkrankung oder Nervenkrankheit vorliegt.

Intervallfasten in der Schwangerschaft: Gibt es Risiken?

Da in den vorangegangenen Abschnitten bereits erläutert wurde, dass schwangere Frauen eine der Risikogruppen darstellen, sollten diese Frauen mit dem Intervallfasten warten, bis Schwangerschaft und Stillzeit vorbei sind. Während der Schwangerschaft benötigt der weibliche Körper mehr Nährstoffe. Da beim intermittierenden Fasten eben auch auf die fortwährende Nahrungsaufnahme verzichtet wird, kann eine ausreichende Nährstoffversorgung von Mutter und Kind nicht mehr gewährleistet werden.

Es muss aber auch gesagt werden, dass zu diesem Thema keine ausreichenden Forschungsergebnisse vorliegen. Fasten wird Frauen in Schwangerschaft und Stillzeit generell nicht empfohlen. Deshalb ist auch nicht zu erwarten, dass es mittelfristig entsprechende Untersuchungen gibt. Möchte eine schwangere Frau auf Nummer sicher gehen, dann sollte sie während dieser Zeit lieber nicht fasten, auch nicht kurzfristig.

Auch wenn Schwangere zumeist deutlich zunehmen, das Gewicht lässt sich auch auf andere Weise wieder reduzieren. Vielmehr sollte man während der Schwangerschaft auf eine vollwertige Kost setzen, damit es Mutter und Fötus an nichts fehlt. Nach der Stillzeit kann dann der eigene Körper wieder in den Vordergrund rücken. Das Risiko beim Intervallfasten während der Schwangerschaft liegt also darin begründet, dass es nicht genügend erforscht wurde. Deshalb raten Frauenärzte und andere Fachleute davon ab.

10. Intervallfasten bei verschiedenen Vorerkrankungen

Wie bereits erwähnt, wird vom intermittierenden Fasten bei verschiedenen Vorerkrankungen teilweise oder ganz abgeraten. Besondere Vorsicht ist daher auch bei Migräne und Diabetes geboten.

Intervallfasten und Migräne: Folgen und Risiken

Bei einer vorliegenden Migräneerkrankung ist an sich von Intervallfasten abzuraten. Der Körper sollte aufgrund der vorhandenen Schwächung zwingend mit Nährstoffen versorgt werden. Es ist also ratsam, keine Mahlzeit auszulassen. Bei Migräne ist es besonders wichtig, dass die Nervenzellen mit Energie versorgt werden. Das geschieht in der Regel durch die regelmäßige Einnahme der Mahlzeiten. Es bleibt aber auch anzumerken, dass Intervallfasten bei einer vorliegenden Migräneerkrankung noch nicht ausreichend erforscht wurde, weshalb hier auch keine verlässliche Aussage über eventuelle Risiken getroffen werden kann.

Es gibt Forschungsansätze, die davon ausgehen, dass das Auslassen einer Mahlzeit oder unregelmäßiges Essen eine Migräneattacke erst auslösen. Dies führen die Forscher darauf zurück, dass der Blutzuckerspiegel während der Fastenzeit sinkt.

Wie bei allem gibt es aber auch gegensätzliche Ansätze. Es gibt demnach also auch erste Studien, die besagen, dass das intermittierende Fasten ein wirksames Mittel bei der Migränetherapie ist. Im Jahre 1990 wurde eine Studie an 400 Personen durchgeführt. Bei dieser kam heraus, dass die Migränesymptome durch das gezielte Intervallfasten eine Linderung erfahren haben. Allerdings waren die Forschungsergebnisse seinerzeit so unterschiedlich wie die Probanden selbst. Einige Teilnehmer der Studie gaben an, dass sie ab dem dritten Fastentag für ein halbes Jahr beschwerdefrei waren. Andere berichteten, dass die Symptome vor allem zu Beginn der Fastenzeit stärker ausgeprägt waren. Diese Studie wurde seinerzeit unter strenger ärztlicher Aufsicht in einer speziellen Fastenklinik durchgeführt und kann deshalb nicht eins zu eins auf den Normalbürger übertragen werden. Es gibt jedoch einige grundsätzliche Dinge, an denen sich Migränepatienten orientieren können.

Zum einen sollte das intermittierende Fasten nur unter ärztlicher Kontrolle durchgeführt werden. Zweitens ist zu beachten, dass das Frühstück für Migränepatienten essenziell ist. Sollte die Entscheidung also auf das Intervallfasten fallen, sollte eine andere Mahlzeit weggelassen werden, um eine ausreichende Fastenzeit zu erreichen. Außerdem sollten Migränepatienten lange Hungerphasen vermeiden. Hier ist eine Methode des Intervallfastens zu wählen, die den körperlichen Bedürfnissen gerecht wird. Zudem sollten an Migräne leidende Menschen nicht vergessen, dass es sich bei Intervallfasten um ein ganzheitliches Konzept handelt. Die Migränebeschwerden werden also keine Linderung erfahren, wenn der Umgang mit dem eigenen Körper und somit auch mit der Ernährung nicht bewusst erfolgt.

Migränepatienten sollten zudem den richtigen Zeitpunkt wählen. Da zu Beginn der Fastenzeit beim intermittierenden Fasten mehr Stresshormone ausgeschüttet werden, können auch Symptome wie Kopfschmerzen auftreten. Man sollte also einen Zeitpunkt wählen, an welchem man sich gesund und ausgeglichen fühlt und das Risiko so geringer ist, eine Kopfschmerzattacke zu bekommen.

Intervallfasten und Diabetes

Bei einer Diabetes-Erkrankung kommt es maßgeblich darauf an, dass der Insulinspiegel nicht auf ein lebensbedrohliches Niveau sinkt. Ob sich das Intervallfasten bei einer Diabetes-Erkrankung empfiehlt, lässt sich pauschal nicht sagen. Es steht jedoch fest, dass es niemals ohne ärztliche Absprache und Kontrolle erfolgen sollte. Vor allem wenn bereits entsprechende Medikamente eingenommen werden, kann das intermittierende Fasten bei einer vorliegenden Diabetes-Erkrankung auch Gefahren mit sich bringen.

Es gibt zu diesem Thema zahlreiche Studien. Viele besagen, dass die Symptome eine Linderung erfahren. Relativ junge Studien gehen sogar davon aus, dass intermittierendes Fasten für eine Heilung der Krankheit verantwortlich zeichnen kann. Diese Forschungen legen die Annahme zugrunde, dass die Zellen in der Bauchspeicheldrüse durch Intervallfasten wieder so umprogrammiert werden, dass die Insulinproduktion wieder gelingt. Ausreichend erforscht wurden diese Ansätze jedoch noch nicht. Die meisten Studien werden Diabetiker jedoch erfreuen. Dabei spielt es auch keine Rolle, ob jemand an Diabetes Typ-1 oder am Typ-2 leidet. In den USA gab es die meisten Forschungen zu diesem Thema. Selbst funktionsunfähige Zellen in der Bauchspeicheldrüse konnten nach kurzer Fastenzeit wieder regeneriert werden und Insulin produzieren.

Wichtig ist nur, dass der an Diabetes Leidende bestimmten Fastenregeln folgt. Nach der Fastenphase ist die Nahrungsaufnahme umgehend wieder zu normalisieren, damit der Blutzuckerwert keine gefährlichen Wendungen nimmt. Andere Untersuchungen besagen, dass Diabetiker nur an fünf Tagen im Monat auf Nahrung verzichten müssen, um die Krankheit zu heilen. Verlässliche Ergebnisse sind das alles nicht.

Ein Diabetiker sollte niemals ohne einen Fastenarzt intermittierend fasten. Auch hängt der Erfolg immer davon ab, wie weit die Krankheit bereits fortgeschritten ist und wie sich der Betroffene insgesamt ernährt.

11. Intervallfasten als Diät: Warum eignet es sich?

Viele Diäten versprechen, dass du in kurzer Zeit viele Kilos verlieren kannst, ohne dabei hungern zu müssen. Dabei erhebt jede Diät natürlich den Anspruch, die beste und wirksamste zu sein. Keine dieser Lösungen lässt sich jedoch dauerhaft anwenden, weshalb sich der Jo-Jo-Effekt wieder und wieder einstellt.

Beim Intervallfasten ist es anders. Hierbei handelt es sich um eine wirksame Methode zum Abnehmen, die sich zudem dauerhaft durchhalten lässt. Deshalb schwören nicht nur Anwender darauf, sondern auch Experten sind vom intermittierenden Fasten überzeugt. Viele Mediziner geben zu bedenken, dass es in vielen Fällen zu Übergewicht kommt, weil wir zwischendurch irgendwelche Snacks essen. Dabei handelt es sich zumeist um ungesunde Nahrungsmittel. Beim Intervallfasten wird auf die Pausen zwischen den Mahlzeiten ein gesteigerter Wert gelegt. Das Snacken zwischendurch fällt also weg. Bei dieser Fastenmethode lernt man wieder zwischen Appetit und Hunger zu unterscheiden. Appetit ist ein psychologisches Phänomen, das ausschließlich im Kopf entsteht. Meistens essen die Menschen dann, weil sie denken, sie müssten etwas essen. Hunger hingegen hat physiologische Ursachen und ist tatsächlich vorhanden. Wenn man Hunger hat, dann sollte man auch Nahrung zu sich nehmen.

Ob du Appetit oder Hunger hast, kannst du an verschiedenen Faktoren erkennen, die alle körperlicher Natur sind. Wenn du Hunger hast, fühlst du dich unwohl und beginnst zu frieren. Auch ein Gefühl der Schlappheit oder Gereiztheit gehören zu den Symptomen, die im Zusammenhang mit einem auftretenden Hungergefühl zu nennen sind. Der Hunger symbolisiert dir also, dass du Nahrung brauchst. Der Appetit ist nur ein Entscheidungsträger dafür, welche Nahrung du zu dir nimmst. Erfahrungsgemäß fällt es den meisten Menschen schwer zu unterscheiden, ob sie Hunger oder Appetit haben. Appetit wird von den Sinnen gemacht. So kann man zum Beispiel Appetit verspüren, obwohl schon gar kein Hunger mehr vorhanden ist. Das ist etwa vor einem leckeren Dessert der Fall oder, wenn auf einem Weg eine Eisdiele mit köstlichen Eissorten liegt.

Das Intervallfasten kann dir auf jeden Fall dabei helfen, bewusst und gezielt Essenspausen einzulegen. Ungesunde Snacks gehören dann schnell der Vergangenheit an. Wie bereits in vorherigen Abschnitten erläutert, kurbelt das intermittierende Fasten die Fettverbrennung auf eine einzigartige Art und Weise an. Die Insulinausschüttung des Körpers erfolgt kontrollierter. Durch die bewussten Essenspausen nimmst du automatisch weniger Kalorien zu dir. Der Blutzuckerspiegel erhält somit die Möglichkeit, sich in einem natürlichen Rahmen zu bewegen. Der Körper kann neue Zellen aktivieren und regeneriert sich. Er besinnt sich also wieder auf das Wesentliche. Er schüttet nicht Unmengen an Insulin aus, um Energie zu erhalten. Vielmehr greift er auf seine Fettreserven zurück und nutzt diese für die Energiegewinnung. Dadurch stellt sich der Abnehmeffekt fast von allein ein.

Ein weiterer Grund, der für das intermittierende Kurzzeitfasten als Diätform spricht, ist die Verbesserung des Stoffwechsels. Blutzucker- und Cholesterinwerte stellen sich verbessert dar. Zudem erhöht sich durch die gezielten Essenspausen die Konzentrationsfähigkeit.

Intervallfasten versus andere Diätformen: Ein kurzer Überblick

Ob das Intervallfasten für dich als Diätform infrage kommt, erkennst du auch, wenn du es mit anderen Diätmethoden vergleichst. Dies soll im folgenden Abschnitt kurz geschehen. Ob das Intervallfasten nun besser als andere Diäten ist, liegt natürlich immer im Auge des Betrachters. Auch hierüber herrschen verschiedene Expertenmeinungen vor. Feststeht zumindest, dass das Intervallfasten als langfristige Methode zum Abnehmen und gesund leben geeignet ist. Andere Diäten beziehen sich auf den Zeitraum des Abnehmens und können im Nachhinein völlig nutzlos sein. Das intermittierende Fasten hingegen ist ein ganzheitlicher Ansatz, der auch noch hilfreich angewendet werden kann, wenn die eigentliche Phase des Abnehmens bereits vorüber ist.

Es gibt bislang wenige aussagekräftige Studien zum Intervallfasten. Deshalb ist auch immer noch stark umstritten, inwieweit diese Diätmethode positiver wirkt als andere. Verblüffend sind jedoch die Ergebnisse, die bislang aus den Untersuchungen hervorgehen. So wirkt sich das Intervallfasten ungemein positiv auf die Stoffwechselgesundheit aus. Diese oder ähnliche Ergebnisse konnten bei anderen Diäten nicht erzielt werden, auch wenn es über diese weitaus mehr aussagekräftige Forschungsergebnisse gibt. Es gibt jedoch eine Studie, die die Befürworter des Intervallfastens staunen lässt. So ist zwar erwiesen, dass sich das Intervallfasten auf jeden Fall als Diät eignet, die Studie zeigt aber auch, dass es nicht unbedingt besser ist als andere Formen. An einem Forschungsinstitut in Heidelberg wurde eine Studie durchgeführt, an welcher 150 Menschen teilnahmen, die an Fettleibigkeit oder Übergewicht litten. Diese Probanden wurden über einen Zeitraum von einem Jahr untersucht. Um einigermaßen aussagekräftige Forschungsergebnisse zu erzielen, wurden die Teilnehmer der Studie, die auch Helena-Studie genannt wird, per Zufallsprinzip in drei Gruppen eingeteilt. Ein Drittel der Studienteilnehmer musste sich über einen Zeitraum von 12 Wochen nach einer herkömmlichen Reduktionsdiät ernähren. Die tägliche Kalorienzufuhr wurde um bis zu 20 % gesenkt. Die zweite Gruppe der Probanden probierte über den gleichen Zeitraum die 5:2-Methode des Intervallfastens aus. In dieser Zeit wurde an fünf Tagen der Woche gegessen, an zwei Tagen gefastet. Auch hier wurde Wert darauf gelegt, dass die Kalorienzufuhr um bis zu 20 % gesenkt wurde. Die dritte Gruppe der Untersuchungsteilnehmer war die sogenannte Kontrollgruppe. Diese Gruppe verfolgte kein spezielles Diätziel. Dennoch wurden die Angehörigen dieser Gruppe dazu angehalten, sich ausgewogen und gesund zu ernähren.

Nach dieser 12-wöchigen Diätphase beobachteten die Forscher die Studienteilnehmer und deren Gesundheitszustand noch für 38 weitere Wochen. Alle Veränderungen, Verbesserungen oder Verschlechterungen wurden sorgfältig dokumentiert und anschließend ausgewertet. Das Ergebnis der Helena-Studie war gleichermaßen überraschend wie ernüchternd. Es wurde festgestellt, dass beide Formen, also die herkömmliche Reduktionsdiät und das Intervallfasten nach der 5:2-Methode den gleichen Effekt auf die Gesundheit der Probanden hatten. Beide Gruppen konnten berichten, dass sich das Gewicht reduziert hatte. Zugleich ging die Bildung von Bauchfett zurück. Auch Fettablagerungen in der Leber stellten sich bei beiden Gruppen reduziert dar.

Auch wenn die Helena-Studie jetzt nicht dazu beigetragen hat, dass die Intervallfastenmethode das Nonplusultra beim Abnehmen ist. Sie ist auf jeden Fall nicht schlechter als eine ausgewogene Reduktionsdiät. Die Studienteilnehmer wurden übrigens auch nach ihrem Befinden befragt. Hier kann das intermittierende Fasten wieder deutlich punkten. So fällt es vielen Menschen leichter, an zwei Tagen in der Woche diszipliniert zu essen und auf die Nahrungsaufnahme zu achten, als

520 | INTERVALLFASTEN AUF KNOPFDRUCK!

täglich Kalorien zählen zu müssen. Das Intervallfasten ist laut den Befragten die ungezwungenere Form der Diät.

Aber egal, ob Reduktionsdiät oder Intervallfasten, es gilt: Nach der Diät geht es erst richtig los. Beide Formen können nur langfristig erfolgreich sein, wenn nach der Diät bzw. nach der Fastenzeit eine Ernährungsumstellung auf eine gesunde und ausgewogene Ernährung erfolgt.

12. Die häufigsten Fehler beim Intervallfasten

Nun weißt du also, dass das Intervallfasten viele positive Effekte auf deine körperliche Gesundheit haben kann. Zum einen lassen sich schneller Abnehmerfolge erzielen. Zweitens wird dein Wohlbefinden eine Besserung erfahren. Drittens wirkt sich das intermittierende Fasten positiv auf die Befindlichkeit deines Blutzuckerspiegels aus. Das klingt alles gut und schön. Dennoch gibt es noch etwas, das du wissen solltest. Wie beim Fasten generell und bei anderen Diätformen kannst du auch beim Intervallfasten verschiedene Fehler machen, die du unbedingt vermeiden solltest. Auf fünf der wesentlichen Fehler soll im Folgenden eingegangen werden. Wenn du diese Dinge beim Kurzzeitfasten berücksichtigst, steht einem Erfolg mit der Methode nichts mehr im Wege.

Wenn die Ziele zu hoch gesteckt werden

Die meisten Diäten scheitern daran, dass es der Körper mit einer extremen Umstellung zu tun bekommt. Diese bezieht sich nicht nur auf die Ernährung. Auf deinen kompletten Lebenswandel kann sich eine Diät in irgendeiner Art und Weise auswirken. Diese Gefahr besteht natürlich auch beim Intervallfasten. Wie bei allen anderen Diäten auch gilt: Fange lieber langsam an. Du kannst nur verlieren, wenn du dir die falschen Ziele steckst. Falsche Ziele sind in diesem Zusammenhang zu hohe Ziele.

Das intermittierende Fasten bietet dir jedoch entsprechende Möglichkeiten. Es kommt auf die Wahl des Intervalls an. So könntest du zum Beispiel damit anfangen, dass du 12 Stunden fastest und die andere Hälfte des Tages Nahrung zu dir nimmst. Versuche nicht sofort, diesen Plan ohne Wenn und Aber durchzuführen. Höre lieber auf deine innere Stimme. Wenn du dich dabei unwohl fühlst, solltest du dich für ein anderes Intervall entscheiden. Vielleicht merkst du aber auch, dass du deiner Zielsetzung mit dem Kurzzeitfasten nicht näherkommst. Dann solltest du vielleicht nach einer anderen Diätform Ausschau halten.

Das Intervallfasten muss zu deinem Lebensstil passen

Die Theorie des Intervallfastens basiert auf verschiedenen Methoden. Deshalb solltest du dir das Intervall, nach welchem du fasten möchtest, auch wohl überlegen und gezielt aussuchen. Das intermittierende Fasten wird sich nicht als erfolgreich herauskristallisieren, wenn du dich für ein Intervall entscheidest, welches nicht zu deinem Lebensstil passt.

Wie du dich für das richtige Intervall entscheiden kannst, soll kurz anhand der 16-8-Methode erklärt werden. Bei dieser Methode fastest du 16 Stunden am Tag, während du in der übrigen Zeit Nahrung zu dir nehmen kannst. Gehörst du ohnehin zu den Menschen, denen das Frühstück nicht so wichtig ist, dann eignet sich diese Variante des Intervallfastens auf jeden Fall für dich. Mitten am Tag kannst du ausgiebig essen, währenddessen du die Zeit um die Nachtruhe für die Fastenzeit nutzen kannst. Würdest du dich eher als Nachteule bezeichnen, dann ist dir der Mitternachtssnack wahrscheinlich sehr wichtig. Dann solltest du dich lieber für ein anderes Intervall entscheiden.

Ebenso verhält es sich bei der 5:2-Methode. Hier geht es darum, an zwei Tagen in der Woche zu Fasten. Auch diese Methode ist nicht für jeden Menschen gleich gut geeignet. Hast du etwa einen stressigen Arbeitsalltag, dann kommt es wesentlich auf die regelmäßige Einnahme von Mahlzeiten an. Dein Körper muss dann ausreichend mit Energie versorgt werden, um Leistung bringen zu können. Auch hier sollte die Wahl dann eher auf eine andere Methode des intermittierenden Fastens fallen.

Zu viel oder zu wenig essen

Einer der häufigsten Fehler, welchen Intervallfastende begehen, ist das falsche Essen. Entweder wird zu viel gehungert oder man isst zu viel. Ist die Fastenzeit vorbei, beginnt die Phase des Essens. Jetzt sollte das Stoppschild vor deinem inneren Auge aufleuchten. Du darfst beim intermittierenden Fasten zwar essen, was du möchtest, das bedeutet jedoch nicht, dass du alles Erdenkliche in dich hineinstopfen kannst. Die Energiebilanz sollte sich also immer in einem gesunden Gleichgewicht befinden. Welche Lebensmittel nun die richtigen sind, kannst du dabei auch von deinem eigenen Geschmack abhängig machen. Damit du jedoch kontrollierter isst, solltest du die Mahlzeiten nach der Fastenphase ausgiebig genießen. Kau dafür jeden Bissen mehrere Male und erfreue dich daran, dass es dir so gut geht und dass du so gut essen kannst.

Natürlich spielt die Wahl der Lebensmittel eine entscheidende Rolle, wenn es um den nachhaltigen Erfolg des Intervallfastens geht. Du solltest dafür sorgen, dass du ausschließlich gesunde Lebensmittel zu dir nimmst. Setze bei der Zusammenstellung deines Speiseplans auf viel frisches Obst und Gemüse. Auch Vollkornpasta macht satt und ist als gesundes Nahrungsmittel einzuordnen. Ebenso kannst du natürliche Reisprodukte auf gesunde Art und Weise in deinen Ernährungsplan integrieren.

Beim intermittierenden Fasten ist es jedoch auch wichtig, dass du dich ausreichend ernährst. Wenn du zu wenig Nahrung zu dir nimmst, kann das negative Auswirkungen haben. Wird der Körper nicht genügend mit Nährstoffen versorgt, verlangsamt sich dein Stoffwechsel. Für deinen Körper heißt das dann, dass er Muskelmasse abbauen möchte. Muskeln sind jedoch sehr wichtig, wenn es dir darum geht, ein paar Pfunde zu verlieren. Umso mehr Muskeln dein Körper aufweist, umso höher ist der Kalorienverbrauch. Das gilt auch dann, wenn sich dein Körper wie beim Intervallfasten im Ruhezustand befindet.

Den Erfolg dieser Fastenmethode hast du also selbst in der Hand. Zum einen, wenn du dich für die richtigen Lebensmittel entscheidest. Zum anderen, wenn du darauf achtest, dass du dich ausgewogen und ausreichend ernährst. Iss also nicht zu wenig oder zu viel. Um optimale Erfolge mit dieser Fastenmethode zu erzielen, empfiehlt es sich zudem, zusätzlich ein entsprechendes Krafttraining zu betreiben.

Auf die richtigen Lebensmittel kommt es an

Wie im vorherigen Abschnitt beschrieben, kommt es auf die Wahl der Lebensmittel an, die du nach der Fastenphase zu dir nimmst. Du solltest dich für gesunde Nahrungsmittel entscheiden. Vergiss nie, dass der liebe Gott kleine Sünden sofort bestraft. Das bedeutet nicht, dass du allen sündhaften Lebensmitteln künftig entsagen musst. Es geht aber auch beim intermittierenden

Fasten darum, das richtige Maß zu wahren. Ungesunde Snacks sollten die Ausnahme bleiben, also keineswegs zur Regel werden. Ansonsten brauchst du dich auch nicht zu wundern, dass die Zahl auf der Waage immer größer wird. Intervallfasten kann nur zu einem Abnehmerfolg führen, wenn es eng im Zusammenhang mit gesunden Lebensmitteln steht. Gesunde Lebensmittel sind vor allem frisches Obst und Gemüse. Diese Zutaten kannst du in frischen Salaten oder gesunden Suppen verarbeiten. Bei den Beilagen solltest du verstärkt auf Vollkornprodukte setzen. Diese haben auch einen sättigenden Effekt und schmecken genauso gut. Sie sind aber deutlich gesünder als die so genannten schnellen Kohlenhydrate.

Auf ausreichend Flüssigkeit achten

Geht es um die Themen gesunde Ernährung allgemein oder um das Abnehmen speziell, dann bekommst du vor allem eines zu hören: Du musst noch mehr trinken. Empfohlen werden auch beim intermittierenden Fasten 2 bis 3 Liter am Tag. Es sollte sich dabei jedoch nicht um ungesunde zuckerhaltige Getränke wie Cola oder Limonade handeln. Vielmehr solltest du auf reichlich Wasser und gesunde Kräutertees setzen. Eine ausreichende Flüssigkeitszufuhr hat dabei gleich mehrere positive Effekte auf den Körper und dein Abnehmziel. Durch die Flüssigkeit verringert sich unter anderem dein Hungergefühl. So hilft dir eine ausreichende Trinkmenge auch dabei, überflüssige Pfunde loszuwerden.

13. Fehler beim Intervallfasten vermeiden – so geht's

Nun weißt du, welche Fehler du beim Intervallfasten machen kannst. Im folgenden Abschnitt soll dir verraten werden, wie du diese und andere typische Fehler vermeiden kannst.

Stelle dich langsam um

Wenn du keine Fehler beim Intervallfasten machen möchtest, dann solltest du natürlich versuchen, die Punkte aus dem vorangegangenen Kapitel zu berücksichtigen. Wichtig ist, dass du nicht zu viel von dir erwartest. Oft passiert es, dass ehrgeizige Diätziele schnell erreicht werden sollen. Manche Menschen begehen daher den Fehler, zu schnell auf das intermittierende Fasten umzusteigen. Isst du beispielsweise bislang fünf Mahlzeiten am Tag, dann werden weder du noch dein Körper sich in kurzer Zeit darauf einstellen können, plötzlich keine Mahlzeit mehr am Tag zu essen. Sinnvoller ist es, wenn du die Anzahl der täglichen Mahlzeiten bereits anpasst, bevor du mit dem Intervallfasten beginnst. Reduziere die Anzahl der Mahlzeiten Stück für Stück, bis du bei zwei oder drei Mahlzeiten am Tag angekommen bist. Dann wirst du nicht so schnell in die Verlegenheit kommen, eine plötzliche Hungerattacke zu erleiden, und die gesamte Fastenkur gestaltet sich erfolgreicher.

Verliere den Blutzuckerspiegel nicht aus den Augen

Eine weitere Fehlerquelle, die du beim Kurzzeitfasten ganz einfach vermeiden kannst, ist die Missachtung deines Blutzuckerspiegels. Dieser ist bei dieser Fastenmethode durchaus wichtig, weshalb du ihn immer im Auge behalten solltest, übrigens auch, wenn du kerngesund bist. Stellst du deine Ernährung in der Fastenzeit zu schnell um, dann riskierst du, dass der Blutzuckerspiegel rasant absinkt. Das ist nicht nur für Diabetiker äußerst gefährlich, sondern kann auch gesunden Menschen passieren. Auch für diese sind unangenehme Folgen damit verbunden. Stellst du typische Symptome fest, die im Zusammenhang mit einer Unterzuckerung stehen, dann ist ein Gegensteuern dringend erforderlich. Zu diesen zählen Kopfschmerzen, Sehstörungen, starker Hunger, Schwindelgefühl, Schwitzen, plötzliches Herzrasen oder Zittern.

Entscheide und handle bewusst

Es ehrt dich, wenn du das Ziel hast, ein paar Kilo abzunehmen und dich fortan gesünder zu ernähren. Der liebe Gott hat die Welt jedoch auch nicht an einem Tag erschaffen. Dies soll bedeuten, dass du dir für das intermittierende Fasten selbst, aber vor allem für die Umstellung der Ernährung ausreichend Zeit nehmen musst. Es kann sein, dass die erste von dir gewählte Fastenmethode nicht gleich die richtige ist. Dann kann es natürlich auch etwas länger dauern, bis sich der gewünschte Erfolg einstellt. Wenn du dir von vornherein nicht zu viel vornimmst und dir realistische Ziele setzt,

525 | ANJA FINKE

die du auch tatsächlich erreichen kannst, dann bist du nicht allzu enttäuscht, wenn es nicht gleich so funktioniert.

Zu viel zu wollen bezieht sich in diesem Zusammenhang nicht ausschließlich auf die Ernährung. Die meisten Menschen beginnen im Zuge einer Diät auch damit, sich wieder verstärkt sportlich zu betätigen. Gegen regelmäßiges Sporttreiben ist auch nichts einzuwenden. Du solltest aber auch hier langsam vorgehen. Das sportliche Pensum ist stückweise zu steigern. Es ist zudem empfehlenswert, wenn du mit dem Training schon beginnst, bevor du mit der eigentlichen Fastendiät anfängst. Dann hat es dein Körper später leichter, sich umzustellen und sich an die Fastenphasen und die körperliche Bewegung zu gewöhnen. Gehe also einen Schritt nach dem anderen und stecke dir erst neue Ziele, wenn du ein Ziel erreicht hast.

Achte auf deine Flüssigkeitszufuhr

Wie im vorangegangenen Abschnitt beschrieben, gehört eine zu geringe Flüssigkeitsaufnahme zu den häufigsten Fehlern, die Menschen beim Intervallfasten begehen. Auch diesen Punkt kannst du schon vor dem Beginn deiner Diät in Angriff nehmen. Frage dich schon jetzt, wie viel du am Tag eigentlich trinkst. Ist die Menge ausreichend oder sollte es noch mehr sein? Frage dich außerdem, welche Getränke du eigentlich zu dir nimmst. Trinkst du sie nur, weil sie dir schmecken, oder steckt mehr dahinter? Wenn du frühzeitig damit beginnst, regelmäßig und viel zu trinken, dann wirst du schnell bemerken, dass Wasser oder Kräutertee den Durst genauso löschen wie süße Limonaden. Außerdem sind Tees und Wasser natürlich auch deutlich gesünder.

Beim Intervallfasten verzichtest du schon für einige Zeit auf die Nahrungsaufnahme. Damit dir nicht schwindelig wird und der Blutzuckerspiegel nicht rapide absinkt, solltest du deine Flüssigkeitszufuhr dann im Griff haben. Du wirst feststellen, dass sich viel trinken in mehrfacher Hinsicht positiv auswirkt. Du fühlst dich fit, bist wach und leistungsfähig und kannst dich besser konzentrieren. Zudem sorgt regelmäßiges und ausreichendes Trinken auch noch dafür, dass du nicht so häufig Hunger haben wirst. Viel trinken lohnt sich also immer, egal, ob du intermittierend fastest oder nicht.

Zu viel trinken ist auch nicht gut

Meistens hörst du in deinem Leben immer nur, dass du deutlich zu wenig trinkst. Da ist es kaum vorstellbar, dass man auch zu viel trinken kann. Diesen Fehler begehen jedoch viele Menschen im Rahmen des Intervallfastens. Übermäßiges Trinken kann nicht nur gefährlich sein, sondern unter Umständen sogar tödlich enden. So gab es Fälle, bei denen zu viel Wasser zum Anschwellen des Gehirns geführt hat. Diese Menschen haben ihr übertriebenes Trinkverhalten in manchen Fällen sogar mit dem Tod bezahlt. Ausreichend zu trinken, heißt nicht, immens große Mengen zu trinken. Trinkst du zwischen zwei und drei Liter am Tag, dann ist das vollkommen ausreichend, auch beim Intervallfasten. Mehr ist eben nicht immer auch gleich besser.

Wie sieht es mit Junkfood aus?

Dass Junkfood zu den ungesunden Lebensmitteln gehört, ist den meisten klar. Egal, ob du gerade fastest oder nicht, diese Lebensmittel wirken sich immer negativ auf den Körper aus, vor allem, wenn sie in großen Mengen verzehrt werden. An sich spielt es beim intermittierenden Fasten keine Rolle, mit welchen Nahrungsmitteln du deinen Kalorienbedarf während der Essensphasen abdeckst. Das ist jedoch keineswegs als Freibrief anzusehen. Ungesunde Lebensmittel, sogenanntes Junkfood, wirken sich natürlich trotzdem negativ auf die Gesundheit aus.

Der Verzicht auf Fast Food ist vor allem beim Fasten sehr wichtig. Es gibt schließlich nur kurze Phasen, in denen du Nahrung zu dir nehmen darfst. Der Vorrat muss eine Weile reichen, genau für die Zeit, in der Fasten angesagt ist. Genügend Energie nimmst du aber nicht zu dir, indem du Cola, Chips und Co. in dich hineinstopfst. Vielmehr solltest du auf gesunde Lebensmittel setzen, die nachhaltig im Körper vorhalten können. Auch auf das Abnehmen wird sich das gewiss positiv auswirken.

Auf die richtige Nährstoffversorgung kommt es an

Damit der menschliche Körper funktioniert, ist er darauf angewiesen, dass du ihn mit allen wichtigen Nährstoffen versorgst. Dazu zählen die bekannten Makronährstoffe, Kohlenhydrate, Fette und Eiweiße. Genauso wichtig sind jedoch Vitamine, Mineralstoffe und Spurenelemente, die ebenfalls fester Bestandteil deiner Ernährung sein sollten.

Wer sich gesund ernährt, kann trotzdem unter einer übermäßigen oder unzulänglichen Nährstoffversorgung leiden. Das liegt unter anderem daran, dass die Böden, auf denen die Pflanzen wachsen, in den vergangenen Jahrzehnten an Nährstoffen verloren haben. Deshalb ist es beim Intervallfasten noch wichtiger, darauf zu achten, dass die Mahlzeiten ausgewogen sind und sämtliche Nährstoffe enthalten. Der Körper braucht diese unbedingt, sonst könnte er seine Stoffwechselprozesse nicht mehr zufriedenstellend und ordnungsgemäß erledigen.

Hierin liegt allerdings auch eine Gefahr. Stellt der Körper fest, dass ein Nährstoffdefizit vorliegt, dann interpretiert er das als Hunger. Gerade beim intermittierenden Fasten ist dieser Umstand nicht besonders förderlich. Wenn du dann Hunger verspürst und etwas isst, dann könnte die Fastenmethode weitaus weniger erfolgreich verlaufen.

Da genau diese Umstellung für den Körper nicht ganz einfach ist, solltest du vorsorgen. Am besten, indem du deine Speisen bewusst planst und zusammenstellst. So kannst du dir beim Einkaufen ruhig einmal etwas länger Zeit nehmen. Auf den meisten Verpackungen der Lebensmittel ist eine Auflistung der Inhaltsstoffe enthalten. Irgendwann bekommst du ein Gefühl dafür, was für den Körper wichtig ist und was nicht.

Damit dir der Umstieg auf die intermittierende Ernährungsweise jedoch nicht allzu schwerfällt, kannst du zusätzlich nahrungsergänzende Präparate einnehmen. Mineralstoffe und Vitamine werden hier besonders empfohlen. Wenn du dir nicht sicher sein solltest, ob du derartige Präparate auch verträgst, dann solltest du ein klärendes Gespräch mit einem Arzt führen.

14. Intervallfasten und seine Methoden

D a es beim Intervallfasten darum geht, dass du ein Intervall findest, das zu deinem Lebensstil passt, solltest du die einzelnen Methoden erst einmal genauer kennenlernen. In den folgenden Abschnitten soll auf einige Methoden des intermittierenden Fastens eingegangen werden. Dir wird erklärt, wie jede einzelne Methode funktioniert, was es dabei zu beachten gilt und was ihre Vor- beziehungsweise Nachteile sind.

14.1. Das Saftfasten

Die Fastenzeit beim Saftfasten kann unterschiedlich lange dauern. Man geht davon aus, dass der Diätwillige zwischen einem und acht Tage fastet. Während dieser Zeit darf ausschließlich flüssige Nahrung zugeführt werden. Du solltest beim Saftfasten vor allem viel Wasser und Kräutertee trinken. Kombinieren darfst du die Flüssigkeitsaufnahme mit Obst-und Gemüsesäften. Wie bei anderen Fastenmethoden auch, musst du deinen Körper auf das Saftfasten vorbereiten. So steht vor der eigentlichen Fastenzeit die so genannte Entlastungsphase. Dabei handelt es sich um einige Tage, wo du ausschließlich Reisprodukte und Rohkost zu dir nimmst.

Das Saftfasten ist weniger eine Diät im eigentlichen Sinne. Vielmehr wird es unter seinen Anhängern als ganzheitliches Konzept begriffen. Saftfasten hilft nicht nur dabei, ein paar Pfunde zu verlieren, sondern ist vielmehr eine Veränderung der Lebenseinstellung. Daher darfst du davon ausgehen, dass diese Fastenmethode sowohl körperliche als auch seelische Auswirkungen hat. In der heutigen Zeit wird das Saftfasten nahezu ausschließlich zum Abspecken angewendet. Eigentlich verstehen Anwender es aber als eine Art Selbsterfahrung. Das Saftfasten soll dir dabei helfen, den Körper zu entgiften und zu entschlacken. Außerdem sollst du lernen, deine Gewohnheiten besser kennen zu lernen und diese gegebenenfalls entsprechend zu verändern. Alles läuft auf ein gesünderes Leben hinaus.

Das Saftfasten ist ein durchaus radikaler Ansatz, wenn es um das Abnehmen geht. Bei dieser Fastenmethode kannst du viele Pfunde in sehr kurzer Zeit verlieren. Es sind 3 bis 6 Kilogramm pro Woche möglich. Dieser hohe Gewichtsverlust kann erreicht werden, da die Flüssigkeiten, die du während der Fastenzeit zu dir nimmst, also Säfte oder Gemüsebrühe, kaum Energie liefern. Erfahrungsgemäß kommt es bei einer derartigen Diätform zu einem hohen Wasserverlust. Dieses Defizit wird nach Beendigung des Fastens jedoch schnell wieder aufgefüllt. Es ist sogar häufig so, dass die Pfunde dann wieder steigen. Oftmals ist die Zahl auf der Waage dann höher, als sie vor der Diät war. Zudem stehen zahlreiche wissenschaftliche Beweise noch aus. So ist aktuell nicht ausreichend belegt, dass das Saftfasten tatsächlich zur Entschlackung des Körpers beitragen kann.

Da ein möglicher Erfolg dieser Fastenmethode nicht mit ausreichenden wissenschaftlichen Beweisen fundiert untermauert werden kann, ist das Saftfasten nur bedingt empfehlenswert.

Dennoch gibt es auch einige positive Aspekte, die an dieser Stelle genannt werden sollen. Das Saftfasten kann dich vor allem in seelischer Hinsicht bestärken. Wenn du dich dabei gut beraten lässt oder professionell in einer Gruppe an dieser Fastenmethode partizipierst, dann wirst du eine ganzheitliche Selbsterfahrung machen, von welcher du langfristig profitieren kannst. Bist du ein durchweg gesunder Mensch, dann kannst du auch eigenverantwortlich bis zu acht Tage am Stück das Saftfasten durchführen.

Die unzulänglichen wissenschaftlichen Befunde sind nur ein negativer Aspekt, den das Saftfasten mit sich bringt. So ist festzustellen, dass diese Fastenmethode zumeist nur einen kurzfristigen Effekt hat. Du verlierst zwar in sehr kurzer Zeit einige Kilos, musst dich aber nach der eigentlichen Fastenzeit erst noch auf die neue und gesunde Ernährung umstellen. Außerdem führst du bei dieser Diätform deinem Körper nicht alle essenziellen Nährstoffe zu, die er für seine Stoffwechselprozesse benötigt. So kann es schnell zu einem Eiweißmangel kommen. Liegt ein solches Defizit vor, dann fühlt sich dein Körper dazu angehalten, mit dem Abbau von Muskelmasse zu beginnen. Schnell passiert es dann mitunter, dass sich der Yo-Yo-Effekt einstellt.

14.2. Das 10in2-Fasten

Diese Methode des Intervallfastens folgt einem ganz bestimmten Konzept. An sich lässt sich diese Fastenmethode in zwei Stufen unterteilen. Anfänglich wird empfohlen, das Konzept für 21 Tage durchzuhalten. An einem Tag isst du dabei, was, wann und wie viel du möchtest. Am nächsten Tag fastest du hingegen. Diesen Rhythmus befolgst du immer im Wechsel, bis du auf die Dauer von 21 Tagen gekommen bist. An den Fastentagen darfst du keine festen Lebensmittel zu dir nehmen. Trinken darfst du zum Beispiel Wasser oder ungesüßten Kaffee oder Tee. Auch Gemüsebrühe darf getrunken werden.

Bei der 10in2-Variante handelt es sich um eine Fastenmethode, die dauerhaft, also lebenslang angewendet werden kann. Ihr wird sogar eine lebensverlängernde Wirkung nachgesagt. An den Fastentagen nutzt der Körper die eingelagerten Fettreserven für die Energiegewinnung. Zu sagen ist außerdem, dass diese Fastenmethode weitaus mehr ist, als nur eine herkömmliche Diät. Vielmehr bekommst du damit eine Lebensweise an die Hand gegeben, die dir langfristig etwas bringt. Man könnte auch sagen, dass die 10in2-Methode wie eine Anti-Aging-Kur wirkt. Sie ersetzt dabei chemische Präparate, die sonst zur Aufhaltung des Alterungsprozesses beitragen können. Sämtliche körperliche Prozesse sowie die Immunschutzfunktion stellen sich dauerhaft verbessert dar.

Wendest du diese Methode zur Gewichtsreduzierung an, dann wirst du schnell feststellen, dass sie sich gut eignet, um möglichst schnell viel Gewicht zu verlieren. Es gibt dabei aber auch einen Minuspunkt, der dir an dieser Stelle nicht verschwiegen werden soll. Die 10in2-Methode ist nur schwer umzusetzen und erweist sich deshalb auch nicht wirklich für jeden Anwender als alltagstauglich. Es besteht dabei nämlich eine signifikante Gefahr. Da du an den Nicht-Fastentagen so viel essen darfst, wie du möchtest und da es auch egal ist, welche Nahrungsmittel du zu dir nimmst, läufst du Gefahr, dich ungesund und unausgewogen zu ernähren. Ein Diäterfolg ist dadurch schon infrage gestellt. Vielen Anwendern fällt es zudem schwer, diese Methode dauerhaft durchzuhalten.

Die 10in2-Methode ist daher nur bedingt empfehlenswert. Sie eignet sich ausschließlich, um vorübergehend einen Gewichtsverlust zu erreichen. Geht es darum, dass gewonnene Gewicht dauerhaft zu halten, ist diese Methode nicht die richtige.

14.3. Die 16/8-Methode

Was das Konzept dieser Fastenmethode des intermittierenden Fastens angeht, so gestaltet sie sich denkbar einfach. 16 Stunden am Tag wird gefastet. In den übrigen 8 Stunden darfst du Nahrung zu dir nehmen. Hier spielt es auch keine Rolle, was du isst. Natürlich solltest du dabei auf eine ausgewogene Ernährungsweise achten. Aber das versteht sich ja von selbst. Während der Fastenzeit darfst du natürlich Flüssigkeit zu dir nehmen. Du solltest dabei verstärkt auf kalorienfreie respektive kalorienarme Getränke setzen.

Diese Fastenmethode zeichnet sich vor allem dadurch aus, dass sie sehr flexibel anpassbar ist. Du kannst den Rhythmus also auf deine Tagesgestaltung einstellen. Die meisten Menschen, die nach der 16/8-Methode Fasten, verlängern die Nachtruhe und lassen am Morgen das Frühstück weg. Wie du den Rhythmus im Einzelnen umsetzt, bleibt dir und deinen persönlichen Bedürfnissen überlassen.

Diese Fastenmethode des Intervallfastens kann dauerhaft angewendet werden. Auch lässt sie sich aufgrund ihrer hohen Flexibilität mühelos in jeden erdenklichen Alltag integrieren. Selbst wenn es bei dir darum geht, Freizeitaktivitäten, die Familie und den anstrengenden Beruf unter einen Hut zu bekommen, muss das Fasten darunter nicht leiden.

Des Weiteren erweist sich diese Fastenmethode als dauerhaft gute Ernährungsweise. Im Gegensatz zu einer Crash-Diät kannst du hier wirklich viele Pfunde loswerden. Außerdem ist auch nicht zu befürchten, dass sich der ungeliebte Jo-Jo-Effekt einstellt. Es wird dir sogar versprochen, dass du innerhalb von sieben Wochen bis zu 7 Kilo mit dieser Methode abnehmen kannst. Zudem ist es durch das 16/8-Fasten möglich, die Fettverbrennung im Körper gezielt anzukurbeln.

Das Konzept, welches hinter der 16/8-Methode steckt, ist zwar einfach, dennoch sollten gewisse Dinge bei der Umsetzung beachtet werden. Ähnlich wie bei der 10in2-Methode geht es auch bei dieser Variante des intermittierenden Fastens darum, die Essenszeiten richtig zu nutzen. Auch wenn dir das Konzept keine spezielle Ernährungsweise vorschreibt, solltest du natürlich darauf achten, welche Nahrungsmittel du in den einzelnen Mahlzeiten verarbeitest und zu dir nimmst. Man könnte auch bei dieser Methode, ähnlich wie bei der 10in2-Variante, Gefahr laufen, sich falsch, ungesund und unausgewogen zu ernähren. Versuchst du als Anwender jedoch darauf zu achten, dass „Richtige" zu essen, dann ist ein hoher Gewichtsverlust binnen kurzer Zeit mit dieser Methode durchaus möglich.

Als positiv zu verzeichnen ist also, dass bei richtiger Anwendung eine Gewichtsreduzierung auch mit der 16/8-Methode möglich ist. Auch berichten Anwender davon, dass es zu Verbesserungen bei den Stoffwechselprozessen kommt. Das Wohlbefinden stellte sich bei vielen Menschen deutlich verbessert dar. Dieser Aspekt war auch dauerhaft spürbar.

Auf der negativen Seite steht die Tatsache, dass diese Fastenmethode nicht unbedingt für den dauerhaften Einsatz im alltäglichen Leben geeignet ist. Weiterhin bringt dieses Intervall den Umstand mit sich, dass es zu zeitlichen Einschränkungen kommen kann. Vor allem das soziale Leben kann dadurch eine Beeinträchtigung erfahren. Entscheidest du dich beispielsweise dafür, morgens auf das Frühstück zu verzichten, dann kann es mitunter schwierig sein, gemeinsam mit der Familie am Frühstückstisch zu sitzen.

Des Weiteren ist zu bemerken, dass sich die 16/8-Methode nicht für jeden Menschen gleichermaßen eignet. Vor allem Frauen sollten sich aufgrund ihrer metabolischen Voraussetzungen eher für eine andere Fastenmethode beziehungsweise für ein anderes Intervall entscheiden. Da der weibliche Körper von Natur aus anders mit dem Hungergefühl umgeht, als es der männliche Körper tut, kann es bei dieser Fastenmethode zu Problemen kommen. Frauen sehen sich beim 16/8-Fasten häufig so genannten Heißhungerattacken gegenüber. Diese können unter Umständen zu körperlichen, aber vor allem seelischen Nebenwirkungen führen. Man sollte sich daher genau überlegen, ob das 16/8-Intervall in den eigenen Alltag passt.

Du solltest vorab hinterfragen und abklären, ob ein derartiger Rhythmus mit deinem Leben vereinbar ist. Ein paar Kilos abzunehmen und sich zukünftig gesund zu ernähren, ist zwar ein ehrenwertes Ziel, jedoch sollte dieses nicht um jeden Preis umgesetzt werden. Sollte am Ende das soziale Miteinander in deinem privaten Umfeld darunter leiden, dann ist die Freude vermutlich nur halb so groß. Du kannst dann zwar auf einen Abnehmerfolg zurückblicken, jedoch haben deine sozialen Kontakte darunter gelitten. Überlege dir also gut, ob diese intermittierende Fastenmethode tatsächlich mit deinem Berufs- und Privatleben vereinbar ist.

14.4. Die Methode der Nulldiät

Bei der Nulldiät handelt es sich um ein Fastenkonzept, welches einer Eingewöhnung bedarf. Auch sollte es ausschließlich von gesunden Menschen angewendet werden. So geht es bei dieser Variante des Intervallfastens darum, über einen längeren Zeitraum keine Nahrung zu sich zu nehmen. Dieser Zeitraum kann mehrere Tage dauern. Er kann sich aber auch über mehrere Wochen erstrecken.

Da du bei dieser Diätform über einen Vergleichsweise langen Zeitraum keine feste Nahrung zu dir nimmst, nimmt dein Körper auch deutlich weniger Flüssigkeit auf. Die Flüssigkeiten, die üblicherweise in den Nahrungsmitteln enthalten sind, fallen für diesen Zeitraum weg. Während der Fastenzeit musst du also darauf achten, dass du ausreichend trinkst. Im Gegensatz zu anderen Formen des Kurzzeitfastens ist der Flüssigkeitsbedarf bei der Nulldiät deutlich höher. Empfohlen und geraten wird, dass du während der Fastenphase mindestens 3 Liter Flüssigkeit zu dir nimmst. Dabei solltest du verstärkt auf die Aufnahme von Wasser setzen. Auch ungesüßten Tee darfst du während dieser Zeit unbedenklich genießen.

Da du bei der Nulldiät während der Fastenzeit ausschließlich Flüssiges zu dir nimmst, musst du dich bei dieser Fastenmethode natürlich nicht um komplexe Ernährungs- oder Speisepläne bemühen. Wendest du die Nulldiät an, um Gewicht zu reduzieren, dann ist diese Variante durchaus erfolgversprechend. Ein rapider Verlust des Gewichts ist in sehr kurzer Zeit möglich.

Zu Beginn der Nulldiät ist dein Körper hauptsächlich damit beschäftigt, viel Wasser zu verlieren. Ab dem zweiten Tag stellt sich der Körper darauf ein, dass Eiweiß beziehungsweise Fettreserven geschmolzen werden. Das Fett wird dann zum hauptsächlichen Brennstoff in deinem Organismus. Der Mediziner spricht in diesem Zusammenhang vom sogenannten Hungerstoffwechsel. Dies bedeutet, dass der Körper sämtliche Stoffwechselprozesse auf ein Minimum reduziert.

Das klingt zugegeben nicht nur sehr ungesund, das ist auch sehr ungesund. Tritt der Körper erst einmal in den Hungerstoffwechsel ein, dann können verschiedene Nebenwirkungen daraus resultieren. Diese sind unter Umständen auch nicht ungefährlich. Vor allem dann nicht, wenn bestimmte Vorerkrankungen vorliegen oder andere gesundheitliche Voraussetzungen vorherrschen. Eine der bekannten Folgen des Hungerstoffwechsels ist die Tatsache, dass vom Körper weniger Harnsäure ausgeschieden wird. Dann kann es durchaus zu verschiedenen Erkrankungen kommen. So kann man zum Beispiel an Gicht erkranken. Auch Nierensteine können aus einem Hungerstoffwechsel-Zustand resultieren. Vor allem für Menschen, die nicht gesund sind oder sich nicht gerade als körperlich stabil bezeichnen würden, kommt diese Methode des intermittierenden Fastens nicht infrage.

Aufgrund der im vorigen Abschnitt beschriebenen Nebenwirkungen kann diese Methode des Intervallfastens nicht weiterempfohlen werden. Auch wenn der Autor sich in diesem Buch stets darum bemüht, objektiv zu bleiben und zu allen getroffenen Aussagen sowohl positive als auch negative Aspekte zu finden: Bei der Nulldiät ist das nicht möglich. Aus der Anwendung dieser Diätform kann der menschliche Körper tatsächlich keinen einzigen Vorteil ziehen. Dafür ist die Liste der negativen Begleitumstände umso länger.

Dies wird deutlich, wenn man sich einmal verschiedene Zahlen ansieht. Dann möchte man diese Methode des Kurzzeitfastens auch nicht mehr wirklich ausprobieren. Zum einen bleibt festzuhalten, dass der Körper während der Fastenzeit bei der Nulldiät nicht ausreichend mit allen wichtigen Nährstoffen versorgt wird. Zu beklagen ist hier vor allem ein sehr hoher Eiweißmangel. Ein Defizit an Eiweißen führt im Körper immer unweigerlich dazu, dass es zum Abbau von Muskelmasse kommt. Experten gehen sogar davon aus, dass es lediglich 14 Tage dauert, bis der Körper 2 Kilogramm an Muskelmasse abgebaut hat.

Das ist bei weitem jedoch nicht der einzige negative Effekt, der mit der Nulldiät in Verbindung zu bringen ist. Des Weiteren gehen dem Körper verschiedene Mineralstoffe verloren. Daraus können zahlreiche Gefahren für die körperliche und geistige Gesundheit resultieren. Ja, es können sogar bedrohliche Komplikationen auftreten. Nicht selten kommt es im Zuge der Nulldiät zu Störungen des Herzkreislaufsystems, etwa zu Herzrhythmusstörungen. Auch in Bezug auf den Lebenswandel oder eine langfristig gesunde Ernährungsweise hat die Nulldiät keinen spürbaren Effekt. Da man über einen längeren Zeitraum keine feste Nahrung zu sich nimmt, kann man auch nicht nachhaltig an seinen individuellen Essgewohnheiten arbeiten und zu ihrer Verbesserung beitragen. Die Nulldiät ist also vollkommen ungeeignet, was sich tatsächlich auf alle erdenklichen Personengruppen bezieht.

14.5. Das 5:2-Fasten

Das 5:2-Fasten ist eine der bekanntesten Methoden des intermittierenden Fastens. Auch diese Methode folgt einem gewissen Konzept und einem bestimmten Rhythmus. So lässt sich eine Woche strukturieren, indem du sie in zwei Teile separierst. Während du an fünf Tagen in der Woche essen kannst, was und wie viel du möchtest, sind die übrigen zwei Tage der Woche dem Fasten vorbehalten. Natürlich solltest du an den fünf Tagen, wo du Nahrung zu dir nehmen kannst, darauf achten, dass du deine Ernährung mit gesunden Zutaten, also ausgewogen gestaltest. An den beiden Fastentagen darfst du nur wenige Kalorien zu dir nehmen.

Frauen wird empfohlen, bis zu 500 Kalorien an diesen beiden Tagen aufzunehmen. Bei Männern dürfen es bei der 5:2-Methode sogar 100 Kalorien mehr pro Fastentag sein. Im Gegensatz zu anderen Methoden des intermittierenden Fastens darfst du bei dieser Variante auch an den Fastentagen Nahrung zu dir nehmen. Entsprechende Ideen für kalorienarme und gesunde Rezepte kannst du unter anderem online finden. An entsprechender Stelle in diesem Buch werden dir zudem einige Rezepte mit auf den Weg gegeben.

Es gibt ein paar Aspekte, die du bei der 5:2-Methode beachten solltest. So sollten die beiden Fastentage pro Woche keineswegs aufeinander folgen. Auch sollten zwischen den Mahlzeiten an diesen Tagen ungefähr 24 Stunden liegen.

Diese Variante des intermittierenden Fastens verspricht dir einen vergleichsweise geringen Gewichtsverlust. So ist davon auszugehen, dass du in einem Zeitraum von acht Wochen ungefähr 3 Kilogramm an Körpergewicht verlieren kannst. Wie sich der Gewichtsverlust im Einzelnen gestaltet respektive wie hoch er ausfällt, ist dabei vom individuellen Stoffwechsel des Anwenders abhängig. Ist dieser funktionsfähig und ist der Anwender gesund, dann ist natürlich ein höherer Verlust an Körpergewicht möglich. Außerdem ist anzumerken, dass diese Ernährungsweise auf Dauer beibehalten und in den Alltag integriert werden kann. Dafür sprechen gleich mehrere Aspekte. Zum einen erhält der Körper bei der 5:2-Methode die Muskelmasse, auch bei Gewichtsverlust. Zum anderen berichten Anwender davon, dass sich die Blutwerte dauerhaft verbessert darstellen.

Dieses Konzept steht nicht nur bei Forschern hoch im Kurs. Es trifft den Zeitgeist ziemlich genau und lässt sich wohl auch am einfachsten in den Alltag einbinden. Eine Integration ist laut verschiedener Studien und Forschungsansätze sogar dauerhaft möglich. Das einzige Manko liegt wie bei anderen Methoden des intermittierenden Fastens auch in den Tagen, wo gegessen werden darf, begründet. Auch hier besteht wieder die Gefahr, dass zu den falschen Lebensmitteln gegriffen wird und dass sich die Ernährungsweise ungesund und unausgewogen gestaltet. Achtest du jedoch auf die Verwendung von gesunden Zutaten bei der Zusammenstellung deiner Mahlzeiten, dann lässt sich ein Abnehmerfolg mit der 5:2-Methode erzielen.

Aufgrund ihrer leichten Umsetzungsfähigkeit im Alltag sowie wegen der zahlreichen positiven körperlichen und seelischen Auswirkungen kann die 5:2-Methode als empfehlenswert bezeichnet werden. In positiver Hinsicht ist zu erwähnen, dass diese Fastenmethode tatsächlich langfristig und dauerhaft dazu beitragen kann, Gewicht zu verlieren respektive dieses zu halten. Außerdem stellt sich nach und nach eine Verbesserung des Stoffwechsels ein, wovon du ebenfalls in nachhaltiger Hinsicht profitieren kannst.

Der einzige negative Aspekt, der im Zusammenhang mit dieser Intervallfastenmethode zu nennen ist, ist die mitunter umständliche Planung. Die Fastentage kannst du nicht einlegen, wenn du gerade Lust darauf hast. Vielmehr müssen sie überlegt, bewusst und gezielt geplant werden. So solltest du dich nur für diese Variante des intermittierenden Fastens entscheiden, wenn sie deinem alltäglichen Privat- und Berufsleben nicht widerspricht.

14.6. Die Methode des modifizierten Fastens

Die Methode des modifizierten Fastens ist nicht für jeden Anwender geeignet. So kann es bei der körperlichen Umstellung zu Problemen kommen. Wie bei anderen Formen des Intervallfastens ist es auch bei der Methode des modifizierten Fastens erforderlich, auf eine ausreichende Flüssigkeitszufuhr zu achten. Täglich solltest du etwa 2 bis 3 Liter kalorienfreie beziehungsweise kalorienarme Getränke aufnehmen. Dazu zählen unter anderem Wasser und ungesüßter Tee. Zusätzlich stärkst du deinen Körper mit einem Proteinpulver. Dieses ist bereits konsumierfertig in Apotheken zu erwerben. Dieses Proteinpulver zeichnet vor allem dafür verantwortlich, deinen Körper ausreichend mit Eiweißen zu versorgen. Empfohlen wird eine Menge von etwa 50 bis 100 Gramm pro Tag. In diesem Proteinpulver sind jedoch nicht nur Eiweiße enthalten. Zudem finden sich in diesem Präparat auch verschiedene Vitamine, essenzielle Spurenelemente sowie Mineralstoffe wieder. Möchtest du kein nahrungsergänzendes Proteinpulver zu dir nehmen, dann kannst du besonders eiweißhaltige Milchprodukte zu dir nehmen. Buttermilch ist zum Beispiel eine Möglichkeit.

Da du beim modifizierten Fasten selten mehr als 500 Kalorien am Tag zu dir nimmst, darfst du durchaus einen vergleichsweise hohen Gewichtsverlust erwarten. Zudem zeichnet die geringe Energiezufuhr dafür verantwortlich, dass die Fettverbrennung im Körper in hohem Maße angekurbelt wird. Das zusätzliche Proteinpulver verspricht dir, dass es nicht zu einem erhöhten Eiweißmangel kommen soll. Besteht in dieser Hinsicht ein Defizit im Körper, dann kann es schnell zum Abbau von Muskelmasse kommen. Verfechter dieser Intervallfastenmethode versprechen jedoch, dass die Muskelmasse aufgrund der zusätzlichen Gabe von Proteinen erhalten bleiben soll.

Diese Methode des intermittierenden Fastens erfordert nicht nur Disziplin, sondern vor allem ein hohes Maß an Durchhaltevermögen. Wer dazu bereit ist, die Variante des modifizierten Fastens durchzuhalten, darf mit einem hohen Gewichtsverlust rechnen. Da sich dieser radikal darstellt, wird diese Fastenmethode häufig von Menschen angewendet, die an Fettleibigkeit leiden. Übergewichtige Anwender berichten sogar, dass es mit dieser intermittierenden Fastenmethode möglich sei, bis zu 12 Kilogramm in einem Zeitraum von nur vier Wochen zu verlieren. Daher entdecken vor allem fettleibige oder stark übergewichtige Personen diese Form des Kurzzeitfastens für sich. Da der Gewichtsverlust in vergleichsweise kurzer Zeit erreicht werden kann, stellt das modifizierte Fasten für die betroffenen Personen eine gute Motivationshilfe dar.

Dennoch gibt es auch einige negative Argumente, die an dieser Stelle vorgebracht werden sollen. Zum einen sollte diese Diätform nicht über einen zu langen Zeitraum durchgeführt werden. Sonst könnten schwerwiegende Konsequenzen für die Gesundheit daraus resultieren. Aufgrund des radikalen Gewichtsverlusts ist es zudem erforderlich, dass diese Fastenkur unter strenger ärztlicher Aufsicht und Kontrolle durchgeführt wird.

Zu den gesundheitlichen Folgen können unter anderem Gichtanfälle oder sogar Gallenkoliken zählen. Diese können mitunter sogar lebensbedrohlich sein, wenn sie nicht rechtzeitig behandelt werden. Ein weiterer negativer Aspekt liegt darin begründet, dass du bei dieser Methode des intermittierenden Fastens nicht lernst, wie du mit deiner Ernährung umgehen solltest. Da der richtige Umgang mit gesunder und ausgewogener Kost bei dieser Diätform nicht trainiert wird, ist eine nachträgliche Betreuung und Schulung notwendig.

Diese Form des Fastens kann als Einstieg und zur Motivation empfohlen werden, um schnell Ergebnisse zu sehen, wobei der Körper dabei trotzdem grundlegend mit den notwendigen Nährstoffen versorgt wird. Um einen Jo-Jo-Effekt zu vermeiden, muss aber danach eine langfristige gesunde Ernährungsumstellung erfolgen.

14.7. Die 12-12-Methode

Bei der 12-12-Methode handelt es sich um eine vergleichsweise einfach umzusetzende Variante des intermittierenden Fastens. Da sich das Konzept logisch erklärt, eignet sich diese Diätform vor allem gut für den Einstieg. Wie aus dem Namen bereits deutlich wird, geht es bei dieser Intervallfastenmethode darum, 12 Stunden am Tag zu fasten und sich in den übrigen 12 Stunden zu ernähren. Während der Fastenzeit ist auf die Aufnahme von fester Nahrung zu verzichten. Du solltest deinem Körper ausschließlich Flüssigkeit zuführen. Empfohlen werden 2 bis 3 Liter pro Tag. Verstärkt solltest du hierbei auf ungesüßten Tee oder Wasser setzen.

Diese Methode des intermittierenden Fastens lässt sich relativ mühelos in jedes erdenkliche Alltagskonzept integrieren. Das zuvor festgelegte Intervall erreichst du schon, wenn du abends um 20:00 Uhr die letzte Mahlzeit des Tages zu dir nimmst und dann am nächsten Morgen gegen 8:00 Uhr frühstückst. Auch mit der 12-12-Methode lassen sich Pfunde verlieren. Da sich diese Methode des Intervallfastens an den natürlichen Tagesrhythmus eines Menschen anpassen kann, lässt sie sich auch dauerhaft anwenden. Neben dem Gewichtsverlust wird auch die Fettverbrennung angekurbelt. Der Stoffwechsel gestaltet sich ebenfalls gesünder.

Die 12-12-Methode empfiehlt sich vor allem dann für dich, wenn du beim Abnehmen keine Wunder vollbringen möchtest. Diese Methode lässt sich dauerhaft anwenden. Du kannst dadurch nicht nur Gewicht verlieren, sondern es zu einem späteren Zeitpunkt auch halten. Für den Einstieg eignet sie sich besonders gut, weil es keine großartige Eingewöhnungsphase gibt. Neben dem Gewichtsverlust wirkt sich die 12-12-Methode auch positiv auf deinen Stoffwechsel und deine Blutwerte aus. Diese Variante des Intervallfastens gilt als unbedenklich und darf deshalb als empfehlenswert eingestuft werden.

Der einzige negative Aspekt, der im Zusammenhang mit der 12–12-Methode zu nennen ist, ist der oft nicht gewährleistete ordnungsgemäße Umgang mit gesunder und ausgewogener Ernährung. Da du in den 12 Stunden der fastenfreien Zeit essen kannst, was du möchtest, kann es dir leicht passieren, dass du zu den falschen Lebensmitteln greifst. Beachtest du jedoch die entsprechende Zusammensetzung der Mahlzeiten, steht einem Abnehmerfolg mit der 12-12-Methode nichts mehr im Wege.

14.8. Weitere Formen des intermittierenden Fastens im Überblick

Natürlich gibt es noch weitere Gestaltungsmöglichkeiten für das Intervallfasten. Im Folgenden soll kurz auf drei von ihnen eingegangen werden.

An einem Tag in der Woche fasten

Auch wenn du beschließt, nur an einem Tag in der Woche auf die Aufnahme von fester Nahrung zu verzichten, kann diese Diätform als Intervallfasten bezeichnet werden. Diese Variante empfiehlt sich für dich, wenn du Intervallfasten einmal ausprobieren möchtest. Es ist dabei jedoch immer wichtig, in den eigenen Körper hineinzuhören. Wenn die innere Stimme zu dir sagt, dass du dich beim Verzichten körperlich oder seelisch unwohl fühlst, dann ist wahrscheinlich eine andere Form zum Abnehmen besser geeignet.

Sei in diesem Punkt immer ehrlich zu dir selbst. Bei dieser Methode des Fastens lernst du deinen Körper besser kennen. Du lernst seine Signale zu hören und zu verstehen. Du wirst dahin gelangen, dass du wirklich nur Nahrung zu dir nimmst, wenn du hungrig bist.

Mahlzeiten einfach weglassen

Wenn du dich noch nie mit dem Thema Intervallfasten beschäftigt hast und nicht weißt, ob du es überhaupt durchhältst, über einen längeren Zeitraum auf feste Nahrung zu verzichten, dann solltest du das erst einmal ausprobieren. Hierfür kannst du damit beginnen, einfach eine Mahlzeit am Tag auszulassen. Gehörst du ohnehin zu den Menschen, die morgens lieber länger schlafen und früh sowieso keinen Hunger haben, dann lass doch einfach mal das Frühstück weg.

Es ist tatsächlich so, dass die meisten Menschen nur frühstücken, weil ihnen ihr Leben lang gepredigt wurde, dass das Frühstück die wichtigste Mahlzeit des Tages ist. Eigentlich haben viele Menschen aber morgens gar keinen Hunger. Außerdem kann diese Annahme medizinisch nicht belegt werden. Fällt es dir hingegen eher am Abend schwer, üppig und vollwertig zu essen, dann kannst du selbstverständlich auch das Abendbrot auslassen.

Auch bei dieser Form des Fastens solltest du wieder in deinen Körper hineinhören. Überprüfe, welche Mahlzeit du wirklich weglassen solltest, welche Mahlzeit dir nicht fehlen wird. Zudem musst du darauf achten, wie du dich dabei fühlst. Plagen dich die ganze Zeit über Hungergefühle, dann ist das Fasten wahrscheinlich nichts für dich. Auf diese Weise kannst du auf jeden Fall ausprobieren, ob du es überhaupt durchhältst, über einen längerfristigen Zeitraum nichts zu essen.

Die Warrior-Diät

Bei der Warrior-Diät handelt es sich um eine sehr extreme Form des Intervallfastens. Bei dieser Diät werden alle Kräfte auf eine einzelne Mahlzeit am Tag konzentriert. Daher ist diese Fastenmethode auch nicht für jeden Menschen geeignet. Am Tag solltest du bei der Warrior-Diät nichts essen. Solltest du dennoch zwischendurch Hunger verspüren, darfst du nur zu bestimmten, sehr kalorienarmen Nahrungsmitteln greifen. Dazu gehören unter anderem frisches Obst und Gemüse. Auch Rohkost oder Nüsse dürfen gegessen werden. Solltest du Eiweiße brauchen, darfst du auch einen kleinen Proteinshake im Laufe des Tages trinken.

Richtig gegessen wird bei der Warrior-Diät erst am Abend. Dann darfst du dir eine vollwertige Mahlzeit zubereiten. Und genau darauf kommt es auch an. Diese Mahlzeit sollte tatsächlich alle Nährstoffe enthalten, die dein Körper benötigt. Dazu gehören neben den drei Makronährstoffen Proteine, Kohlenhydrate und Fette auch Mineralstoffe, Vitamine und Spurenelemente.

Solltest du die Warrior-Diät begleitend zu einem sportlichen Training durchführen, dann solltest du das Training vor dem Abendessen absolvieren. Der Erfinder der Warrior-Diät geht davon aus, dass seine Diät in der Natur des Menschen liegt. So führt er die Ursprünge dieser Ernährungsweise in die Zeit der Jäger und Sammler zurück. Diese waren seiner Ansicht nach den ganzen Tag mit Jagen und Sammeln beschäftigt. Demzufolge blieb nur am Abend Zeit, für die Nahrungsaufnahme zu sorgen.

Die Warrior-Diät ist tatsächlich sehr radikal und eignet sich nicht für jeden. Kritiker sehen vor allem das Problem, dass die Nährstoffversorgung unzureichend ausfällt. Da du am Tag nichts isst und alle Nährstoffe, also den kompletten Tagesbedarf in einer einzigen Mahlzeit zuführen musst, erweist sich diese Diätform für viele Anwender als problematisch. So fällt es den meisten Menschen schwer, am Abend eine üppige Mahlzeit zu essen. Die Mengen sind einfach ungewohnt. Auch werden sie häufig während der Nachtruhe von Völlegefühl und Schlaflosigkeit geplagt. Du solltest die Warrior-Diät also nicht befolgen, wenn du ohnehin schon Probleme hast, am Abend eine große Mahlzeit zu dir zu nehmen.

Auch ist diese Methode des intermittierenden Fastens nichts für dich, wenn es dir schon ohne Fastenkur schwerfällt, deinen täglichen Bedarf an Nährstoffen abzudecken. Gehörst du hingegen zu den Menschen, die im Laufe des Tages kaum Hunger verspüren und lieber am Abend essen, dann könnte sich diese Fastenmethode für dich eignen. Es ist jedoch zu sagen, dass auch diese Variante einer Eingewöhnungsphase bedarf. Der Körper muss sich erst umstellen. Radikal funktioniert das nur in seltenen Fällen. Natürlich lässt sich auch mit der Warrior-Diät ein Gewichtsverlust erzielen. Was die Nährstoffzufuhr angeht, wird sie von vielen Experten jedoch eher als kritisch betrachtet.

15. So findest du die richtige Intervallfastenmethode für dich

Nun hast du die verschiedenen Möglichkeiten des Intervallfastens kennengelernt und einen umfassenden Überblick gewonnen. Die vorgestellten Methoden zeigen, dass es beim intermittierenden Fasten im Wesentlichen darauf ankommt, dass du dich rundum wohl fühlst. Das gilt sowohl für dein körperliches als auch für dein seelisches Wohlbefinden. Möchtest du nun also die richtige Methode des Intervallfastens für dich finden, dann solltest du dich sehr gut kennen. Dazu gehört, auf deine innere Stimme zu hören, bereit zu sein, die Signale deines Körpers ernst zu nehmen und deine Vorlieben sehr genau zu kennen.

Um langfristig Erfolg zu haben, solltest du mit deinen für deine Ernährung typischen Instinkten umzugehen lernen. Das Intervallfasten ist schließlich mehr als eine reine Diät. Vielmehr handelt es sich dabei um eine neuartige Lebensweise, die es Schritt für Schritt und Stück für Stück für dich umzusetzen gilt. Lerne zu erkennen, wann dein Körper tatsächlich ein Hungersignal aussendet. Es könnte sich auch um Appetit handeln, der jedoch ausschließlich von den Sinnen gemacht wird. Hast du beispielsweise Gelüste auf etwas Süßes oder Fast Food, dann solltest du deinem gesunden Instinkt folgen, der dir sagt, was tatsächlich gut für dich ist.

Bevor du dich bewusst und aktiv für das intermittierende Fasten entscheidest, solltest du üben, mit diesen Gelüsten richtig umzugehen. Über die Umstellung deiner Ernährungsweise solltest du nicht erst nachdenken, wenn du mit dem Kurzzeitfasten beginnst. Vielmehr solltest du dich schon vorher fragen, wie du dich eigentlich ernährst.

Diese Fragen solltest du dir dabei stellen:

- ➤ Achtest du beim Einkaufen auf die Herkunft und Zusammensetzung der Lebensmittel, die in deinem Einkaufswagen landen?
- ➤ Hast du dir schon einmal die Inhaltsstoffe auf der Rückseite der Verpackung durchgelesen?
- ➤ Bereitest du deine Mahlzeiten bewusst zu oder landet alles im Topf, was dir gerade in die Finger kommt?
- ➤ Wenn du auf diese Fragen eine Antwort gefunden hast, weißt du auch, wie es um deine Ernährungsweise bestellt ist. Du weißt jetzt, ob du dich gesund und ausgewogen ernährst oder wo es noch Verbesserungsbedarf hin zur vollwertigen Kost gibt.

Bevor du mit dem Intervallfasten beginnst, solltest du deine Ernährung bereits umstellen. Gehe dabei bewusst vor. Gestehe dir Schwächen ein und lerne aus deinen Fehlern. Wenn du deine Ernährung dann beginnst umzustellen, solltest du vorzugsweise auf frische, regionale und saisonale Zutaten setzen. Es gibt mehr Obst und Gemüse in deiner Region, als dir vielleicht bislang bewusst war. Zudem lassen sich frische Obst- und Gemüsesorten in allen erdenklichen Mahlzeiten köstlich verarbeiten. Wie wäre es zum Beispiel zum Frühstück mit einem leichten und gesunden Obstsalat?

Mittags hast du vielleicht nur eine kurze Pause und daher nur wenig Zeit für die Nahrungsaufnahme. Dennoch brauchen du und dein Körper ausreichend Energie, um auch noch die zweite Hälfte des Arbeitstages erfolgreich bewerkstelligen zu können. Auf das Essen solltest du daher zur Mittagszeit keineswegs verzichten. Es sollte jedoch nicht der Burger an der Ecke sein. Ein gesunder Salat schmeckt ebenso gut und erfüllt den gleichen Zweck. Er sättigt.

Wenn dann am Nachmittag und Abend die Herausforderungen deines Privatlebens anstehen, kannst du über eine vollwertige und warme Mahlzeit nachdenken. Auch hier sollten wieder viele gesunde Zutaten einfließen. Gemüsebeilagen oder Vollkornprodukte versorgen den Körper mit allen wichtigen Nährstoffen und machen dich satt.

Bist du nicht nur für dich allein verantwortlich, sondern in einer Partnerschaft oder hast du auch Kindern, dann kann dies deine ganze Familie betreffen. Deine Ernährungsumstellung kann sich positiv auf die gesamte Familie auswirken. Wenn es dir gelingt, sie einzubinden und gemeinsam gefallen an einer gesünderen Ernährung zu finden, wird auch der Erfolg des Fastens für dich wahrscheinlicher und längerfristiger sein.

Zu einer adäquaten Ernährungsumstellung gehört dabei aber auch, zu hinterfragen, welche Getränke du zu dir nimmst, wenn dich der Durst ereilt. Frag dich zunächst, ob du überhaupt ausreichend trinkst und dann, was du trinkst. Wenn ein großer Teil deiner Flüssigkeitsaufnahme aus Kaffee und süßen Getränken besteht, lohnt es sich, hier anzusetzen. Was die Menge angeht, so solltest du zwischen zwei und drei Liter am Tag trinken. Im Gegensatz zu ungesunden und kalorienreichen Getränken, wirkt sich das Trinken von Wasser nachhaltig positiv auf deinen Körper aus. Und das nicht nur auf den Umstand, dass du Durst hast, Wasser ist zudem dafür verantwortlich, dass dein Körper gereinigt, entgiftet und entschlackt wird. Außerdem wird Wasser eine sättigende Wirkung zugeschrieben. Der kleine Hunger zwischendurch, bei welchem du ungesunde Snacks zu dir nimmst, könnte schon allein deshalb bald der Vergangenheit angehören. Da den ganzen Tag über nur Wasser trinken langweilig ist und auch nicht jedem schmeckt, kannst du natürlich auch zu anderen Getränken greifen. Ungesüßte Kräutertees oder gesunde Säfte sind hier eine gute Wahl.

Hast du all diese Dinge berücksichtigt, dann kannst du dich an die Erstellung deines neuen Speiseplans machen. Wenn du diese Ernährungsweise eine Weile erfolgreich durchgehalten hast, dann wirst du schon Veränderungen in deinem Körper feststellen können. Du versorgst ihn ausreichend mit Flüssigkeit und allen wichtigen Nährstoffen. Dadurch fühlst du dich fit, wach, konzentriert und bist deutlich leistungsfähiger.

Optimalerweise kombinierst du deine neue Ernährung noch mit etwas Sport. Dabei geht es nicht darum, einen Marathon zu laufen, oder Weltrekorde für die Ewigkeit aufzustellen. Regelmäßige Bewegung an frischer Luft kombiniert mit ausreichend Schlaf und einer ausgewogenen Ernährung werden sich jedoch sehr bald bezahlt machen. Geht es dir nach einiger Zeit der Ernährungsumstellung besser, dann bist du wahrscheinlich auch motiviert für dein großes Vorhaben. Das Abnehmen. Nun kannst du dich für die richtige Methode des Intervallfastens entscheiden.

Wenn du nun weißt, welche Lebensmittel dir guttun, dann kannst du zunächst einmal ausprobieren, wie es dir beim Fasten, also dem Verzichten, ergeht. Dieser bewusste Verzicht ist nun wahrlich nicht jedermanns Sache. Probiere deshalb erst für einzelne Stunden, dann für wenige Tage in der Woche, ob das Fasten die richtige Diätform für dich ist.

Zudem kannst du dir die Informationen über die zuvor vorgestellten Methoden des intermittierenden Fastens noch einmal durchlesen. Anhand der Beschreibungen und der erklärten Wirkungsweisen wirst du schnell feststellen, welche Methode für dich infrage kommt und welche

Variante sich für dich überhaupt nicht eignet.

Welche Methode sich für dich eignet, hängt schließlich auch von deiner Lebenssituation ab. Dein Job erlaubt es dir vielleicht nicht, außerhalb bestimmter Zeiträume Pausen für Mahlzeiten einzulegen. Oder du bist Mutter und kochst täglich zu gewohnten Zeiten für deine Familie. Dann ist es wichtig, eine Methode zu finden, die flexibel genug ist, sich deinem Alltag anzupassen.

Es kann daher sein, dass du wie viele andere nicht auf Anhieb die Kurzzeitfastenmethode findest, die zu dir und deinem Lebensstil passt und die dir guttut. Lass dich davon nicht entmutigen und teste verschiedene Formen, bis du die optimale Diätmethode für dich herausgefunden hast. Hast du schlussendlich diejenige Methode des Intervallfastens ausgemacht, die dir zusagt, dann gibt es Strategien, die dir dabei helfen, auch durchzuhalten. Dafür empfiehlt es sich, ein Fastentagebuch zu führen. Dort kannst du eintragen, wann du gefastet und wann du gegessen hast. Notiere zudem, welche Mahlzeiten du zu dir genommen hast und wie es dir dabei ergangen ist. Nach einer gewissen Zeit kannst du diese Informationen auswerten und herausfinden, ob es bereits zu ersten Erfolgen gekommen ist.

Daran erkennst du, ob du dich auf dem richtigen Weg befindest oder nicht. Vielleicht stellst du fest, dass es doch das falsche Intervall ist, das du gewählt hast. Vielleicht passt es nicht ganz genau zu deinem Lebensstil und deinen alltäglichen Gewohnheiten. Vielleicht bemerkst du aber auch, dass dir Durchhaltevermögen und Disziplin sehr schwer fallen. Dann solltest du dich fragen, ob du daran arbeiten möchtest und kannst. Wenn du merkst, dass dir das nicht gelingen möchte, dann gibt es vielleicht noch eine andere Diätform, die du ausprobieren kannst.

Auch wenn du an einer Erkrankung leidest oder dich aus anderen medizinischen Gründen in ärztlicher Behandlung befindest, kannst du das Intervallfasten für dich entdecken. Wie im vorangegangenen Kapiteln bereits beschrieben, ist das intermittierende Fasten jedoch nicht für jeden Menschen geeignet. Bei bestimmten Erkrankungen oder körperlichen beziehungsweise seelischen Einschränkungen kommt das Kurzzeitfasten für dich eher nicht infrage. Um jedoch wirklich sicher gehen zu können, solltest du das Gespräch mit deinem behandelnden Arzt suchen. Das wird sich vor allem für dich bezahlt machen, wenn du noch neu auf dem Gebiet des Fastens bist. Bei bestimmten Krankheiten ist es sogar zwingend erforderlich, dass die Fastenkur medizinisch betreut, beobachtet und gegebenenfalls angepasst wird.

16. Intervallfasten mit dem Thermomix – Gesunde Rezepte

Der Wunsch, endlich ein paar Pfunde zu verlieren, ist vielleicht auch in deinem Kopf. Nur leider fehlt oft die Zeit für die komplizierten Diäten.

Die Lösung: Intervallfasten mit dem Thermomix.

Diese Methode ist laut Experten wirkungsvoll, gesund und einfach in der Umsetzung. Du kannst dabei zwischen mehreren Modellen wählen, kleine Pausen einlegen oder sogar für mehrere Tage am Stück fasten.

Da wäre beispielsweise die bereits erwähnte 5:2-Diät, bei der du 5 Tage isst, was du gerne möchtest, und an den anderen beiden Tagen nur Mahlzeiten bis 700 Kalorien. Diese sollten aber vor allem gesund sein und die Nährstoffe enthalten, die dein Körper braucht.

Diese Form der Diät lässt sich nun perfekt mit dem Thermomix vereinbaren. Die Mahlzeiten können frisch, aber auch schnell und einfach zubereitet werden.

16.1. Suppen mit gesundem Gemüse:

CREMIGE LINSEN-KAROTTEN-SUPPE

Zubereitungszeit: 35 Minuten, Portionen: 4

Nährwerte für 1 Portion:

- Kalorien: 439 kcal
- Protein: 14 g
- Fett: 23 g
- Kohlenhydrate: 38 g

Zutaten:

- 100 g ganze, gemischte geröstete Nüsse
- 6 Stängel abgezupfte Minze
- 75 g halbierte Datteln ohne Kern
- 1 Zwiebel
- 2 Knoblauchzehen
- 3 EL Olivenöl
- 20 g Harissa-Paste
- 10 g Tomaten- oder Paprikamark
- 400 g Möhren
- 130 g rote Linsen
- 2 TL Gemüsebrühe
- 3 Prisen Salz
- 1 l Wasser
- 20 ml Zitronensaft

Zubereitung:

1. Zunächst gibst du die Nüsse und die Minze in den Mixtopf und zerkleinerst beides für etwa 5 Sekunden auf Stufe 4. Dann füllst du die soeben zerkleinerten Zutaten um.
2. Jetzt kommen die Datteln in den Mixtopf, die du für 2 Sekunden auf der fünften Stufe zerkleinerst.
3. Nun gibst du den Nuss-Mix wieder dazu und mischt alles für 10 Sekunden auf Stufe 2 gut durch. Alle Zutaten füllst du um und lässt sie abgedeckt stehen.
4. Nachdem du Zwiebeln und Knoblauch geschält und geputzt hast, gibst du sie in den Mixtopf. Stelle den Thermomix auf die 5. Stufe und zerkleinere beides für 5 Sekunden. Anschließend schiebst du Zwiebel und Knoblauch mit dem Spatel wieder nach unten.
5. Jetzt gibst du das Öl hinzu. Dieses muss auf der ersten Stufe, also bei 120 °C für 3 Minuten dünsten.
6. Anschließend kommen die Harissa-Paste, die Möhren und das Tomatenmark mit in den Mixtopf. Das Ganze wird dann für 5 Sekunden auf Stufe 5 zerkleinert.
7. Nun gibst du die Linsen, das Wasser, die Gemüsebrühe sowie das Salz hinzu. Den Thermomix stellst du auf Stufe 1, wo du die Zutaten für 10 Minuten bei 100 °C kochen lässt. Regele die Temperatur dann herunter auf 90 °C und lasse alle Zutaten für weitere 10 Minuten kochen.
8. Zum Schluss gibst du den Zitronensaft in den Mixtopf. Püriere alles für 30 Sekunden, wobei du die Stufe schrittweise von 5 auf 9 stellst.
9. Schließlich füllst du die Suppe in Schüsseln und richtest sie mit der Nuss-Mischung an. Jetzt kannst du servieren.

BROKKOLI-SUPPE

Zubereitungszeit: 45 Minuten, Portionen: 4

Nährwerte:

- Kalorien: 181 kcal
- Protein: 7 g
- Fett: 11 g
- Kohlenhydrate: 12 g

Zutaten:

- 1 Schalotte
- 2 Knoblauchzehen
- 10 g Olivenöl
- 300 g Brokkoli
- 150 g Kartoffeln
- 700 ml Gemüsebrühe
- 50 g Sahne
- 50 g Frischkäse, fettreduziert
- 1 TL Salz
- 2 Prisen Pfeffer
- 2 Prisen Muskatnuss
- 1 EL Zitronensaft

Zubereitung:

1. Ziehe die Schalotte und die Knoblauchzehen ab und gib sie in den Mixtopf zum Zerkleinern für 3 Sekunden bei Stufe 8.
2. Zum Andünsten füg das Olivenöl dazu und lasse die zerkleinerten Zwiebeln und den Knoblauch für 3 Minuten bei 120 °C auf Stufe 1 glasig werden.
3. Schneide in der Zwischenzeit den Brokkoli zu und wasche ihn kurz. Die Kartoffeln ebenfalls kurz unter fließendem Wasser putzen, schälen und in grobe Würfel schneiden. Gib das Gemüse zu der Zwiebel-Knoblauchmischung dazu und dünste alles für weitere 5 Minuten auf 120 °C im Thermomix.
4. Gib nun alle Zutaten außer den Zitronensaft in den Thermomixer und lass die Suppe für 25 Minuten bei 100 °C weiterhin auf Stufe 1 köcheln.
5. Abschließend gib den Zitronensaft dazu und püriere die Suppe 60 Sekunden schrittweise von Stufe 4 bis 10, um eine feine Konsistenz zu bekommen

KÜRBIS-APFEL-SUPPE

Zubereitungszeit: 40 Minuten, Portionen: 4

Nährwerte:

- Kalorien: 300 kcal
- Protein: 6 g
- Fett: 18 g
- Kohlenhydrate: 26 g

Zutaten:

- 30 g Kürbiskerne
- 3 Schalotten
- 20 g Olivenöl
- 1 Apfel
- 1 Vanilleschote
- 500 g Hokkaido-Kürbis
- 600 ml Wasser

- 2 Hühnerbrühwürfel
- 1 TL Salz
- 1 TL Curry
- 3 Prisen Pfeffer
- 125 g Schmand
- 1 EL Kürbiskernöl

Zubereitung:

1. Befüll den Mixtopf des Thermomix mit den Kürbiskernen und zerkleinere sie 6 Sekunden bei Stufe 7. Lege die zerkleinerten Kürbiskerne zur Seite.
2. Gib nun die Schalotten in den Mixtopf und zerkleinere nochmals 5 Sekunden auf Stufe 5.
3. Schieb die Masse mit einem Spatel nach unten.
4. Gib das Olivenöl dazu und dünste das Ganze 3,5 Minuten bei 120° C auf Stufe 2.
5. In der Zwischenzeit schäle und viertle die Äpfel grob.
6. Gib die Äpfel und die Vanilleschote in den Mixtopf und zerkleinere alles 5 Sekunden auf Stufe 5.
7. Zerteile den Kürbis grob und entferne die Kerne.
8. Gib den Kürbis in den Mixtopf und zerkleinere auch ihn für 7 Sekunden bei Stufe 7.
9. Lass die Suppe nach Zugabe des Wassers, der Brühwürfel und der Gewürze 20 Minuten bei 100 °C auf Stufe 2 kochen.
10. Gib den Schmand zu und püriere die Suppe je 40 Sekunden schrittweise auf Stufe 4, 5 und 8.
11. Füll die Suppe in Teller und garniere sie mit den zerkleinerten Kürbiskernen und ein paar Tropfen Kürbiskernöl.

SÜßKARTOFFEL-SUPPE

Zubereitungszeit: 30 Minuten, Portionen: 4

Nährwerte:
- Kalorien: 267 kcal
- Protein: 4 g
- Fett: 8 g
- Kohlenhydrate: 42 g

Zutaten:
- 1 Zwiebel
- 1 g frischen Ingwer
- 500 g Süßkartoffeln
- 400 g Karotten
- 2 EL Olivenöl
- 700 ml Gemüsebrühe
- 1 TL Paprikapulver, süß
- Prise Salz
- Prise Pfeffer

Zubereitung:
1. Schäle die Zwiebel und halbiere sie.
2. Schneide den Ingwer in dünne Streifen.
3. Gib die Zwiebel und die Ingwerstreifen in den Mixtopf und zerkleinere alles 3 Sekunden auf Stufe 5.
4. Schieb mit dem Spatel die zerkleinerte Masse nach unten und gib das Öl zum Dünsten für 3 Min bei 120 °C auf Stufe 2 dazu.
5. Schäle die Karotten und die Süßkartoffeln und gib sie zum Zerkleinern für 5 Sekunden auf Stufe 5 in den Thermomixer.
6. Gieße das Ganze mit Brühe auf und gib Salz, Pfeffer und Paprikapulver zum Abschmecken dazu.
7. Gare nun alles 15 Minuten bei 100 °C auf Stufe 1.
8. Püriere die Suppe schrittweise jeweils 45 Sekunden aufsteigend von Stufe 5 bis 9.
9. Bei Bedarf kannst du die Suppe nochmal abschmecken und ansonsten heiß genießen.

544 | INTERVALLFASTEN AUF KNOPFDRUCK!

BLUMENKOHL-MÖHREN-SUPPE

Zubereitungszeit: 30 Minuten, Portionen: 2

Nährwerte:
- Kalorien: 364 kcal
- Protein: 9 g
- Fett: 27 g
- Kohlenhydrate: 18 g

Zutaten:
- 1 Zwiebel
- 2 El Olivenöl
- 1 Blumenkohl, klein
- 2 Karotten
- 800 ml Wasser
- 2 TL Gemüsebrühe
- 100 g Frischkäse
- eine Prise Salz
- eine Prise Pfeffer
- eine Prise Muskatnuss

Zubereitung:
1. Wasche den Blumenkohl, schäle die Karotten und schneide alles in mundgerechte Stücke.
2. Schäle und halbiere nun die Zwiebel und zerkleinere sie im Thermomix für 5 Sekunden auf Stufe 5.
3. Nimm den Schaber zur Hilfe, um alles wieder nach unten zu schieben und füge dann 2 EL Olivenöl hinzu, um die Zwiebel für 4 Minuten im Varoma-Modus auf Stufe 1 zu dünsten.
4. Nach etwa 2 Minuten kannst du schon den Blumenkohl und die Karotten hinzugeben.
5. Füge jetzt das Wasser und die Gemüsebrühe hinzu und stelle den Thermomix für 20 Minuten bei 100 °C auf die Stufe 1.
6. Zum Schluss pürierst du das Gemüse auf Stufe 10 für 10 Sekunden und fügst anschließend die Gewürze und den Frischkäse hinzu.
7. Lass die Suppe noch einmal bei 90° C für 5 Minuten auf Stufe 2 kochen und schmecke sie nach deinem Geschmack ab. Dann kannst du sie auch schon servieren!

16.2. Leckere Salate:

KOHLRABI-SALAT

Zubereitungszeit: 40 Minuten, Portionen: 6

Nährwerte:

- Kalorien: 110 kcal
- Protein: 6 g
- Fett: 7 g
- Kohlenhydrate: 5 g

Zutaten:

- 2 Kohlrabi
- 3 Eier
- 500 ml Wasser
- 250 g Sauerrahm
- 50 g Mayonnaise (Light)
- 1 EL Senf

- 2 EL Weißwein-Essig
- 1 TL Gemüsebrühe-Pulver
- 100 g Gewürzgurken
- Prise Pfeffer
- Prise Salz
- 100 g Schnittlauch

Zubereitung:

1. Schäl den Kohlrabi, halbier ihn und schneide ihn in etwa 1 x 1 cm große Würfel.
2. Befüll den Mixtopf mit 500 ml Wasser und häng die Eier in das Garkörbchen.
3. Gib die Kohlrabiwürfel in den Varoma und setze diesen entsprechend auf. Gare das Ganze für 25 Minuten bei Stufe 1.
4. Entnimm die Kohlrabi-Würfel, lass sie kurz abtropfen und in einer Salatschüssel ein paar Minuten abkühlen.
5. Schreck die Eier mit kaltem Wasser ab, schäle sie und schneide sie in Würfel.
6. Gib die Eier zum Kohlrabi.
7. Zerkleinere die Gewürzgurken und den Schnittlauch im Mixtopf für 6 Sekunden bei Stufe 6.
8. Um nun das Dressing herzustellen, gib Mayonnaise, Sauerrahm, Senf und Essig sowie die Gemüsebrühe in den Mixtopf dazu und mische alles noch mal für 8 Sekunden auf Stufe 2.
9. Hebe nun die Dressing-Mischung aus dem Mixtopf unter den Kohlrabi.
10. Schmecke das Ganze mit Pfeffer und Salz ab.
11. Entweder genießt du deinen Kohlrabi-Salat direkt lauwarm oder lässt ihn im Kühlschrank durchziehen.

KAROTTEN-APFEL-SALAT

Zubereitungszeit: 10 Minuten, Portionen: 4

Nährwerte:
- Kalorien: 145 kcal
- Protein: 1 g
- Fett: 3 g
- Kohlenhydrate: 28 g

Zutaten:
- 300 g Karotten
- 200 g Kohlrabi
- 100 g Paprika
- 30 g Weißweinessig
- 20 g Olivenöl
- 2 Äpfel
- 2 TL Honig
- 2 TL Senf
- 2 TL Kräutersalz
- Schalenabrieb einer Zitrone

Zubereitung:
1. Schäl den Kohlrabi, die Karotten und die Äpfel. Die Äpfel und den Kohlrabi halbierst du zusätzlich bevor sie zum Zerkleinern in den Mixtopf des Thermomix kommen.
2. Entkerne die Paprika und halbiere sie.
3. Fülle nun das vorbereitete Gemüse und die Äpfel in den Mixtopf und zerkleinere alles auf Stufe 5 für 5 Sekunden.
4. Reibe die Schale der Zitrone ab.
5. Für das Dressing mische den Schalenabrieb mit dem Essig, Öl, Honig, Senf und Kräutersalz.
6. Entnimm die zerkleinerte Salatmischung aus dem Thermomix und gib das Dressing dazu.
7. Du kannst den Salat direkt genießen!

COUSCOUS-SALAT AUS DEM ORIENT

Zubereitungszeit: 15 Minuten, Portionen: 4

Nährwerte für 1 Portion:
- Kalorien: 449 kcal
- Protein: 14 g
- Fett: 12 g
- Kohlenhydrate: 69 g

Zutaten:
- 300 g Couscous
- 600 ml Gemüsebrühe
- 2 Zucchini
- 2 Frühlingszwiebeln
- 60 g getrocknete Aprikosen
- 3 EL Olivenöl
- 2 EL Rosinen
- 2 EL Pinienkerne
- 2 EL Zitronensaft
- 1 TL Honig
- 4 Stiele Minze
- Chiliflocken

Zubereitung:
1. Den Couscous in einer Schüssel mit der kochenden Brühe begießen und für rund 10 Minuten quellen lassen. Dann kühl stellen.
2. Währenddessen kannst du die Zucchini und die Frühlingszwiebeln waschen und in kleine Stücke schneiden. Diese kommen dann für 5 Sekunden auf Stufe 5 in den Thermomix.
3. Anschließend kommen das Öl, die Pinienkerne und die Rosinen für 3 Minuten bei 120 °C auf Stufe 1,5 hinzu.
4. Jetzt kann der Couscous mit der Masse aus dem Topf, dem Zitronensaft und dem Honig in einer Schüssel vermengt und anschließend in eine Schale gegeben werden.
5. Du musst noch die Minze waschen und zupfen. Zusammen mit den Chiliflocken wird nun garniert.

GESUNDER NUDELSALAT

Zubereitungszeit: 15 Minuten, Portionen: 4

Nährwerte für 1 Portion:

* Kalorien: 535 kcal
* Protein: 17 g
* Fett: 16 g
* Kohlenhydrate: 79 g

Zutaten:

* 400 g Nudeln
* Salz
* 1 rote Paprikaschote
* 1 Zucchini
* 1 Zehe Knoblauch
* 2 EL Olivenöl
* Pfeffer
* 100 ml Gemüsebrühe

* 2 EL Pinienkerne
* 40 g getrocknete und in Öl eingelegte Tomaten
* 60 g schwarze steinlose Oliven
* 150 g Kirschtomaten
* ½ Bund Kräuter
* 2 EL weißer Balsamessig

Zubereitung:

1. Die Nudeln müssen nach Packungsanweisung in Salzwasser gegart werden. Dann das Wasser abgießen und die Nudeln abschrecken.
2. Währenddessen kannst du Paprika, Zucchini, Tomaten, Knoblauch und Kräuter waschen und eventuell schälen. Danach in Stücke schneiden und für 3 Sekunden auf Stufe 4 im Thermomix zerkleinern.
3. Jetzt kommt das Olivenöl für 3 Minuten bei 120 °C auf der Sanftrührstufe dazu. Die Brühe hinzufügen und für weitere 3 Minuten bei 100 °C köcheln lassen.
4. In der Zwischenzeit kannst du die Pinienkerne in einer Pfanne goldbraun rösten und wieder herausnehmen.
5. Die Oliven werden in Scheiben geschnitten und die Kirschtomaten gewaschen und in vier Teile geschnitten.
6. Alle Zutaten kannst du nun mit etwas Öl und Essig vermengen. Anschließend mit Salz und Pfeffer abschmecken.

GESUNDER GURKENSALAT

Zubereitungszeit: 20 Minuten, Portionen: 4

Nährwerte für 1 Portion:
- Kalorien: 296 kcal
- Protein: 7 g
- Fett: 21 g
- Kohlenhydrate: 18 g

Zutaten:

- 2 Gurken
- 150 g Cocktailtomaten
- ½ rote Zwiebel
- 1 Zehe Knoblauch
- Petersilie
- 150 ml griechischer Joghurt

- 20 g Apfelessig
- 25 ml Olivenöl
- ½ TL Zucker
- 1 TL Dill
- Salz
- Pfeffer

Zubereitung:

1. Zunächst musst du die Gurke mit dem Spiralschneider schneiden.
2. Die Tomaten werden halbiert und die Zwiebeln klein gehobelt.
3. Nun gibst du alles in eine Schüssel.
4. Petersilie und Knoblauch kommen für das Dressing 5 Sekunden bei Stufe 8 in den Thermomix.
5. Die anderen Zutaten bei Stufe 4 für 20 Sekunden dazugeben.
6. Zum Schluss musst du noch das Dressing mit dem Salat vermengen.

SALAT MIT ROTE BETE UND ÄPFELN

Zubereitungszeit: 15 Minuten, Portionen: 4

Nährwerte für 1 Portion:

- Kalorien: 509 kcal
- Protein: 13 g
- Fett: 35 g
- Kohlenhydrate: 30 g

Zutaten:

- 50 g Sonnenblumenkerne
- 50 ml Zitronensaft
- 60 ml Apfelsaft
- 8 EL Olivenöl
- 1 TL Salz
- 4 Prisen Pfeffer
- 1 TL Zucker
- 2 Äpfel
- 500 g rote Bete
- Etwas Kresse
- 200 g Fetakäse

Zubereitung:

1. Zunächst gibst du die Sonnenblumenkerne in eine Pfanne und röstest sie ohne Fett kurz an.
2. Nun gibst du Zitronensaft, Olivenöl, Apfelsaft, Salz, Pfeffer und Zucker in den Mixtopf. Alles mischst du nun für 20 Sekunden auf Stufe 5 gut durch. Die Mischung entnimmst du und stellst sie beiseite.
3. Jetzt gibst du die Äpfel in den Mixtopf und zerkleinerst diese für 4 Sekunden auf der vierten Stufe. Anschließend gibst du die zerkleinerten Äpfel direkt zum Dressing.
4. Ähnlich gehst du nun mit der roten Bete vor. Gib diese in den Mixtopf und zerkleinere sie auf der fünften Stufe für etwa 4 Sekunden. Auch diese kannst du dann direkt zum Dressing geben.
5. Nun mischst du Salat und Dressing noch einmal mit dem Spatel gut durch. Die übrigen Zutaten aus der Liste kannst du zum Abschmecken verwenden. Dann kannst du den Salat servieren.

QUINOA-SALAT MIT MOZZARELLA UND AVOCADO

Zubereitungszeit: 40 Minuten, Portionen: 2

Nährwerte für 1 Portion:
- Kalorien: 620 kcal
- Protein: 25 g
- Fett: 29 g
- Kohlenhydrate: 60 g

Zutaten:

Zubereitung:
1. Zunächst wäscht du den Quinoa gründlich mit heißem Wasser ab. Wasche auch das Gemüse, halbiere und entferne den Kern der Avocado und schäle die Zwiebeln und die Knoblauchzehen. Die Zwiebel halbierst du und gibst sie zusammen mit dem Knoblauch in den Thermomix, um sie für 3 Sekunden auf Stufe 5 zu zerkleinern.
2. Gib das Olivenöl hinzu und stelle den Thermomix für 1 Minute und 30 Sekunden auf die Varoma-Stufe.
3. Nun kannst du den Quinoa dazugeben und mit dem Wasser, Salz, Pfeffer, Gemüsebrühe und Tomatenmark übergießen. Das lässt du jetzt für 20 Minuten bei 100 °C auf Stufe 1 kochen.
4. In der Zwischenzeit kannst du das gewaschene Gemüse und den Mozzarella präparieren. Schneide alles in kleine Würfel, und gib es in eine Salatschale.
5. Wenn der Quinoa gekocht ist, lasse ihn für weitere 15 Minuten im Thermomix ziehen und gib ihn anschließend mit in die Salatschale, wo du mit einem Löffel alle Zutaten miteinander vermischt. Guten Appetit!

16.3. Leichte und herzhafte Hauptgerichte:

SOMMER-ROLLEN

Zubereitungszeit: 25 min, Portionen: 8

Nährwerte für 1 Portion:

- Kalorien: 55 kcal
- Protein: 1 g
- Fett: 1 g
- Kohlenhydrate: 9 g

Zutaten:

- 120 g Karotten
- 100 g Zwiebeln, rot
- 1 Knoblauchzehe
- 1 Chilischote, klein
- 6 Stängel Koriander
- 10 g Olivenöl
- 80 g Frühlingszwiebeln
- 120 g Mungobohnenkeime, frisch
- 10 g Sojasauce, hell
- 10 g Zitronensaft
- 8 runde Reisteigplatten für Frühlingsrollen

Zubereitung:

1. Bereit das Gemüse vor, indem du es wäscht, schälst und in grobe Stücke schneidest. 60 g der Frühlingszwiebeln schneidest du in feine Ringe, 20 g in dünne Streifen.
2. Gib die Karotten in den Thermomix und zerkleinere sie für 3 Sekunden auf Stufe 5. Fülle die Karotten in eine Schüssel und stelle sie für einen Moment auf die Seite.
3. Jetzt gib die Zwiebel, den Knoblauch, die zuvor entkernte Chili und den Koriander in den Mixtopf und stelle den Thermomix für 5 Sekunden auf Stufe 5.
4. Wenn alles zerkleinerst ist, gibst du das Olivenöl hinzu und dünstest alles für 3 Minuten auf Stufe 1 bei 120 °C.
5. Nun kannst du die zerkleinerten Karotten, 60 g der Frühlingszwiebeln und Mungobohnenkeime dazugeben und für 3 Minute bei 100 °C auf niedrigster Stufe garen.
6. Mische dann die Sojasauce und den Zitronensaft mit dem Spatel unter. Das Gemüse füllst du in eine extra Schüssel und lässt es gut abkühlen.
7. Zum Schluss weichst du die Reispapierblätter für circa 1 Minute in eine flache Schale mit kaltem Wasser ein und breitest sie auf einem Brett aus.
8. In die Mitte eines jeden Reispapierblattes gibst du 2 El des Gemüses, verteilst es als Streifen und schlägst die beiden Seiten des Reispapierblattes nach innen ein und wickelst es so zu einer Rolle zusammen. Den selben Vorgang wiederholst du mit den restlichen Reispapierblättern.
9. Garnieren kannst du nun die fertigen Sommer-Rollen mit den in Streifen geschnittenen Frühlingszwiebeln. Guten Appetit!

FOCACCIA MIT OLIVEN

Zubereitungszeit: 15 Minuten, Portionen: 4

Nährwerte für 1 Portion:

- Kalorien: 191 kcal
- Protein: 4 g
- Fett: 8 g
- Kohlenhydrate: 25 g

Zutaten:

- ½ Würfel Hefe
- 400 g Mehl
- Grobes Meersalz
- 70 ml Olivenöl

- 4 Zweige Rosmarin
- ½ Zitrone
- 200 g schwarze steinlose Oliven

Zubereitung:

1. Als erstes musst du 100 ml Wasser mit der Hefe für 3 Minuten bei 37 °C auf Stufe 1 in den Thermomix geben.
2. Dann kommen das Mehl, ein halber TL Salz und etwas Öl für 2 Minuten im Teigmodus dazu. Der Teig muss anschließend für eine knappe Stunde an einem warmen Ort zugedeckt gehen.
3. In dieser Zeit kannst du den Rosmarin waschen und die Nadeln zupfen. Auch die Zitrone wird heiß abgewaschen und die Schale fein abgerieben.
4. Nun kannst du den fertigen Teig auf einer bemehlten Oberfläche noch einmal kneten und zu einem kleinen Fladen ausrollen und formen.
5. Ein Blech mit Backpapier ausstatten und den Fladen darauflegen. Die Oliven werden hineingedrückt und mit Rosmarin und Zitronenschale bestreut. Auch Öl und Meersalz kommen noch darauf. Der Fladen muss anschließend noch für eine viertel Stunde gehen.
6. Bei 220 °C im vorgeheizten Backofen für 30 Minuten backen.

LECKERE GEMÜSE-MUFFINS

Zubereitungszeit: 15 Minuten, Portionen: 12 Stück

Nährwerte:

- Kalorien: 109 kcal
- Protein: 6 g
- Fett: 4 g
- Kohlenhydrate: 13 g

Zutaten:

- 2 Frühlingszwiebeln
- 1 rote Paprikaschote
- 2 EL Olivenöl
- ½ Bund Basilikum
- 150 g Quark
- 60 ml Milch
- 1 Ei
- Salz
- Pfeffer
- 2 EL geriebener Emmentaler
- 200 g Dinkel-Vollkornmehl
- 2 TL Backpulver
- ½ TL Natron

Zubereitung:

1. Zuerst die Mulden des Blechs mit Papierformen bestücken.
2. Jetzt musst du die Frühlingszwiebeln, das Basilikum und den Paprika abwaschen, putzen und in kleine Stücke schneiden. Anschließend im Thermomix für 4 Sekunden auf Stufe 5 zerkleinern. Du kannst einen Spatel nehmen, um Reste vom Rand zurück in den Topf zu geben.
3. Nun kommt das Olivenöl für 2 Minuten bei 120 °C auf Stufe 1 dazu. Anschließend abkühlen lassen und den Topf reinigen.
4. In den Topf kommen jetzt Quark, Ei, Milch, Salz, Pfeffer, Mehl, Käse, Natron und das Backpulver für 30 Sekunden auf Stufe 3.
5. Ein glatter Teig entsteht. Du gibst das Gemüse dazu und vermengst alles mit einem Spatel. Die Masse wird dann in die Formen gefüllt und im vorgeheizten Backofen bei 200 °C für eine halbe Stunde gebacken.

LINSEN-SPINAT-CURRY

Zubereitungszeit: 40 Minuten, Portionen: 4

Nährwerte für 1 Portion:

- Kalorien: 373 kcal
- Protein: 17 g
- Fett: 15 g
- Kohlenhydrate: 34 g

Zutaten:

- 400 g Möhren
- 150 g Zwiebeln
- 20 g frischer Ingwer
- 1 Chilischote
- 1 Knoblauchzehe
- 2 EL Öl
- 1 EL Butter
- 3 TL Currypulver

- 200 g gelbe Linsen
- 650 ml Gemüsebrühe
- 200 g Blattspinat
- 200 ml Sahnejoghurt
- Saft und Schalenabrieb einer Limette
- 1 TL Salz

Zubereitung:

1. Als Erstes gibst du die Möhren in den Mixtopf. Stelle den Thermomix auf die 4. Stufe und zerkleinere das Gemüse für etwa 4 Sekunden. Fülle die Möhren danach um und stelle sie beiseite.
2. Nun kommen der Knoblauch, die Zwiebeln, die Chili und der Ingwer in den Mixtopf. Alles wird auf der fünften Stufe für etwa 5 Sekunden zerkleinert und anschließend mit dem Spatel nach unten geschoben.
3. Jetzt gibst du das Öl und die Butter ebenfalls hinzu und dünstest alles auf Stufe 1 für etwa 4 Minuten.
4. Möhren und Currypulver dazugeben und alles abermals auf der ersten Stufe für 1 Minute mit andünsten.
5. Jetzt kommen die Linsen und die Gemüsebrühe hinzu. Wiege nun den Spinat ein und verschließe den Mixbehälter deines Thermomix gut. Alle Zutaten müssen nun für 20 Minuten bei 100 °C auf Stufe 1 kochen.
6. In dieser Zeit kannst du den Joghurt, den Limettensaft, die Limettenschale sowie etwas Salz in eine kleine Schüssel geben und gut verrühren.
7. Die Joghurt-Mischung kannst du dann zum Linsen-Curry reichen. Auch Fladenbrot eignet sich gut als Beilage.

GEDÜNSTETES KABELJAUFILET

Zubereitungszeit: 40 Minuten, Portionen: 4

Nährwerte:

- Kalorien: 644 kcal
- Protein: 35 g
- Fett: 45 g
- Kohlenhydrate: 17 g

Zutaten:

- 1 Bund Petersilie
- 2 El Olivenöl
- 4 Kabeljaufilet
- 2TL Salz
- 4 Prisen Pfeffer
- 1 Zwiebel
- 1 Knoblauchzehe
- 200 g Karotten

- 200 g Knollensellerie
- 150 g Porree
- 3 EL Butter
- 40 g Weißwein
- 150 g Sahne
- 200 ml Geflügelfond
- 1 Lorbeerblatt
- 1 Prise Zucker

Zubereitung:

1. Gib die Petersilie in den Mixtopf und zerkleinere sie 5 Sekunden bei Stufe 6. Leg die Petersilie bis zum Servieren des Fisches zur Seite.
2. Schäle die Karotten, die Zwiebeln und den Knoblauch.
3. Reibe die Fischfilets mit Olivenöl ein und würze sie mit 1 TL Salz und 2 Prisen Pfeffer von beiden Seiten.
4. Bevor du den Fisch in den Thermomixer legen kannst, nimm den Varoma-Einlegeboden und öle ihn ein. Gib die Filets auf den Einlegeboden und lege den Boden entsprechend in den Thermomix ein.
5. Gib die Zwiebel, den Knoblauch, die geschälten Karotten, den Sellerie und den Porree in den Mixtopf und zerkleinere alles für 6 Sekunden auf Stufe 5.
6. Schiebe die Gemüsemischung mit dem Spatel nach unten und gib Butter dazu bevor du alles 3 Minuten auf Stufe 1 dünstest.
7. Gieße den Weißwein, die Sahne und den Geflügelfond zu der Gemüsemischung.
8. Würze abschließend mit dem restlichen Salz und Pfeffer, dem Lorbeerblatt und dem Zucker ab und gare das Ganze 16 Minuten auf Stufe 1.
9. Setze den Varoma ab und garniere die Fischfilets mit dem Gemüse
10. Bestreue das Ganze mit der bereits vorbereiteten Petersilie und lass dir den Kabeljau schmecken.

GEMÜSE QUINOA

Zubereitungszeit: 25 Minuten, Portionen: 1

Nährwerte:
- Kalorien: 302 kcal
- Protein: 11 g
- Fett: 5 g
- Kohlenhydrate: 51 g

Zutaten:
- 60 g Quinoa
- 180 ml Wasser
- 1 Teelöffel Gemüsebrühe
- 100 g Karotte
- 100 g Zucchini
- 100 g Paprika
- 1 EL saure Sahne

Zubereitung:
1. Schäle die Karotten und entkerne und halbiere die Paprika.
2. Schneide die Karotten, die Paprika und die Zucchini in mundgerechte Stücke.
3. Wasche mit Hilfe eines Siebes kurz den Quinoa mit warmem Wasser ab.
4. Fülle 180 ml Wasser, die Gemüsebrühe und den Quinoa in den Thermomixer.
5. Lege das geschnittene Gemüse auf den Gareinsatz und koche alles 20 Minuten bei 110 °C auf Stufe 1.
6. Gib die saure Sahne zusammen mit dem Gemüse nun zum Quinoa und vermische alles 20 Sekunden auf Stufe 1.

JOGURT-HÄHNCHEN

Zubereitungszeit: 35 Minuten ,Portionen: 4

Nährwerte:

- Kalorien: 444 kcal
- Protein: 42 g
- Fett: 12 g
- Kohlenhydrate: 39 g

Zutaten:

- 2 Zwiebeln
- 2 Knoblauchzehen
- 20 g Rapsöl
- 400 g Spitzpaprika
- 2 EL Tomatenmark
- 1 TL Salz
- 1 Gemüsebrühwürfel

- 1 TL weißer Pfeffer
- 1 TL Kurkuma
- 1 TL Kreuzkümmel
- 600 g Joghurt (fettarm)
- 500 g Hähnchenbrustfilet
- 250 g Reis

Zubereitung:

1. Schäle die Zwiebeln und den Knoblauch und zerkleinere alles im Mixtopf für 4 Sekunden bei Stufe 6.
2. Schiebe die Masse mit dem Spatel nach unten und gib Öl dazu, um alles 3 Minuten bei 120 °C auf Stufe 1 zu Dünsten.
3. Inzwischen kannst du die Paprika waschen, putzen, entkernen und zum Zerkleinern dann 3 Sekunden auf Stufe 4 in den Mixtopf geben.
4. Gib Tomatenmark, Salz, Gemüsebrühe, Pfeffer, Kurkuma, Kreuzkümmel und Joghurt dazu und vermische alle Zutaten 5 Sekunden bei Stufe 3.
5. Schneide die Hähnchenbrustfilets in 2 cm große Stücke und lege sie in den Varoma-Behälter. Setze den Varoma-Behälter entsprechend auf den Mixtopf und gare alles 20 Minuten bei Stufe 1.
6. Koche den Reis als Beilage in einem Topf mit ausreichend Salzwasser bis er servierbereit ist.
7. Nimm die Hähnchenbrustfilets aus dem Varoma-Behälter und leg sie in den Mixtopf für weitere 5 Minuten bei 100 °C unter Verwendung des Sanftrühr-Modus.
8. Serviere das Jogurt-Hähnchen mit dem Reis als Beilage.

TOMATENSAUCE AUS DEM THERMOMIX

Zubereitungszeit: 20 Minuten, Portionen: 4

Nährwerte für 1 Portion:
- Kalorien: 163 kcal
- Protein: 4 g
- Fett: 11 g
- Kohlenhydrate: 12 g

Zutaten:

- 4 Zehen Knoblauch
- 1 Zwiebel
- 2 zerkleinerte Zucchini
- Etwas Oregano
- 800 g geschnittene Tomaten
- 60 ml Olivenöl
- 60 g Tomatenmark
- 3 EL Balsamico
- 2 TL Rohrzucker
- 2 TL Salz
- Gemahlener Chili
- ½ TL gemahlener Kurkuma
- ½ TL gemahlener Ingwer
- ½ TL gemahlener Kreuzkümmel
- ½ TL Koriander

Zubereitung:

1. Zuerst musst du den Knoblauch, die Zwiebel, die Zucchini und den Oregano für 30 Sekunden bei Stufe 8 im Thermomix mixen.
2. Jetzt kannst du Öl, Tomaten, Tomatenmark, Zucker, Salz, Balsamico, Chili, Kurkuma, Kümmel und Koriander hinzufügen.
3. Die Sauce kannst du nun für 40 Minuten bei 100 °C auf Stufe 2 im Mixtopf köcheln lassen.
4. Nun noch für 15 Sekunden auf Stufe 10 mixen.
5. Am Ende kannst du die Sauce direkt in ein Glas füllen und dieses verschließen. Die Sauce muss noch abkühlen und kann bis zu 6 Monate gelagert werden.

VEGANE KÜRBISGNOCCHI

Portionen: 4

Nährwerte für 1 Portion:

- Kalorien: 426 kcal
- Protein: 13 g
- Fett: 7 g
- Kohlenhydrate: 76 g

Zutaten:

- Olivenöl oder Margarine zum Einfetten und Anbraten
- 550 g Hokkaidokürbis
- 10g Olivenöl
- 60 ml Wasser
- 1 TL Gemüsebrühe
- 380 g Mehl
- 1TL Salz
- 1 TL Oregano, getrocknet
- Basilikumblätter zum Garnieren

Zubereitung:

1. Wasche zuerst den Kürbis und schneide ihn in grobe Stücke.
2. Gib ihn dann in den Thermomix, wo er für 8 Sekunden auf Stufe 6 zerkleinert wird.
3. Schiebe alles mit dem Spatel wieder nach unten, bevor du das Wasser, das Olivenöl und die Gemüsebrühe hinzufügst. Lass das Ganze für 10 Minuten bei 100 °C auf Stufe 2 köcheln.
4. Wenn der Kürbis weichgekocht ist, kannst du das Mehl und das Salz hinzufügen und den Thermomix für 2 Minuten auf Stufe 3 stellen, um alles zu verkneten.
5. Den fertigen Teig legst du nun auf ein Brett und teilst ihn in drei Teile, die du jeweils zu langen Rollen formst. Diese schneidest du dann in etwa 1 cm breite Scheiben und drückst sie mit einer Gabel in Form.
6. Fette dann deinen Varoma-Dampfgartopf leicht mit Olivenöl ein und setze die fertigen Gnocchis hinein.
7. Reinige den Mixtopf und befülle ihn mit 1200 ml Wasser, bevor du den Varoma-Dampfgartopf aufsetzt und die Gnocchis für 30 Minuten im Varoma-Modus auf der Stufe 2 garst.
8. Die Gnocchis kannst du nun in einer Bratpfanne mit Margarine oder etwas Olivenöl und dem getrockneten Oregano leicht anbraten.
9. Verteilen die Gnocchis auf den Tellern und garnieren sie mit Basilikumblättern. Guten Appetit!

VEGANE GEMÜSEBÄLLCHEN

Portionen: 24

Nährwerte für 1 Portion:
- Kalorien: 38 kcal
- Protein: 1 g
- Fett: 2 g
- Kohlenhydrate: 2 g

Zutaten:

- 1 Zwiebel
- 300 g Karotten
- 450 g Zucchini
- 1 TL Salz
- 1 TL Kräuter, gemischt und getrocknet

- 1/2 TL Pfeffer
- 1/2 TL Currypulver
- 20 g Senf
- 50 g vegane Raspeln auf Kokosöl-Basis oder ein anderer Parmesan-Ersatz

Zubereitung:

1. Zunächst heizt du den Backofen auf 200 °C Ober-/Unterhitze vor und legst ein Backblech mit Backpapier aus.
2. Dann wäscht du die Zucchini und befreist die Zwiebeln und Karotten von ihrer Schale. Halbiere die Zwiebel und schneide die Zucchini und Karotten in grobe Stückchen.
3. Zuerst gibst du die Zwiebelhälften in den Thermomix und zerkleinerst sie auf Stufe 6 für 5 Sekunden.
4. Schiebe die Zwiebeln mit dem Spatel nach unten und gib das restlichen Gemüse und die Gewürze, bis auf den Senf, hinzu. Stelle den Thermomix auf Stufe 5 für 10 Sekunden.
5. Die Gemüsemischung gibst du jetzt in ein feines Sieb und drückst mit deinen Finger die Flüssigkeit heraus.
6. Alles kann zurück im Mixtopf mit dem Senf und den veganen Raspeln für 20 Sekunden im Teigmodus verknetet werden. Am besten nimmst du wieder den Spatel zur Hilfe, um die Masse immer wieder nach unten zu schieben.
7. Aus der fertigen Gemüsemasse formst du nun 24 kleine Bällchen und legst sie auf das vorbereitete Backblech, wo sie anschließend im Ofen für circa 30 Minuten gold-braun gebacken werden.

RÖLLCHEN AUS ZUCCHINI

Zubereitungszeit: 20 Minuten, Portionen: 4

Nährwerte für 1 Portion:
- Kalorien: 352 kcal
- Protein: 25 g
- Fett: 22 g
- Kohlenhydrate: 12 g

Zutaten:

- 2 Zucchini
- 400 g stückige Tomaten
- 1 Kugel Mozzarella
- 80 g Parmesan
- 1 Prise Salz
- 1 Zehe Knoblauch

- 250 g Ricotta
- 150 g Hüttenkäse
- Petersilie
- Etwas Basilikum
- ½ TL Chiliflocken
- Pfeffer

Zubereitung:

1. Am Anfang musst du den Backofen auf 200 °C vorheizen.
2. Mit einem Hobel hobelst du der Länge nach dünne Scheiben von den Zucchini.
3. Ein Backblech mit Backpapier auslegen und die Scheiben darauf geben. Leicht salzen und im vorgeheizten Ofen 5 Minuten backen.
4. Anschließend auf Küchenkrepp abtropfen lassen.
5. Jetzt gibst du die stückigen Tomaten in eine Auflaufform.
6. Der Parmesan wird im Thermomix 10 Sekunden auf Stufe 8 zerkleinert und anschließend in eine Schüssel gefüllt.
7. Die Knoblauchzehe gibst du auch für 5 Sekunden auf Stufe 5 in den Mixtopf.
8. Dazu kommen dann die Hälfte des Parmesans und die restlichen Zutaten für die Füllung für 10 Sekunden auf Stufe 8.
9. Du kannst einen Spatel verwenden, um alles nach unten zu schieben und anschließend rührst du die Masse auf Stufe 8 nochmals für 10 Sekunden cremig.
10. Die Zucchinischeiben können nun befüllt werden. Die Füllung einfach über die Streifen streichen und aufrollen.
11. Die fertigen Röllchen musst du jetzt auf die zerkleinerten Tomaten in die Auflaufform geben.
12. Mit deinen Händen zerteilst du noch grob den Mozzarella und verteilst diesen auf den Röllchen. Der restliche Parmesan kommt darüber.
13. Das Ganze wird im vorgeheizten Ofen für 20 Minuten überbacken.

AUFLAUF MIT SAUERKRAUT UND ÄPFELN

Zubereitungszeit: 100 Minuten, Portionen: 4

Nährwerte pro Portion:
- Kalorien: 578 kcal
- Protein: 12 g
- Fett: 31 g
- Kohlenhydrate: 77 g

Zutaten:

- 600 ml Wasser
- 2 TL Salz
- 1 kg mehlig kochende Kartoffeln
- 120 g weiche Butter
- 250 ml Milch

- 3 Prisen Muskat
- 600 g Gemüsezwiebeln
- 2 Äpfel
- 500 g Sauerkraut
- 1 TL Zucker
- 150 ml Apfelsaft

- 2 Lorbeerblätter
- 5 Scheiben Toastbrot
- Etwas Thymian
- 1 EL geräuchertes Paprikapulver

Zubereitung:

1. Zunächst gibst du das Wasser und etwas Salz in den Mixtopf. Dann setzt du den Gareinsatz ein und fügst die Kartoffeln hinzu. Stelle den Thermomix nun auf Stufe 1 und lasse die Kartoffeln für etwa 30 Minuten garen.
2. Nachdem du den Mixtopf geleert hast, gibst du die Milch, die Butter, Muskat und Salz hinein. Erwärme diese Zutaten auf der ersten Stufe für 3 Minuten.
3. Gib nun die Kartoffeln hinzu und verrühre sie mit den übrigen Zutaten auf der dritten Stufe für 25 Sekunden. Fülle die Kartoffeln um, schmecke sie nach deinem Geschmack ab und stelle sie zwischenzeitlich warm.
4. Nun musst du den Backofen auf 200 °C vorheizen. In der Zwischenzeit kannst du eine kleine Auflaufform mit Butter einfetten.
5. Nun gibst du die Äpfel und die Zwiebeln in den Mixtopf. Zerkleinere diese Zutaten auf Stufe 5 für 3 Sekunden und schiebe die Reste anschließend mit dem Spatel nach unten.
6. Jetzt kannst du die Butter dazu geben und für etwa 30 Sekunden auf der ersten Stufe deines Thermomix andünsten.
7. Dann gibst du Sauerkraut, den Apfelsaft, den Zucker, die Lorbeerblätter, Salz, und den Pfeffer hinzu. Alles muss dann auf Stufe 1 für 4 Minuten dünsten.
8. Schmecke nun das Sauerkraut ab und gib es in die vorbereitete Auflaufform. Streiche das Sauerkraut anschließend glatt und verteile das Kartoffelpüree darüber.
9. Die Form schiebst du nun in den Backofen, auf die zweite Schiene von unten. Der Auflauf muss dort für 20 Minuten bei 200 °C backen.
10. Währenddessen gibst du die Toastscheiben und den Thymian in den Mixtopf und zerkleinerst alles auf Stufe 1 für 8 Sekunden. Dann die Zutaten entnehmen und beiseite stellen.
11. Jetzt kommen die restlichen Zwiebeln in den Mixtopf, die du für 4 Sekunden auf der fünften Stufe zerkleinerst.
12. Zur Zwiebelmischung gibst du etwas Butter und dünstest alles für 4 Minuten auf Stufe 1 an.
13. Nun nimmst du die restlichen vorbereiteten Zutaten zur Hand, die du auf dem gebackenen Auflauf verteilst. Schiebe den Auflauf dann noch einmal für 10 Minuten in den ausgeschalteten Backofen, bis er eine goldbraune Farbe erhält.

GRÜNKERNFRIKADELLEN MIT ZUCCHINISALAT

Zubereitungszeit: 60 Minuten, Portionen: 4

Nährwerte für 1 Portion:
- Kalorien: 485 kcal
- Protein: 18 g
- Fett: 19 g
- Kohlenhydrate: 51 g

Zutaten:

- 200 g Grünkern
- 150 g Möhren
- 1 Zwiebel
- 1 Knoblauchzehe
- Etwas glatte Petersilie
- 2 TL getrockneter Majoran
- 500 ml kochendes Wasser

- 750 ml Gemüsebrühe
- 4 Zucchini
- 2 Eier
- 2 TL mittelscharfer Senf
- Salz
- Pfeffer
- 3 EL Butterschmalz

- 300 ml Joghurt
- Saft und Schalenabrieb einer Zitrone
- 3 EL Honig
- 60 ml Milch
- Etwas Schnittlauch

Zubereitung:

1. Als Erstes gibst du den Grünkern in den Mixtopf. Stelle den Thermomix auf die siebente Stufe und zerkleinere den Grünkern für etwa 20 Sekunden. Dann entnimmst du diesen und stellst ihn beiseite.
2. Nun kommen Majoran, Zwiebeln, Knoblauch, die Petersilie und die Möhren in den Mixtopf. Alle Zutaten werden auf Stufe 5 für 5 Sekunden zerkleinert. Die Reste kannst du dann mit dem Spatel nach unten schieben.
3. Jetzt gibst du den Grünkern wieder hinzu. Außerdem das kochende Wasser und die Gemüsebrühe. Stelle deinen Thermomix nun auf Stufe 1 auf 100 °C und lasse die Zutaten für 20 Minuten kochen.
4. Nun entnimmst du den Mixbehälter und lässt die Zutaten bei geöffnetem Deckel für 30 Minuten abkühlen.
5. Setze anschließend den Mixtopf wieder in das Gerät ein. Gib nun die Eier und den Senf hinzu. Schmecke alles kräftig mit Salz und Pfeffer ab. Mische nun alle Zutaten auf der dritten Stufe für 30 Sekunden. Die Reste schiebst du nun wieder mit dem Spatel nach unten.
6. Danach mischst du abermals alle Zutaten auf Stufe 3 für 20 Sekunden.
7. Jetzt musst du den Backofen auf 100 °C vorheizen.
8. Nimm nun das Butterschmalz und erhitze es in einer Pfanne.
9. Die Hälfte der zuvor zubereiteten Gemüsemischung zerteilst du in kleine Portionen, Frikadellen, und gibst sie in das heiße Fett. Drücke diese Portionen etwas im Fett an. Brate die kleinen Stücke nun für etwa 5 Minuten von beiden Seiten goldbraun an.
10. Entnimm die Frikadellen und lasse sie auf Küchenpapier abtropfen. Gib sie dann auf ein Backblech und lasse sie im Backofen warm stehen.
11. Genauso gehst du mit der restlichen Gemüsemischung vor. Auch diese formst du zu kleinen Frikadellen und brätst du in etwas Butterschmalz an. Auch diesen Teil der Mischung musst du im Backofen bei 100 °C warm halten.
12. Nun gibst du Zitronensaft und Zitronenschale, sowie Joghurt, Honig und die Milch in eine große Schüssel. Verrühre die Zutaten gut mit einem Schneebesen und würze alles gut mit Salz und Pfeffer. Scheide die Zucchinis in Streifen und hebe diese unter. Am Schluss mit dem Schnittlauch garnieren.
13. Nun musst du nur noch die Grünkernfrikadellen dazu servieren.

EINTOPF MIT SAUERKRAUT UND PASTINAKEN

Zubereitungszeit: 45 Minuten, Portionen: 4

Nährwerte pro Portion:
- Kalorien: 498 kcal
- Protein: 15 g
- Fett: 34 g
- Kohlenhydrate: 27 g

Zutaten:
- 120 g Zwiebeln
- 2 EL Butterschmalz
- 100 g magerer Speck
- 1 TL Paprikapulver (edelsüß)
- 500 g frisches Sauerkraut
- 1 Lorbeerblatt
- 3 Wachholderbeeren
- 300 ml Apfelsaft
- 200 ml Geflügelbrühe
- 500 g Pastinaken
- 200 g Kabanossi
- 1 EL Honig

Zubereitung:
1. Zuallererst gibst du die Zwiebeln in den Mixtopf. Diese musst du dort für 5 Sekunden auf der fünften Stufe zerkleinern und die Reste anschließend mit dem Spatel zurück in den Topf schieben.
2. Gib nun die Speckwürfel, das Paprikapulver und das Butterschmalz hinzu. Stelle den Thermomix nun auf die erste Stufe und dünste alles für 3 Minuten gut an.
3. Nun kommen das Sauerkraut, das Lorbeerblatt, die Wacholderbeeren sowie der Apfelsaft mit in den Mixtopf. Außerdem gibst du noch die Geflügelbrühe dazu. Alles muss für 10 Minuten auf Stufe 1 garen.
4. Danach gibst du den Honig und die Kabanossi ebenfalls in den Mixtopf zu den anderen Zutaten. Die Zutaten müssen nun für 45 weitere Minuten auf der ersten Stufe garen.
5. Jetzt gibst du die Pastinaken in eine Servierschüssel und gibst das zuvor gut abgeschmeckte Sauerkraut darüber. Schon kannst du den Eintopf genießen.

SPARGELCURRY

Zubereitungszeit: 35 Minuten, Portionen: 4

Nährwerte für 1 Portion:
- Kalorien: 292 kcal
- Protein: 4 g
- Fett: 23 g
- Kohlenhydrate: 13 g

Zutaten:
- 400 g Karotten
- 400 g weißer Spargel
- 1,5 TL Salz
- 1 rote Zwiebel
- 20 g frischer Ingwer
- 1 Chilischote
- 1 kleine Knoblauchzehe
- 20 ml Öl
- Etwas scharfes Currypulver
- Etwas Zucker
- 150 ml Gemüsebrühe
- 1 Dose Kokosmilch
- 2 TL Limettensaft
- 10 Stängel Koriander

Zubereitung:
1. Verteile zunächst die Möhren und den Spargel über den Dampfschlitzen in deinem Mixtopf. Gib ordentlich Salz darüber.
2. Gib nun die Zwiebeln, Chili, Ingwer und Knoblauch zudem in den Mixtopf und zerkleinere alles für 5 Sekunden auf der fünften Stufe.
3. Jetzt kommt noch das Öl dazu, das du für 4 Minuten auf Stufe 1 dünsten lässt.
4. Jetzt kannst du das Currypulver und den Zucker dazu geben und alles auf Stufe 1 für 1 Minute garen lassen.
5. Nun kommen Gemüsebrühe, Kokosmilch, sowie etwas Salz dazu. Alle Zutaten müssen noch einmal für 5 Minuten auf der ersten Stufe im Thermomix garen.
6. Dann gibst du die restliche Kokosmilch hinzu und garst alles noch einmal für 5 Minuten auf der ersten Stufe.
7. Jetzt mischst du das Gemüse mit der Sauce und füllst alles in vier Servierschalen.
8. Du kannst das Curry nun mit Koriander bestreuen und servieren.

KARTOFFEL-KÜRBIS-EINTOPF

Zubereitungszeit: 90 Minuten, Portionen: 4

Nährwerte pro Portion:

- Kalorien: 352 kcal
- Protein: 22 g
- Fett: 17 g
- Kohlenhydrate: 21 g

Zutaten:

- 5 Stängel Petersilie
- 350 g Spitzkohl
- 1 Zwiebel
- 20 ml Olivenöl
- 350 g magerer

- Schweinenacken
- 2 TL Kümmelsamen
- ½ l Gemüsebrühe
- 1 Lorbeerblatt
- 5 Prisen Pfeffer

- 700 ml Wasser
- 350 g Kartoffeln
- 350 g Butternusskürbis

Zubereitung:

1. Als Erstes gibst du die Petersilie in den Mixtopf. Zerkleinere sie für 6 Sekunden auf der fünften Stufe in deinem Thermomix. Danach füllst du die Petersilie in ein anderes Gefäß um und reinigst den Behälter.
2. Gib nun etwa die Hälfte vom Spitzkohl in den Mixtopf und zerkleinere ihn für 7 Sekunden auf der dritten Stufe. Fülle den Spitzkohl dann um.
3. Genauso verfährst du mit dem restlichen Spitzkohl, wobei du ihn auf Stufe 3,5 für 7 Sekunden zerkleinerst und ihn anschließend ebenfalls umfüllst.
4. Jetzt kannst du die Zwiebel in den Mixtopf geben. Zerkleinere sie für 5 Sekunden auf Stufe 5 und schiebe dann die Reste mit dem Spatel vorsichtig nach unten.
5. Nun gibst du das Öl dazu und lässt alles auf Stufe 1 bei 120 °C für 3 Minuten dünsten.
6. In der Zwischenzeit kannst du dich um das Fleisch kümmern. Wasche es ab und schneide es in kleine Streifen.
7. Das Fleisch und den Kümmel gibst du nun ebenfalls in den Mixtopf. Stelle den Thermomix auf die erste Stufe und lasse dort alles für 10 Minuten garen.
8. Jetzt kommen Wasser, Gemüsebrühe, das Lorbeerblatt sowie Salz und Pfeffer dazu. Der Thermomix muss auf die erste Stufe eingestellt werden und alle Zutaten sollten für 20 Minuten garen.
9. Währenddessen kannst du dich um die Kartoffeln und den Kürbis kümmern. Schäle und putze die Kartoffeln und zerteile sie in kleine Würfel. Lege sie anschließend in kaltes Wasser beiseite.
10. Nun musst du den Kürbis schälen und entkernen. Schneide ihn in kleine Würfel und stelle ihn abgedeckt beiseite.
11. Als Nächstes gibst du die vorbereiteten Kartoffeln zu den übrigen Zutaten in den Mixtopf und lässt alles für 10 Minuten auf Stufe 1 garen.
12. Danach verfährst du auf die gleiche Weise mit dem Kürbis. Achte darauf, dass der Thermomix auf Stufe 1 bei 100 °C eingestellt ist.
13. Jetzt kommt der Spitzkohl dazu und muss ebenfalls für 10 Minuten bei 100 °C auf der ersten Stufe garen.
14. Schmecke nun den Eintopf mit den Gewürzen ab.
15. Nimm den Spatel zur Hand und hebe die Petersilie vorsichtig unter.

16.4. Einfache Desserts aus dem Thermomix:

GEBACKENE STACHELBEEREN

Zubereitungszeit: 10 Minuten, Portionen: 4

Nährwerte für 1 Portion:
- Kalorien: 315 kcal
- Protein: 4 g
- Fett: 11 g
- Kohlenhydrate: 47 g

Zutaten:
- 50 g Butter
- 50 g Rohrzucker
- 100 g Mehl
- Zimt
- 600 g Aprikosen
- 200 g Stachelbeeren
- 1 Vanilleschote

Zubereitung:
1. Zuerst die Butter mit dem Zimt, dem Zucker und dem Mehl für 30 Sekunden bei Stufe 5 in den Mixtopf geben. Anschließend kaltstellen.
2. Jetzt kannst du die Aprikosen waschen, halbieren und vom Stein befreien. In Spalten schneiden. Auch die Stachelbeeren waschen und von ihrem Stiel befreien.
3. Mit einem Messer schlitzt du die Vanilleschote auf und kratzt das Mark heraus.
4. Die Früchte werden mit diesem Mark vermischt und in einer Auflaufform verteilt.
5. Nun musst du noch die Streusel darüber streuen und das Ganze für 25 Minuten bei 180 °C im vorgeheizten Ofen backen.

GESUNDE ERDBEERTORTE

Zubereitungszeit: 30 Minuten, Portionen: 4

Nährwerte für 1 Portion:

- Kalorien: 189 kcal
- Protein: 7 g
- Fett: 7 g
- Kohlenhydrate: 23 g

Zutaten:

- 3 Eier
- Salz
- 90 g Zucker
- 60 g Mehl
- Etwas Backpulver
- 3 EL gemahlene Mandeln
- 1 Orange
- 750 g Erdbeeren
- 12 Blätter weiße Gelatine
- 650 ml Joghurt
- 1 Tüte Vanillezucker
- 20 g Amarettini
- 100 ml Schlagsahne
- 1 EL Johannisbeergelee
- 1 Tüte Tortenguss
- 125 ml Kirschsaft

Zubereitung:

1. Zuerst musst du eine kleine Springform mit reichlich Backpapier auslegen. Das Ei wird getrennt und der Rühraufsatz wird in den Thermomix eingesetzt. Hinein kommen das Eiweiß und Salz. Auf Stufe 4 für eine Minute Schlagen. Anschließend den Topf spülen.
2. Jetzt kannst du das Eigelb mit 3 EL Wasser und dem Zucker in den Mixtopf geben und für 1 Minute auf Stufe 3 vermengen.
3. Als Nächstes gibst du das Mehl, die Mandeln und das Backpulver in den Thermomix. Auf Stufe 4 wird alles für 10 Sekunden zu einem Teig verarbeitet. Auf Stufe 2 dann noch für 10 Sekunden den Eischnee unterheben.
4. Nun gibst du den Teig in eine Springform und streichst ihn glatt. Bei 180 °C muss er schließlich für eine halbe Stunde im vorgeheizten Ofen backen.
5. Dieser Biskuitteig muss nun aus der Form gelöst werden und abkühlen. Die Orange währenddessen abwaschen und 2 TL Schale reiben. Du musst sie nun halbieren und die eine Hälfte auspressen.
6. Die Gelatine wird rund 6 Minuten in kaltem Wasser eingeweicht.
7. Wieder kommt der Rühraufsatz in den Thermomix und dann die Sahne. Diese muss für 50 Sekunden auf Stufe 3 steif geschlagen werden.
8. Du kannst die Erdbeeren jetzt waschen und putzen. Zur Dekoration wird ein Teil davon zur Seite gelegt.
9. Die anderen Beeren kommen für 10 Sekunden auf Stufe 4 in den Thermomix.
10. Joghurt, Vanillezucker, die Schale der Orange und der Orangensaft werden ebenfalls für 10 Sekunden auf Stufe 4 vermengt.
11. Nun gibst du noch etwa 2 EL der Creme in den Topf und erwärmst diese für 7 Minuten bei 80 °C auf Stufe 2. Nach rund 30 Sekunden kannst du Schritt für Schritt die Gelatine hinzufügen. Danach wieder 2 EL der Creme.
12. Anschließend können auch der Rest der Creme, die Erdbeeren und der Amarettini dazu. Alles nochmal für 10 Sekunden auf Stufe 4 vermischen.
13. Jetzt noch die geschlagene Sahne sanft unter die Creme heben.
14. Du musst das Johannisbeergelee kurz in der Mikrowelle erwärmen und damit dann den Biskuitboden bestreichen. Dann den Ring darum und schließen.
15. Die Masse aus Erdbeeren und Joghurt auf den Teig geben und glattstreichen. Sie muss mindestens 3 Stunden im Kühlschrank auskühlen.
16. Zum Schluss musst du noch den Tortenguss nach Anleitung und mit dem Kirschsaft herstellen. Die Torte noch mit den restlichen Erdbeeren und dem Guss garnieren.

Leckere Rezepte für leichte Desserts, Smoothies und gesunde Snacks findest du im Bonus-Rezeptheft zu diesem E-Book.

17. Eine Schritt-für-Schritt-Anleitung

Nun weißt du, worauf es beim Intervallfasten ankommt und du hast leckere Rezepte erhalten, die du in deinen Speiseplan integrieren kannst. Jetzt geht es noch darum, dir zu zeigen, wie dir die Umstellung der Ernährung gelingt. Im Folgenden sollen ein paar Beispiele aufgezeigt werden, wie du die eine oder andere Fastenmethode mit einem Tagesplan umsetzen kannst. Dabei kommt es natürlich darauf an, wie dein Alltag aussieht.

Wenn du zum Beispiel Mutter bist und zugleich auch einem bezahlten Job nachgehst, bedarf das Intervallfasten schon etwas mehr Planung, um sich in den normalen Tagesablauf integrieren zu lassen. Aber keine Sorge, wie du gesehen hast, gibt es verschiedene Methoden und das Intervallfasten bietet einiges an Flexibilität, was die Umsetzung betrifft.

Zum Beispiel kannst du bei vielen Varianten wählen, wann die Zeiträume stattfinden, an denen du fastest. Wenn du nicht nur für dich allein, sondern eine ganze Familie kochst, gibt dir das etwas Spielraum, um auszuprobieren, welcher Rhythmus am besten in deinen Tag passt. Je unkomplizierter du das Fasten in deinen Alltag integrieren kannst, umso wahrscheinlicher ist, dass du längerfristig dabei bleibst und Erfolg hast. Wenn du zum Beispiel nicht extra für dich kochen musst, sondern deine Mahlzeiten mit denen für die ganze Familie unter einen Hut bringst, ist das Fasten vielleicht bald gar keine so große Sache, wie anfangs gedacht. Und du kannst trotzdem die gemeinsame Zeit beim Essen mit deiner Familie genießen.

Hinzu kommt, dass die Wahl der Zeiträume des Fastens auch nach den persönlichen Bedürfnissen und Vorlieben gestaltet werden kann. Für manche ist es zum Beispiel eine große Herausforderung, oder gar unmöglich, auf das Frühstück zu verzichten. Sie können dann vormittags nicht produktiv arbeiten. Andere wiederum brauchen abends etwas zu essen, wenn sie spät von der Arbeit nach Hause kommen.

Die folgenden Tagesabläufe zeigen, wie Fastenzeiträume verschiedenen Bedürfnissen entsprechend geplant werden können.

Ein typisches Beispiel für die 16/8-Methode – Variante 1

Diese Methode des intermittierenden Fasten ist durchaus beliebt. Sie wurde sogar schon von prominenten Persönlichkeiten erfolgreich ausprobiert und lässt sich flexibel in deinen Alltag integrieren. Hier siehst du ein Beispiel, wie dein Tag nach dieser Fastenmethode ablaufen könnte, wenn du leichter auf das Frühstück verzichten kannst und für gewöhnlich nicht allzu früh aufstehst musst:

Wann immer du morgens aufstehst, nimmst du danach kein Frühstück ein, versorgst stattdessen deinen Körper aber mit ausreichend Flüssigkeit. Erlaubt sind Wasser oder/und ungesüßter Tee. Wenn du ohne Kaffee morgens gar nicht in die Gänge kommst, kannst du auch Kaffee trinken, allerdings nur schwarz.

Gegen 13:00 Uhr kannst du die erste Mahlzeit des Tages einplanen. Hierbei ist es lediglich wichtig, dass du auf die Stimme deines Körpers hörst. Iss, was dir gut tut und was dich satt macht. Achte jedoch dabei darauf, dass du dich für gesunde Zutaten entscheidest und eine ausgewogene Mahlzeit kreierst.

Gegen 21:00 Uhr nimmst du an diesem typischen 16/8-Tag die letzte Mahlzeit zu dir. Auch hier solltest du wieder auf deinen Körper hören und essen, was dir schmeckt und dich satt macht. Du kennst deine Bedürfnisse schließlich am besten. Ab 21:00 Uhr sollte dann die 16-stündige Fastenphase beginnen, in der du wiederum nur Wasser und/oder ungesüßten Tee zu dir nimmst.

Die hier angegebenen Uhrzeiten sind lediglich Empfehlungen. Wenn du bereits um 12:00 Uhr Hunger auf die erste Mahlzeit des Tages hast, dann kannst du natürlich auch schon dann essen und abends das letzte Mal um 20:00 Uhr. Teile dir dein Fasten-Fenster so ein, wie es dir am besten in deinen Tag passt. Nur so kannst du auch tatsächlich herausfinden, ob die 16/8-Methode die richtige für dich ist.

Bist du zum Beispiel eine Mutter von schulpflichtigen Kindern, dann beginnt dein Tag wahrscheinlich schon früher und hinzu kommt, dass du das Frühstück für deine Familie zubereitest. Das folgende Beispiel eignet sich für dich vielleicht besser:

Ein Beispiel für die 16/8-Methode – Variante 2

Wenn du Mutter bist, kennst du deine morgendliche Routine selbst am besten. Bist du es gewohnt, für deine Familie das Frühstück zu machen, dann lässt sich das wahrscheinlich auch nicht so leicht vermeiden. Vielleicht kann dich dein Partner dabei unterstützen und das für dich übernehmen. Ansonsten richte das Frühstück wie gewohnt für deine Familie, aber anstatt selbst zu frühstücken, hebe dir einen Teil für später auf. Dies erfordert schon etwas an Disziplin, aber vielleicht gelingt es dir, einen vorübergehenden Ersatz – eine wohltuende Tasse Tee oder einen schwarzen Kaffee – zu finden. Oder du hast im morgendlichen Trubel ohnehin nicht viel Zeit, um lange über Essen nachzudenken.

Um 10 Uhr gönnst du dir die erste kleine Mahlzeit des Tages. Du hast sie schon morgens zubereitet und kannst dich einfach hinsetzen und genießen.

Wenn deine Kinder dann später von der Schule nach Hause kommen, kannst du mit ihnen gemeinsam zu Mittag essen.

Die letzte Mahlzeit des Tages nimmst du um 18:00 Uhr ein. Sind deine Kinder noch jünger, ist das vielleicht ohnehin ein guter Zeitpunkt, für das gemeinsame Abendessen. Danach beginnt wieder die Fastenphase bis 10:00 Uhr morgens am nächsten Tag. Vergiss dabei trotzdem nicht, ausreichend zu trinken.

Ein typisches Beispiel für die 5:2-Methode

So sieht ein Beispiel für einen typischen Wochenplan aus.

Am Montag könntest du einen ganz normalen Tag einlegen. Faste nicht und zähle auch keine Kalorien. Achte wirklich darauf, dass du dich gesund und ausgewogen ernährst.

Am Dienstag kannst du dann den ersten Fastentag einlegen. Du solltest deine Nahrungsaufnahme dabei auf ein Minimum reduzieren. Nimm nicht mehr als 500-600 Kalorien zu dir. Wie du diese Menge in gesunden Rezepten erreichen kannst, hast du im vorherigen Kapitel erfahren.

Am Mittwoch und am Donnerstag solltest du dich dann wieder vollkommen normal ernähren. Iss, worauf du Hunger hast und was dir schmeckt. Bereite dir köstliche Mahlzeiten aus gesunden Zutaten zu.

Pünktlich zum Wochenende, am Freitag, wird es dann wieder Zeit für einen Fastentag. Auch am zweiten Fastentag der Woche solltest du ausreichend trinken und nicht mehr als 500-600 Kalorien mit der Nahrung zu dir nehmen.

Das Wochenende bleibt dann den Gaumenfreuden vorbehalten. Das soll heißen, am Samstag und am Sonntag kannst du wieder ganz normal essen.

Auch dieses Muster ist lediglich eine Empfehlung. Wenn du anderweitig arbeitest oder es nicht zu deinem Lebensstil passt, kannst du die Fastentage auch an anderer Stelle einlegen.

Dies sind nur drei Beispiele, wie du die Intervalle beim Fasten auf deine persönlichen Bedürfnisse anpassen kannst. Wirf doch mal einen Blick ins Internet. Dort findest du noch viele weitere Ernährungspläne und Variationsmöglichkeiten. Die Gestaltung der Intervalle ist flexibel und liegt in deiner Hand. Wichtig ist lediglich, dass du versuchst, dich an die vorgegebenen Intervalle zu halten und darauf achtest, dass du zu den richtigen Lebensmitteln greifst.

Egal für welche Variante du dich entscheidest, versuche dich Schritt für Schritt an einen Plan heranzutasten, der sich für dich so natürlich wie möglich anfühlt. Und hole dir dabei gerne auch Unterstützung von deiner Familie, Freunden oder Gleichgesinnten. Besprich mit deinem Partner, warum dir diese Ernährungsweise wichtig ist und warum auch die ganze Familie davon profitieren kann. Zum Beispiel, indem ihr mehr Wert auf gesündere Mahlzeiten legt und diese dafür umso bewusster miteinander genießt.

Oder tausche dich mit Freundinnen aus, die auch das Interallfasten ausprobieren möchten. Ihr könnt von euren Erfahrungen erzählen, euch gegenseitig motivieren und auch Tipps für die Umsetzung und das Dranbleiben geben.

Viel Erfolg beim Abnehmen und gesunden Ernähren!

18. Intervallfasten: ein Fazit

Auf den vorangegangenen Seiten hast du nun viele Informationen erhalten, die du erst einmal verarbeiten musst. Als Hilfestellung bekommst du hierfür ein kurzes Resümee mit auf den Weg.

Du weißt jetzt, dass das intermittierende Fasten zwar ein neuer Ernährungstrend ist, aber bereits auf eine lange Geschichte zurückblicken kann. Im Gegensatz zur gängigen Meinung ist das Kurzzeitfasten keine reine Diät im herkömmlichen Sinne. Das intermittierende Fasten ist zwar eine gute Möglichkeit, um auch in sehr kurzer Zeit die Pfunde purzeln zu lassen, damit ist es jedoch noch nicht getan. Vielmehr handelt es sich dabei um ein ganzheitliches Konzept, welches dein ganzes Leben auf den Kopf stellen kann.

Fühltest du dich bislang dem Stress der heutigen Gesellschaft ausgesetzt, dann weißt du jetzt, dass es auch anders geht.

Auch muss eine Diät nicht immer mit dem Jo-Jo-Effekt enden. Die Methoden, die das Intervallfasten für dich bereithält, können dir bei richtiger Anwendung helfen, dem vorzubeugen.

Natürlich brauchst du wie bei jeder anderen Diät auch einen festen Willen, Motivation, Disziplin und Durchhaltevermögen.

Intervallfasten hört sich für viele Menschen einfach an. Man muss zwar verzichten, aber nicht auf die Speisen, die man gerne mag. Es klingt zwar einfach, ist es bei weitem aber nicht immer.

Auch das Intervallfasten sorgt für starke Veränderungen im Körper. Deshalb musst du dich bei der einen oder anderen Methode zunächst daran gewöhnen.

Entschließt du dich dazu, intermittierend zu fasten, solltest du dir weder zu hohe Ziele stecken, noch es zu schnell angehen. Vielleicht ist das Intervallfasten ja gar nichts für dich.

Finde heraus, ob es für dich möglich ist, diszipliniert für einen festen Zeitraum auf Nahrung zu verzichten. Du solltest die verfügbaren, für dich infrage kommenden Intervallfasten-Methoden testen, bevor du dich für eine entscheidest.

Falls es dir nicht nur um das Abnehmen geht, sondern auch um das Lindern verschiedener Symptome einer Erkrankung, dann kann dir das Intervallfasten unter Umständen auch weiterhelfen. Entsprechende Studien wurden dir in diesem Ratgeber vorgestellt, du kannst diese aber auch im Internet nachlesen.

Du solltest also nicht nur aus persönlicher Sicht herausfinden, ob das intermittierende Fasten das richtige Abnehmmodell für dich ist. Auch die medizinische Abklärung kann notwendig sein.

Besitzt du Durchhaltevermögen und Disziplin, dann kannst du das Intervallfasten auch bis zum Ende durchziehen. Danach solltest du es aber nicht gleich in Vergessenheit geraten lassen. Ruf dir noch einmal ins Gedächtnis, dass es sich um einen ganzheitlichen Ansatz handelt, der dazu beitragen kann, dass du deine Gewohnheiten verbesserst.

Entscheidend an der Lebensform Intervallfasten ist doch, dass du wieder ein positives Gefühl zum Essen, zu dir und zu deinem Körper bekommst. Du wirst merken, dass es sich in vielerlei Hinsicht lohnen wird, bewusst und verantwortungsvoll mit Lebensmitteln umzugehen. Du tust dabei nicht nur etwas für dich, sondern auch für die Erde, auf der wir alle leben.

Jetzt weißt du ziemlich viel über Intervallfasten. Du hast aber auch gelernt, wie du die beliebte Küchenmaschine Thermomix gezielt einsetzen kannst. Es lassen sich zahlreiche Gerichte zubereiten, egal, ob du abnehmen möchtest oder nicht. Einige entsprechende Rezepte, die du im Thermomix zubereiten kannst und prima an den Fastentagen genießen darfst, wurden dir in diesem Buch an die Hand gegeben.

Hoffentlich hast du nun einen tiefen Einblick in diese interessante Thematik gefunden. Selbst wenn du augenblicklich mit deinem Körpergewicht zufrieden bist, denn eine gesunde Ernährungsweise ist nicht nur bei Übergewicht von Vorteil.

Was du zu guter Letzt noch mitnehmen kannst:

Das intermittierende Fasten ist wohl die einzige Diätform, bei welcher du freiwillig Verzicht übst.

Lass dich davon motivieren und nimm dein Wohlbefinden in die Hand!

19. Dein Bonus E-Book

Als Käufer dieses Buches erhältst du kostenlos ein weiteres E-Book mit Rezepten. Das Bonusheft enthält köstliche Desserts und vitaminreiche Smoothies und Snacks, die sich besonders als Zwischenmahlzeiten eignen.

Wie kannst du an das Bonusheft kommen?

Einfach folgendes im Browserfenster eingeben:

Intervallfasten.anjafinke.com

So wirst du direkt auf die Downloadseite zum Bonusheft geleitet!

Weitere Rezepte: Gratis E-Book

Hast du dir eigentlich schon das **kostenlose E-Book** heruntergeladen?

Mit dem Kauf von diesem Buch erhältst du als Bonus auf meiner Webseite weitere gratis Rezepte zum Download: Öffne einen Internetbrowser deiner Wahl, auf dem Smartphone oder dem Computer, und tippe einfach folgendes ein:

bonus.anjafinke.com

Du gelangst dann direkt auf meine Webseite und findest dort den Download.

www.ingramcontent.com/pod-product-compliance
Lightning Source LLC
Chambersburg PA
CBHW080555030426
42336CB00019B/3193